2021中国临床医学研究发展报告

中国生物技术发展中心　编著

科学技术文献出版社
SCIENTIFIC AND TECHNICAL DOCUMENTATION PRESS

·北京·

图书在版编目（CIP）数据

2021中国临床医学研究发展报告 / 中国生物技术发展中心编著. —北京：科学技术文献出版社，2021.9（2022.3重印）

ISBN 978-7-5189-8409-1

Ⅰ . ① 2⋯ Ⅱ . ①中⋯ Ⅲ . ①临床医学—研究报告—中国—2021 Ⅳ . ① R4

中国版本图书馆 CIP 数据核字（2021）第 191385 号

2021中国临床医学研究发展报告

策划编辑：郝迎聪 　 责任编辑：赵 斌 　 责任校对：文 浩 　 责任出版：张志平

出 版 者	科学技术文献出版社
地 址	北京市复兴路15号 　 邮编 100038
编 务 部	(010) 58882938，58882087（传真）
发 行 部	(010) 58882868，58882870（传真）
邮 购 部	(010) 58882873
官 方 网 址	www.stdp.com.cn
发 行 者	科学技术文献出版社发行 　 全国各地新华书店经销
印 刷 者	北京虎彩文化传播有限公司
版 次	2021 年 9 月第 1 版 　 2022 年 3 月第 2 次印刷
开 本	787×1092 　 1/16
字 数	274千
印 张	16.5
书 号	ISBN 978-7-5189-8409-1
定 价	148.00元

《2021 中国临床医学研究发展报告》
编委会

前 言

近年来，随着医学研究的快速发展与转化应用，人们对疾病发生发展机制的理解更加深入，临床诊疗技术与方法不断丰富完善，疾病防治模式不断向更精准、更高效、更智能的方向发展。临床医学研究作为衔接基础医学和转化应用的关键环节，对促进医学新发现、推动医学科技成果转化、验证医药产品与医疗技术的安全性和有效性、完善临床诊疗标准与方法等提供了重要支撑。加强临床医学研究，对提高我国医学技术和疾病防治水平，促进医疗服务质量提升，支撑健康中国建设具有重要意义。

为系统反映我国临床医学研究领域的年度概况和主要成就，总结科技发展经验，分析和判断未来发展趋势，中国生物技术发展中心自 2018 年起组织开展《中国临床医学研究发展报告》的编制工作。《2021 中国临床医学研究发展报告》（以下简称《报告》）延续了之前报告的框架，以文字、数据、图表相结合的方式，展示了 2020 年度国内外临床医学研究相关情况。《报告》共分四章，第一章介绍了国内外临床医学研究现状与趋势，分别从研究论文、临床试验、机构建设和成果转化等方面进行概要分析；第二章总结了 2020 年国内外临床医学研究政策与法规，针对临床医学研究过程、重大疾病、技术与产品等方面政策文件进行梳理和分析；第三章介绍了 2020 年我国临床医学研究的进展及成果，遴选了 2020 年我国具有重要临床价值或对医学科技发展具有重要影响的代表性进展和成果；第四章浅析了 2020 年国际临床医学研究的年度热点，围绕"mRNA 疫苗研究进展"主题进行论述。此外，《报告》还编录了与我国临床医学研究相关的一些文件和材料。

由于数据库统计口径不同，本报告中的地区统计略有差异。基于 Web of Science 的 Medline 数据库、核心合集的论文检索，中国论文数据指中国内地（大陆）、中国香港、中国澳门的相关机构发表或参与发表的论文，仅署名为中国台湾相关机构的论文未在统计范围内。基于 ClinicalTrials.gov 数据库的临床试验检索中，中国的临床研究指发起者 / 合作者为中国内地（大陆）机构的研究，发起者 / 合作者仅为中国香港、中国澳门和中国台湾机构的临床研究未在统计范围内。

　　希望本报告能够为临床医学研究领域的政策制定者、研究人员、管理工作者、医疗工作者、产品开发人员，以及关心中国医学科技发展的社会各界人士提供参考。同时也敬请各位读者批评指正，提出宝贵意见，以便我们进一步改进和完善。

编　者

2021 年 9 月

目　录

第一章 临床医学研究现状与趋势

    临床医学研究是以疾病的病因、诊断、治疗、预后、预防等为研究内容，以人群为研究对象，以医学研究和医疗服务机构为主体，多学科多领域人员共同参与和实施的科学研究活动。临床医学研究直接面向患者等人群，基于相关临床表现和系统检查来解析发病机制，通过防、诊、治等综合手段来减缓或停止疾病进程，减轻或消除病痛，促进人体健康。临床试验是临床医学研究的主要开展形式，根据国家药品监督管理局（简称"药监局"）、中华人民共和国国家卫生健康委员会（简称"卫生健康委"）《关于发布药物临床试验质量管理规范的公告》（2020 年第 57 号），临床试验是指以人体（患者或健康受试者）为对象，意在发现或验证某种试验药物的临床医学、药理学及其他药效学作用、不良反应，或者试验药物的吸收、分布、代谢和排泄，以确定药物的疗效与安全性的系统性试验。

    近年来，随着疾病防控研究和诊疗技术方法不断变革发展，信息科学、工程学、材料科学、计算机学等领域与生物医学、生命健康进一步交叉融合，推动临床医学研究的系统性、规范性、协同性不断加强，促进临床医学研究快速发展。本章重点从研究论文、临床试验、临床研究机构和成果转化等方面，对 2020 年国内外临床医学研究情况进行介绍。

一、国际临床医学研究发展现状

    2020 年，全球临床医学研究稳步推进，医学研究机构建设不断完善，临床试验数量稳步增长，进一步推动药物与医疗器械研发创新突破，推进临床指南制定与发布，为促进医学技术发展、提升临床诊疗水平发挥了重要作用。

（一）研究论文

    本节基于 Web of Science 的 Medline 和核心合集，检索 2011—2020 年临床医学

领域的研究论文，分析相关研究的国家/地区和机构分布情况；基于 Web of Science 核心合集，检索并统计不同国家/地区和机构在《新英格兰医学杂志》(*New England Journal of Medicine*，*NEJM*)、《柳叶刀》(*The Lancet*)、《美国医学会杂志》(*Journal of the American Medical Association*，*JAMA*) 和《英国医学杂志》(*British Medical Journal*，*BMJ*) 四类综合医学期刊的论文发表情况。

1. 全球临床医学研究论文数量稳中有升

2011—2020 年，Medline 数据库共收录临床医学研究论文 428.40 万篇[①] (图 1-1)。其中，2011—2016 年论文数量基本保持平稳；2017—2020 年论文数量稳步增长。2020 年研究论文达 47.08 万篇，较上年同期增长 15.94%[②]。从研究对象的年龄分布来看，针对老年人群(65 岁及以上)、中年人群(45～64 岁)、成人(19～44 岁) 的临床医学研究论文数量远高于其他年龄段 (图 1-2)；从医学研究的应用目标来看，疾病治疗方面的研究论文数量最多，流行病学相关研究论文数量 (110 746 篇) 较上年 (76 281 篇) 明显增加 (图 1-3)。

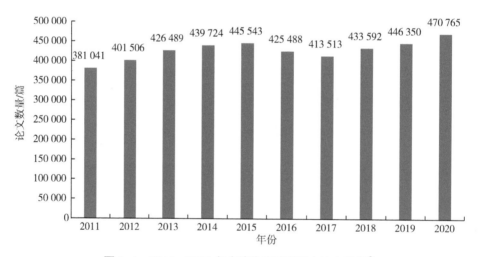

图 1-1　2011—2020 年全球临床医学研究论文数量[②]

(数据来源：Medline 数据库)

---

① 本报告中，临床医学研究论文相关数据的检索时间为 2021 年 9 月 9 日。由于数据库更新，本报告中 2019 年及以前的数据较历年报告有所不同，但整体趋势一致。

② 此处与《2020 中国临床医学研究发展报告》中的统计数据进行比较。基于 2020 年 9 月 7 日的统计结果，2019 年全球临床医学研究论文数量为 406 059 篇。

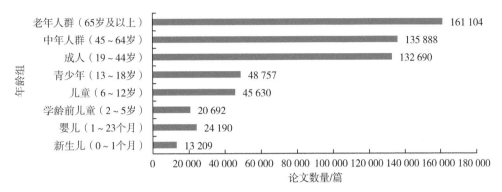

图 1-2 2020 年全球各年龄组临床医学研究论文数量

（数据来源：Medline 数据库）

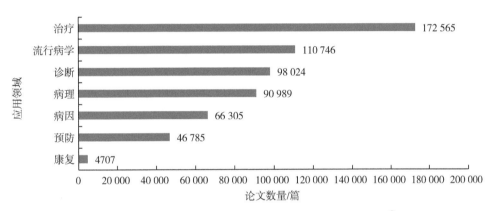

图 1-3 2020 年全球不同临床医学应用领域的论文数量[1]

（数据来源：Medline 数据库）

2. 肿瘤、心血管疾病、呼吸道传染病是临床医学研究的热点领域

在各类疾病[2]中，肿瘤是最受关注的临床医学研究领域。2020 年，肿瘤相关的临床医学研究论文数量为 9.69 万篇，占临床医学研究论文总数的 20.58%。心血管疾病的研究论文数量为 4.55 万篇，位居第二。受新型冠状病毒肺炎（Corona Virus Disease 2019，COVID-19）（简称"新冠肺炎"）疫情影响，呼吸道传染病的研究论

---

[1] 此处"应用领域"根据 Medline 数据库的医学主题词（MeSH）进行分类，包括治疗（Drug Therapy、non-Drug Therapy）、病理（Pathology）、诊断（Diagnosis）、流行病学（Epidemiology）、病因（Etiology）、预防（Prevention Control）、康复（Rehabilitation）相关的研究论文。

[2] 此处"疾病"分类主要参考美国健康计量与评估研究所（Institute for Health Metrics and Evaluation，IHME）设置的疾病大类。

文数量大幅增加至 4.39 万篇，仅次于肿瘤和心血管疾病，其中 COVID-19 相关的研究论文达 4.21 万篇（图 1-4）。

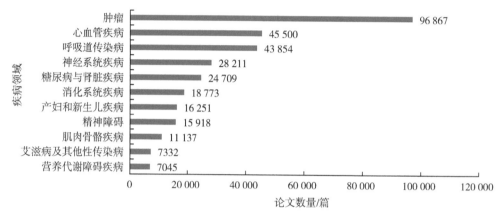

图 1-4 2020 年临床医学研究论文数量最多的 10 个疾病领域

（数据来源：Medline 数据库）

3. 美国临床医学研究论文数量连续 10 年保持全球首位

2020 年，美国、中国、英国、意大利、日本、德国、加拿大、法国、澳大利亚、西班牙发表的临床医学研究论文数量位居全球前十。上述国家 2011—2020 年发表的临床医学研究论文数量均呈现稳定增长的趋势。2020 年美国仍然以显著优势居全球首位，其发表的临床医学研究论文共 132 853 篇，占当年全球总数的 28.22%。中国以 73 616 篇位居全球第二，全球占比 15.64%（表 1-1、图 1-5）。

表 1-1 2020 年发表临床医学研究论文数量排名前 10 的国家

排名	国家	临床医学研究论文数量 / 篇
1	美国	132 853
2	中国	73 616
3	英国	43 287
4	意大利	30 108
5	日本	24 773
6	德国	24 764
7	加拿大	21 210

排名	国家	临床医学研究论文数量 / 篇
8	法国	20 344
9	澳大利亚	19 950
10	西班牙	15 395

数据来源：Medline 数据库。

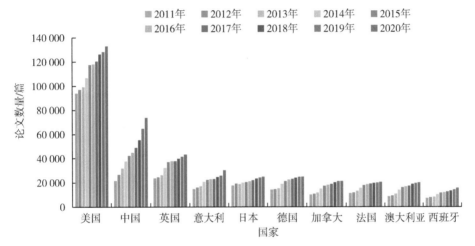

图 1-5　临床医学研究论文数量排名前十国家的年度变化趋势（2011—2020 年）

（数据来源：Medline 数据库）

在全球发表临床医学研究论文数量最多的 10 个机构中，有 9 个机构属于美国、1 个机构属于法国。其中，美国哈佛大学发表的临床医学研究论文数量最多，2020 年共发表论文 12 038 篇（表 1-2）。

表 1-2　2020 年全球发表临床医学研究论文数量最多的 10 个机构

排名	机构	国家	临床医学研究论文数量 / 篇
1	哈佛大学（Harvard University）	美国	12 038
2	加利福尼亚大学系统（University of California, the UC system）	美国	11 885
3	法国国家健康与医学研究院（Institut National de la Santé et de la Recherche Médicale，INSERM）	法国	8305
4	约翰·霍普金斯大学（Johns Hopkins University）	美国	6558

续表

排名	机构	国家	临床医学研究论文数量／篇
5	妙佑医疗国际（Mayo Clinic）	美国	5820
6	麻省总医院（Massachusetts General Hospital）	美国	4842
7	宾夕法尼亚大学（University of Pennsylvania）	美国	4729
8	布莱根妇女医院（Brigham and Women's Hospital）	美国	4305
9	西雅图华盛顿大学（University of Washington）	美国	4295
10	斯坦福大学（Stanford University）	美国	4244

数据来源：Medline 数据库。

4. 美国、英国和加拿大在四类综合医学期刊发表论文数量连续 4 年居全球前三

2020 年，*NEJM*、*The Lancet*、*JAMA*、*BMJ* 四类综合医学期刊上共刊登了临床医学研究论文 5970 篇[①]。美国共发表 2739 篇，居全球首位；英国（1482 篇）和加拿大（375 篇）分别位居第二和第三；中国发表论文 263 篇，居全球第六，较上一年排名上升 4 位（图 1-6）。此外，2020 年四类综合医学期刊上共刊登 COVID-19 相关研究论文 1753 篇，占总数的 29.36%。

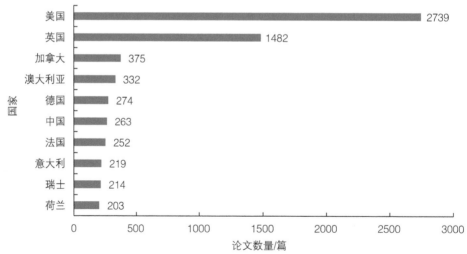

图 1-6 2020 年在 *NEJM*、*The Lancet*、*JAMA*、*BMJ* 上发表临床医学研究论文数量排名前十的国家

（数据来源：Web of Science 核心合集）

---

① 检索时间：2021 年 3 月 22 日。本报告仅统计研究论文（Article）、综述（Review）、编辑材料（Editorial Material）、快报（Letter）4 类文献，其他文献类型不在统计范围内。

2020 年在 *NEJM*、*The Lancet*、*JAMA*、*BMJ* 四类综合医学期刊上发表临床医学研究论文数量前十的机构主要来自美国、英国和加拿大。其中，哈佛大学发表 499 篇论文，占四类综合医学期刊年度论文总数的 8.36%；英国牛津大学和帝国理工学院分别以 203 篇和 151 篇论文，排名全球第二和第三位（表 1-3）。

表 1-3　2020 年在 *NEJM*、*The Lancet*、*JAMA*、*BMJ* 上发表临床医学研究论文数量排名前十的研究机构

排名	机构	国家	论文数量 / 篇	占比
1	哈佛大学（Harvard University）	美国	499	8.36%
2	牛津大学（University of Oxford）	英国	203	3.40%
3	帝国理工学院（Imperial College London）	英国	151	2.53%
4	西雅图华盛顿大学（University of Washington）	美国	148	2.48%
5	加利福尼亚大学旧金山分校（University of California, San Francisco）	美国	146	2.45%
6	伦敦大学学院（University College London）	英国	145	2.43%
7	伦敦卫生与热带医学院（London School of Hygiene & Tropical Medicine）	英国	141	2.36%
8	斯坦福大学（Stanford University）	美国	127	2.13%
9	多伦多大学（University of Toronto）	加拿大	115	1.93%
10	埃默里大学（Emory University）	美国	107	1.79%

数据来源：Web of Science 核心合集。

（二）临床试验

根据美国 ClinicalTrials.gov 数据库和世界卫生组织（World Health Organization，WHO）国际临床试验注册平台（International Clinical Trial Registry Platform，ICTRP）一级注册机构[①]的登记信息，2020 年全球研究机构共启动 66 529 项临床试验。根据数据可及性及分析要求，本报告基于美国国立医学图书馆（National Library of Medicine，NLM）与美国食品药品监督管理局（Food and Drug Administration，

---

① 世界卫生组织国际临床试验注册平台（WHO ICTRP）包括澳大利亚、中国、欧盟等 17 个国家 / 地区的一级注册机构，根据国际医学期刊编辑委员会（International Committee of Medical Journal Editors，ICMJE）的要求，在其所属期刊上发表的论文必须在 WHO ICTRP 一级注册机构和 ICMJE 认可的注册机构中对临床试验预先进行信息注册，并在论文发表时列明临床试验的注册号。

FDA）①建立的 ClinicalTrials.gov 平台，统计并分析 2020 年全球临床试验的开展情况。

1. 全球临床试验数量持续稳定增长

ClinicalTrials.gov 登记数据显示，2011—2020 年全球临床试验保持稳定增长趋势。2020 年共登记临床试验 29 739 项，较 2019 年增长 3.70%（图 1-7）。根据研究类型看，包括 21 547 项干预性试验和 8192 项观察性试验；根据临床阶段看，Ⅰ期至Ⅳ期临床试验分别为 3449、4389、2097、1297 项（图 1-8）。

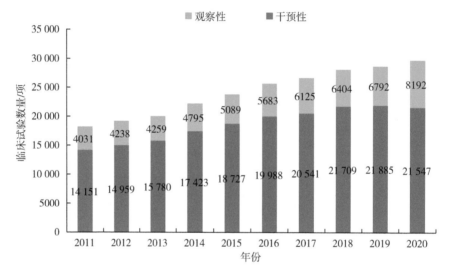

图 1-7　2011—2020 年全球临床试验登记数量

（数据来源：ClinicalTrials.gov 数据库 ②）

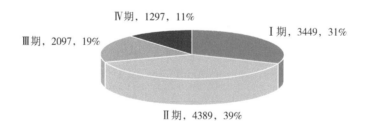

图 1-8　2020 年全球开展的Ⅰ期至Ⅳ期临床试验数量分布

（数据来源：ClinicalTrials.gov 数据库）

---

① ClinicalTrials.gov 数据库作为临床试验登记的主要网站，为患者、医疗人员、研究者提供了大量临床研究信息，是当前国际上较为全面的临床试验登记网站之一。

② 检索日期：2021 年 2 月 23 日。本节下同。由于数据库更新、补充、删减等原因，2019 年及之前的临床试验数量较系列报告有所不同，但整体发展趋势基本一致。

2. 美国、中国、法国的临床试验数量居全球前三

2020 年，美国、中国、法国是 ClinicalTrials.gov 数据库中登记临床试验数量最多的 3 个国家。其中，美国排名第一，共登记临床试验 8858 项，占全球年度总数的29.79 %；中国排名第二，共登记临床试验 2796 项，占全球年度总数的 9.40 %；法国登记临床试验 2670 项，占全球年度总数的 8.98 %（表 1-4）。

表 1-4　2020 年全球临床试验数量排名前二十的国家

排名	国家	试验数量 / 项	占比
1	美国	8858	29.79%
2	中国	2796	9.40%
3	法国	2670	8.98%
4	西班牙	1393	4.68%
5	加拿大	1295	4.35%
6	英国	1274	4.28%
7	德国	1212	4.08%
8	意大利	1202	4.04%
9	土耳其	1093	3.68%
10	埃及	1001	3.37%
11	韩国	830	2.79%
12	比利时	763	2.57%
13	丹麦	652	2.19%
14	澳大利亚	581	1.95%
15	荷兰	574	1.93%
16	瑞士	561	1.89%
17	巴西	487	1.64%
18	波兰	464	1.56%
19	以色列	461	1.55%
20	日本	427	1.44%

数据来源：ClinicalTrials.gov 数据库。

3. 高校和研究型医院发挥重要作用

ClinicalTrials.gov 数据库统计结果显示，2020 年全球发起临床试验数量最多的
20 个机构来自美国、法国、埃及、英国、中国、韩国等国家，其中美国机构 11 个，
法国机构 3 个。从临床试验的资助机构类型看，高校和研究型医院开展临床试验达
22 597 项，在临床研究中发挥重要作用。企业资助的临床试验为 7325 项。

美国国家癌症研究所是全球开展临床试验数量最多的研究机构，法国巴黎公共
医院集团位列第二（表 1-5）。我国的浙江大学医学院附属第二医院和中山大学分别
开展 140 项和 132 项临床试验，位列全球第十七和第十八。

表 1-5 2020 年全球临床试验数量排名前二十的机构

排名	国家	机构		试验数量 / 项
		机构名称	机构类型	
1	美国	国家癌症研究所 （National Cancer Institute）	科研院所	540
2	法国	巴黎公共医院集团 （Assistance Publique - Hôpitaux de Paris）	研究型医院	295
3	埃及	开罗大学 （Cairo University）	高校	242
4	美国	妙佑医疗国际 （Mayo Clinic）	研究型医院	197
5	英国	阿斯利康 （AstraZeneca）	企业	183
6	法国	里昂综合人民医院 （Hospices Civils de Lyon）	研究型医院	181
7	美国	辉瑞 （Pfizer）	企业	173
8	埃及	艾斯尤特大学 （Assiut University）	高校	163
9	美国	斯坦福大学 （Stanford University）	高校	162
10	美国	麻省总医院 （Massachusetts General Hospital）	研究型医院	161

续表

排名	国家	机构		试验数量 / 项
		机构名称	机构类型	
11	美国	默沙东 (Merck Sharp & Dohme Corp.)	企业	154
12	美国	约翰·霍普金斯大学 (Johns Hopkins University)	高校	153
13	美国	杜克大学 (Duke University)	高校	149
14	美国	加利福尼亚大学旧金山分校 (University of California, San Francisco)	高校	148
15	法国	蒙彼利埃大学医疗中心 (University Hospital, Montpellier)	研究型医院	145
16	美国	MD 安德森癌症中心 (M.D. Anderson Cancer Center)	科研院所	142
17	中国	浙江大学医学院附属第二医院	研究型医院	140
18	中国	中山大学	高校	132
19	美国	华盛顿大学医学院 (Washington University School of Medicine)	高校	129
20	韩国	首尔大学医院 (Seoul National University Hospital)	研究型医院	124

数据来源：ClinicalTrials.gov 数据库。

4. 传染病和呼吸道疾病成为临床试验的热点领域

受新冠肺炎疫情影响，2020 年全球开展的传染病和呼吸道疾病临床试验数量跃居前二，首次超越肿瘤方向临床试验数量。肿瘤、消化系统疾病、神经系统疾病的临床试验数量分别位居第三至第五（图 1–9）。

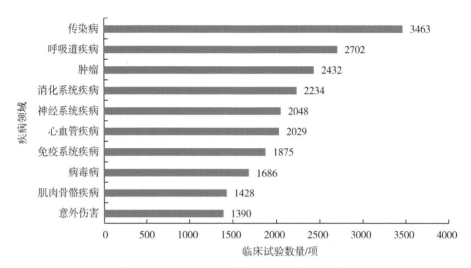

图 1-9　2020 年临床试验涉及的主要疾病领域

（数据来源：ClinicalTrials.gov 数据库）

（三）临床研究机构

临床研究机构是开展临床研究、推动资源共享、促成协同创新、提升诊疗技术的主体。美国《新闻周刊》（*Newsweek*）与数据研究公司 Statista Inc. 根据医学专家（医生、医院经理、卫生保健专业人员）评议、患者满意度、医院关键绩效等指标对美国、加拿大、德国等 25 个国家 / 地区的 2000 家医院进行排名，并于 2021 年 3 月发布"2021 年世界最佳医院"（World's Best Hospitals 2021）榜单，排名前十的医院中，美国占 4 席，加拿大、德国、瑞典、新加坡、以色列、瑞士各占一席（表 1-6）。本报告选取榜单排名前十的医院，简要介绍其在 2020 年的主要研究工作。

表 1-6　2021 年排名前十的世界最佳医院

排名	医院名称	国家
1	妙佑医疗国际 （Mayo Clinic）	美国
2	克利夫兰诊所 （Cleveland Clinic）	美国
3	麻省总医院 （Massachusetts General Hospital）	美国

排名	医院名称	国家
4	多伦多综合医院 （Toronto General Hospital）	加拿大
5	约翰·霍普金斯医疗集团 （The Johns Hopkins Hospital）	美国
6	柏林大学附属夏里特医院 （Charité–Universitätsmedizin Berlin）	德国
7	卡罗林斯卡大学医院 （Karolinska University Hospital）	瑞典
8	新加坡中央医院 （Singapore General Hospital）	新加坡
9	洛桑大学医院 （The University Hospital of Lausanne）	瑞士
10	舍巴医疗中心 （Sheba Medical Center）	以色列

1. 妙佑医疗国际

妙佑医疗国际（Mayo Clinic，也称梅奥诊所）创立于 1863 年，位于美国明尼苏达州罗切斯特市，是全球知名的医疗、研究与教学中心。妙佑医疗国际拥有近 6 万名工作人员，长期为患者提供诊疗服务，每年服务患者超过 130 万人。

2020 年，妙佑医疗国际开展了 197 项临床试验，包括 I 期 27 项、II 期 34 项、III 期 3 项、IV 期 10 项。肿瘤、神经系统疾病是妙佑医疗国际临床研究的主要疾病领域。肿瘤方面，妙佑医疗国际具备先进的内镜检查和外科手术技术，尤其在胃癌、肝癌、结直肠癌、宫颈癌、卵巢癌等领域表现突出，开展了多项全球领先的临床研究，如与默沙东合作评估"派姆单抗＋抗血管生成＋化疗"的联合疗法在晚期胃癌中的有效性，依托其质子治疗中心评估低折射质子束放射治疗和强度变调放射线治疗对晚期消化道肿瘤和前列腺肿瘤的治疗效果等。神经系统疾病方面，关注神经退行性疾病的早期诊断和联合治疗，如使用便携式设备对患者进行连续 48 小时的动态脑电图监测，以识别早期阿尔兹海默症患者的病理特征；评估"达沙替尼＋槲皮素"联合用药的血脑屏障穿透效率等。

此外，妙佑医疗国际将人工智能（Artificial Intelligence，AI）算法运用于各类疾病的防、诊、治过程。例如，与 Eko 公司合作，基于大型临床数据集开发了心血管并发症 AI 检测算法，快速筛查低射血分数和心脏泵功能衰弱的患者，有效预测和识别 COVID-19 相关的心脏并发症；分析 14 967 名新冠肺炎确诊患者的临床记录，发现腹泻为病毒感染的早期症状之一。此外，妙佑医疗国际拓展了多元化的合作渠道，如与谷歌公司保持长期的合作关系，后者将在纽约州罗切斯特市设立办事处，把妙佑医疗国际的数据转移至谷歌云，致力于使用 AI 来帮助医生制订放射治疗计划。

2. 克利夫兰诊所

克利夫兰诊所（Cleveland Clinic）始建于 1921 年 2 月 28 日，位于美国俄亥俄州，是一家医疗、研究和教育三位一体的非营利性学术医疗中心，位居"2021 年世界最佳医院"第二。

2020 年，克利夫兰诊所开展了 60 项临床试验，包括 I 期 7 项、II 期 13 项、III 期 3 项、IV 期 6 项。消化系统疾病方面，开展了炎症性肠炎的新型疗法评估和肠道手术后的不良反应干预研究。例如，使用间充质干细胞对克罗恩病患者进行干预和治疗，评估干细胞疗法对炎症感染的预防作用，以及对尿路感染、冠状动脉瘤等并发症的缓解作用；评估肠道应激综合征治疗药物爱维莫潘（Alvimopan）在结肠或小肠切除患者中的临床效果，观察不同剂量爱维莫潘对肠道功能的恢复情况。克利夫兰诊所在心血管疾病研究方面成绩突出，开展了全球首例人工心脏移植术，2020 年在心血管疾病领域启动了若干临床研究项目，如评估血管加压素与去甲肾上腺素对肺动脉高压患者的治疗效果。

克利夫兰诊所致力于互联网医院建设，与美国远程医疗公司 Amwell 建立了"品牌医院＋互联网技术公司"模式，合资共建远程医疗服务平台，以提供高质量的医疗服务和居家护理。IBM 也宣布在克利夫兰诊所建设"发现加速器"（Discovery Accelerator），即安装 IBM Q System One 量子计算机，通过混合云、人工智能、量子计算等技术提高计算性能。

3. 麻省总医院

麻省总医院（Massachusetts General Hospital）是美国最大的研究型医院之一，是哈佛医学院历史最悠久、规模最大的教学医院，建于 1811 年，位于美国波士顿，包含 30 多个科室、研究所和研发中心，工作人员超过 9500 名。2020 年，麻省总医院的年度预算超过 10 亿美元。

2020 年，麻省总医院开展了 161 项临床试验，包括 Ⅰ 期 13 项、Ⅱ 期 41 项、Ⅲ 期 11 项、Ⅳ 期 10 项，在传染病、肿瘤、神经与精神疾病方向成绩突出。传染病方面，麻省总医院依托其 2004 年成立的 Charlestown 联盟（Charlestown Coalition），加紧构建虚拟医疗平台，通过社交媒体（Facebook 等）、社区广告、行为干预（如分发口罩）等形式促进新冠肺炎社区防控，进一步完善艾滋病等传染性疾病防控体系。麻省总医院的癌症研究中心实力突出，在肺癌、淋巴瘤、多发性骨髓瘤、结直肠肿瘤的药物干预和新疗法研发方面全球领先，如使用靶向 CD37$^+$ 的 CAR-T 细胞治疗恶性血液肿瘤相关研究取得了系列创新突破。神经与精神疾病方面，关注行为干预措施对神经和精神系统的作用，如通过"我的健康大脑"（My Healthy Brain）项目，指导患者的冥想、睡眠、身体活动、营养摄入、压力管理、社交活动等行为，为了解行为干预与神经和精神系统相互作用机制、开发相关干预手段提供了重要依据。

4. 多伦多综合医院

多伦多综合医院（Toronto General Hospital，TGH）建于 1812 年，是加拿大最大的教学医院之一，也是加拿大大学医疗网络成员之一，是北美最大的器官移植中心，拥有全球领先的心肺移植技术，全球首例单肺移植和双肺移植术在此完成。

2020 年，多伦多综合医院开展了 49 项临床试验，包括 Ⅰ 期 4 项、Ⅱ 期 6 项、Ⅲ 期 3 项、Ⅳ 期 3 项，主要关注呼吸道疾病和心血管疾病。呼吸道疾病方面，开展了各类新型肺部切除术式治疗效果评估研究，使用近红外荧光染料吲哚菁绿（Indocyanine Green）进行术中光学示踪，指导达芬奇机器人进行局部肿瘤及肺部组织切除；比较并评估机器人辅助胸腔镜手术和视频辅助胸腔镜手术的治疗效果等。心血管疾病方面，参与了美国和加拿大机构联合研究项目 HEARTBIT，筛选因心脏移植而产生急性免疫排斥的血液生物标志物，评估了 7 个候选 miRNA 和"RNA- 蛋白质"组合的检测性能，相关研究成果为医患双方选择高效、经济的治疗方法，提高诊治质量提供了参考。

5. 约翰·霍普金斯医疗集团

约翰·霍普金斯医疗集团（The Johns Hopkins Hospital）成立于 1889 年，位于美

国马里兰州巴尔的摩市，是美国顶尖的学术型医疗机构，其神经外科、泌尿外科等
10 个专科在美国名列前茅。2020 年，约翰·霍普金斯医疗集团开展了 185 项临床试
验，包括 I 期 18 项、II 期 35 项、III 期 13 项、IV 期 13 项。传染病、新生儿遗传性
疾病是约翰·霍普金斯医疗集团 2020 年的主要研究领域。传染病方面，针对冠状病
毒、抗生素耐药菌、艾滋病病毒、流感病毒、丙肝病毒等的药物治疗和诊断方法开
展了一系列研究。例如，评估脐带血干细胞静脉注射对新冠肺炎的治疗效果；评估
同时感染艾滋病病毒和丙肝病毒患者的护理方式。新生儿遗传性疾病方面，开展了
针对囊性纤维化、儿童严重贫血、马方综合征、腓骨肌萎缩症等遗传性疾病的临床
试验，在单体造血细胞移植治疗儿童血红蛋白病，单一高剂量的胆碱治疗因囊性纤
维化而导致维生素 D 缺乏的儿童等方面研究取得了重要进展。

6. 柏林大学附属夏里特医院

柏林大学附属夏里特医院（Charité – Universitätsmedizin Berlin）（简称"夏里特
医院"）始建于 1710 年，是欧洲最大的医疗机构之一，设有 4 个分院、近 100 个部
门和学院、17 个专科中心，拥有超过 15 500 名员工。2020 年 5 月，夏里特医院成
为欧洲大学医院联盟的主席单位（为期 6 个月），旨在协调、促进欧洲大学医院进一
步提高临床诊疗水平，加强医院内部建设和知识体系创新。

2020 年，夏里特医院开展了 57 项临床试验，包括 I 期 1 项、II 期 5 项、III 期
1 项、IV 期 1 项。神经精神疾病是夏里特医院临床研究的特色领域。例如，研究体
育活动对精神障碍患者的影响、评估重大慢病（如肿瘤等）患者家属的心理负担和
精神状况、研究 COVID-19 流行导致的人群焦虑等。此外，夏里特医院在脑机接口
和可穿戴设备的临床应用研究方面也取得较好成绩，其与德国图宾根大学医院合
作，评估用于脑卒中患者手部功能恢复的混合脑 / 神经手外骨骼设备研究在相关领
域颇具影响力。为促进人工智能辅助解决方案平台建设发挥了重要作用。夏里特医
院在人工智能领域建设了分散式人工智能实验室、数字医学研究所，并启动了"AI
辅助病理诊断生态系统"（Ecosystem for Pathology Diagnostics with AI Assistance，
EMPAIA）建设。

7. 卡罗林斯卡大学医院

卡罗林斯卡大学医院（Karolinska University Hospital）建于 1810 年，位于瑞典

首都斯德哥尔摩。其生命科学和医学专科在 2020 年世界大学的专科排名中均进入前十。2020 年 11 月，卡罗林斯卡大学医院接替柏林大学附属夏里特医院成为欧洲大学医院联盟主席单位。

2020 年，卡罗林斯卡大学医院及卡罗林斯卡学院开展了临床试验 101 项，包括 I 期 4 项、II 期 14 项、III 期 9 项、IV 期 2 项。精神疾病、传染病是卡罗林斯卡大学医院的主要研究领域。精神疾病方面，在行为疗法研究、体育锻炼评估、数字指导干预评估、认知干预评估等方面具有一定影响力。传染病方面，重点聚焦 COVID-19，主要研究包括评估血浆疗法的有效性和安全性，以及膳食补充剂（Ω-3、多不饱和脂肪酸、维生素 D 等）对 COVID-19 的功效。此外，卡罗林斯卡大学医院于 2020 年年底成立了瑞典首个国际创伤中心，建立医疗创伤护理和灾难医学培训网络，为因车祸、灾难而严重受伤的人群提供全天候的专业护理。

8. 新加坡中央医院

新加坡中央医院（Singapore General Hospital）建于 1821 年，是新加坡第一家也是规模最大的医院，是新加坡政府和公共医疗系统运营的非营利性机构，旨在为患者提供专业且可承担的医疗服务，为医生和医疗保健专业人员提供专业的培训和指导。

2020 年，新加坡中央医院开展了 26 项临床试验，包括 I 期 1 项、II 期 4 项、III 期 1 项、IV 期 2 项。新加坡中央医院联合新加坡国家心脏中心开展了亚洲糖尿病预防试验（Asian Diabetes Outcomes Prevention Trial，ADOPT），倡导提高肾素 - 血管紧张素系统（Renin-Angiotensinsystem，RAS）抑制剂和 β 受体阻滞剂的使用频率，辅助糖尿病患者的心血管事件预防；启动第二阶段的新加坡葡萄糖监测方案研究（GLucose Monitoring Programme SingaporE，Phase 2，GLiMPSE2），使用扫描式葡萄糖监测和教育设备，指导患者进行血糖自我管理，通过医患结合优化糖尿病治疗效果。

2020 年 12 月，新加坡中央医院成立虚拟机构"高风险妊娠中心"（Centre for High-Risk Pregnancy，CHiRP）。作为一站式多学科三级综合护理中心，CHiRP 针对妊娠期糖尿病、心脏病、肾脏病、风湿病等风险因素进行提前评估和妊娠管理，以确保孕妇和婴儿获得最佳的临床预后。

9. 洛桑大学医院

洛桑大学医院（The University Hospital of Lausanne）是瑞士 5 所大学医院之一，是一所医、教、研紧密结合的医学综合体。该医院与洛桑大学生物与医学系合作密切，并与其他大型医院形成合作网络，是瑞士最知名的医院之一。

2020 年，洛桑大学医院开展了 25 项临床试验，涉及帕金森病、COVID-19 等疾病。洛桑大学医院的标志性研究是其联合苏黎世大学医院等启动了"瑞士虚弱网络存储库"项目（Swiss Frailty Network and Repository，SFNR），通过收集非遗传性个人健康数据，预测患者虚弱状态，并将其用作疾病不良反应的预测指标之一。

10. 舍巴医疗中心

舍巴医疗中心（Sheba Medical Center）成立于 1948 年，是以色列乃至中东地区规模最大、最全面的医疗中心，隶属于特拉维夫大学，其产科、妇科、儿科、新生儿科、康复医学科等专业在国际上享有较高声誉。

2020 年，舍巴医疗中心开展了 43 项临床试验，包括 I 期 2 项、II 期 7 项、III 期 3 项、IV 期 2 项。舍巴医疗中心的癌症中心是以色列最大的癌症治疗机构，2020 年开展了多项肿瘤新疗法临床试验。例如，使用 CAR-T CD19 疗法治疗急性骨髓性白血病，采用肿瘤浸润淋巴细胞（Tumor Infiltrating Lymphocyte，TIL）治疗转移性尿路上皮癌，借助加压腹膜内气溶胶化疗（Pressurized Intraperitoneal Aerosol Chemotherapy，PIPAC）治疗转移性结直肠癌等。舍巴医疗中心开展的双特异性单克隆抗体 KTE-X19 的研究，即同时靶向 T 细胞表面的 CD3 和 B 细胞表面的 CD20，最终治疗恶性血液肿瘤具有一定创新性，在领域内具备一定影响力。

（四）成果转化

成果转化是生物医药和生命健康产业创新发展的关键环节。本节基于美国 FDA 新药、医疗器械审批和临床指南发布情况，梳理了 2020 年国际临床医学研究成果的转化情况。

1. 创新药物

2011—2020 年，FDA 共批准新药 410 个，包括 314 个新分子实体药物和 96 个生物制品药物，平均每年有 41 个新药获批上市。FDA 药物评估和研究中心（The

Center for Drug Evaluation and Research，CDER）2020 年批准了 53 个新药，较 2019 年有所上升，仅次于 2018 年的历史最高水平（图 1-10）。

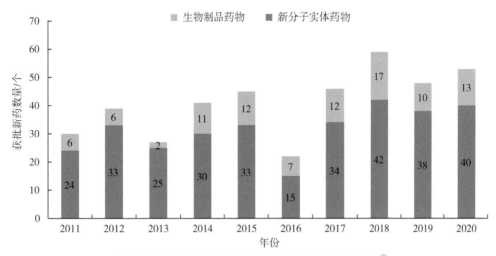

图 1-10 2011—2020 年 CDER 年度新药审批数量 [①]

在获批上市的 53 个新药中，共有 21 个被确定为首创新药 [②]，占获批总数的 40%。其中包括首个被 FDA 批准用于治疗 2 岁及以上儿童早衰的罕见病——1 型神经纤维瘤病药物 Koselugo（selumetinib），以及用于治疗成年患者因耐药性、安全性问题而无法接受其他疗法的药物——新型抗逆转录病毒药物 Rukobia（fostemsavir）。

从药物分类来看，包括 38 个化学小分子药物、13 个蛋白类药物、2 个寡核苷酸药物，其中 12 个抗体药物获批上市，较 2019 年增加了 5 个，与 2018 年的历史最高值持平。从药物适应证来看，抗癌药物 18 个，占比最大（34%），明显高于 2016—2020 年的平均值（25%）；神经系统疾病是第二大治疗领域，共 8 个新药获批，占比 15%；传染病排名第三，6 个新药获批，占比 11%。

为进一步加快新药审批流程，2020 年 FDA 强化了罕见病、突破性疗法认定、快速通道、优先审评等药物批准渠道，提高审批效率，共 31 个（58%）罕见病药物

---

① ASHER M. 2020 FDA drug approvals[EB/OL].（2021-01-18）[2021-09-09]. https://doi.org/10.1038/d41573-021-00002-0.

② 首创新药包括美国 CDER 批准的新分子实体（New Molecular Entities）和生物制品许可申请（Biologics License Applications），这些分子实体与生物制品未曾在美国作为药品批准或销售过，具有完全的创新性。

获批，高于2016–2020年的平均值（46%）；22个（42%）药物获得突破性疗法认定，显著高于2016–2020年的平均值（28%）；30个（57%）药物通过优先审评渠道上市。

2. 创新医疗器械

2020年，FDA共通过上市前批准（Premarket Approval Process，PMA）途径批准59个新型医疗器械[①]，包括血液导管（20个）、实验室检测试剂（20个）、肌肉骨骼疾病器械（4个）、神经系统疾病器械（4个）等。在疾病诊断方面，意大利DiaSorin公司开发的XL MUREX检测试剂和设备，除了能检测患者是否感染乙肝病毒之外，还能确定患者感染HBV的时间长短；瑞士罗氏公司开发的cobas® EZH2突变检测试剂，将配合已上市的新型EZH2抑制剂他泽司他Tazverik（tazemetostat）使用，有望提高相关疾病的早诊率。

在疾病治疗方面，美国美敦力公司开发的Abre Venous可扩展支架系统，用于治疗深静脉血栓，避免血块形成、腿部肿胀等；爱尔兰Mainstay公司开发的植入式神经刺激系统ReActiv8，用于治疗后背疼痛，缓解腰椎肌肉无力相关症状；丹麦Contura International公司开发的永久凝胶套件Bulkamid，可用于加大尿道壁厚度，辅助控制尿液流动，治疗因尿道括约肌肌肉薄弱而尿失禁的女性患者。

此外，加拿大Profound Medical公司开发的超声治疗设备Sonalleve MR-HIFU，可通过高强度波束来加热和破坏靶标组织（肿瘤组织或坏死组织等），用于治疗骨骼肿瘤；美国HDL公司开发的等离子脱脂系统PDS-2™，能够分离血浆中的胆固醇并回输至患者体内，从而减少冠脉动脉瘤的斑块积聚，进而治疗可能导致渐进性心脏病的遗传性高胆固醇血症。

3. 临床指南

临床指南是基于临床医学的最佳研究证据和实践经验，针对特定疾病患者而制定的护理和治疗建议。临床指南基于对某些临床问题和研究证据的系统评价，强调特定疾病临床决策时应采纳依据的证据强度。2020年，美国FDA共发布56份指导原则草案（Draft）和174份指导原则终稿（Final），其中17份草案和30份终稿涉及临床研究领域，包括肿瘤、代谢系统疾病、罕见病等疾病领域。在临床医学研究

---

① PMA批准产品包括Original、Supplements、30-Day Notice等，其中Original指全新产品和在已批准产品中具有重大变革的产品。

和医药器械开发的过程中，FDA 关注临床试验的多样性、安全性和有效性。基因和细胞疗法、计算机辅助检测设备等均是其重点关注方向，相关内容将在第二章中详细介绍。

二、国内临床医学研究发展现状

近年来，我国高度重视临床医学研究，加大力度推进临床研究机构建设，促进协同创新，加强成果转化，推动我国临床医学研究规模与水平的稳步提升。

（一）研究论文

基于 Web of Science 的 Medline 数据库和核心合集，以及中国知网的数据，本节围绕研究论文产出梳理了 2020 年我国的临床医学研究现状。

1. 我国临床医学研究论文数量快速增长

2011—2020 年我国在临床医学研究领域共发表论文 37.39 万篇，其中 2020 年为 73 616 篇。与全球整体发展趋势相比，我国临床医学研究论文数量呈快速增长趋势，占全球临床医学研究论文的比重逐年提高，从 2011 年的 5.67% 增至 2020 年的 15.64%。2020 年的论文数量较上年同期增长 23.95%[①]（图 1-11）。我国临床研究对象的年龄分布与国际趋势基本一致，针对 18 岁以上人群的研究论文数量远高于 18 岁以下人群（图 1-12）。从医学研究应用目标来看，关于疾病治疗、病理、诊断、流行病学的研究论文数量最多（图 1-13）。

[①] 此处与《2020 中国临床医学研究发展报告》中的统计数据进行比较。基于 2020 年 9 月 7 日的统计结果，2019 年我国临床医学研究论文数量为 59 394 篇。

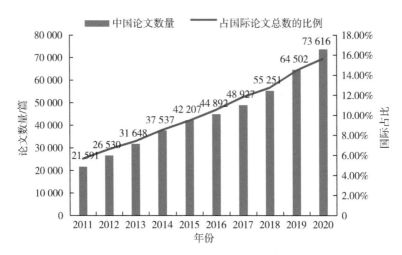

图 1-11　2011—2020 年中国临床医学研究论文数量年度变化趋势

（数据来源：Medline 数据库）

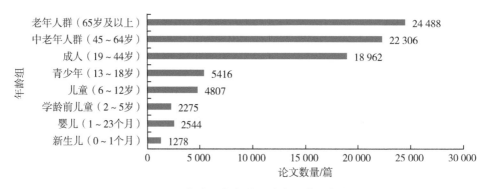

图 1-12　2020 年中国各年龄组临床医学研究论文数量

（数据来源：Medline 数据库）

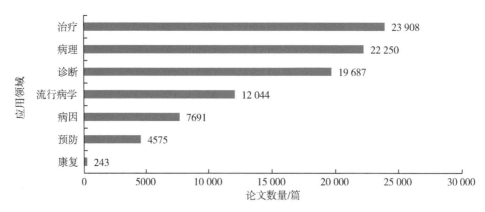

图 1-13　2020 年中国不同临床医学应用领域研究论文数量

（数据来源：Medline 数据库）

中国知网检索结果显示，2020年，我国"医药卫生科技"类核心期刊上共发表论文61 432篇[①]，论文数量排名前三的机构是郑州大学第一附属医院、四川大学华西医院、北京中医药大学，分别发表论文719篇、635篇、595篇。

2. 肿瘤、心血管疾病、呼吸道传染病是我国临床医学研究的热点领域

2020年，我国临床医学研究论文主要集中在肿瘤、心血管疾病、呼吸道传染病、糖尿病与肾脏疾病、消化系统疾病等领域。肿瘤相关论文25 482篇、心血管疾病5918篇、呼吸道传染病5853篇、糖尿病与肾脏疾病4104篇、消化系统疾病3569篇，是临床医学研究论文数量最多的5个疾病领域（图1-14）。其中，心血管疾病、呼吸道传染病、糖尿病与肾脏疾病等领域论文数量较2019年显著增加。

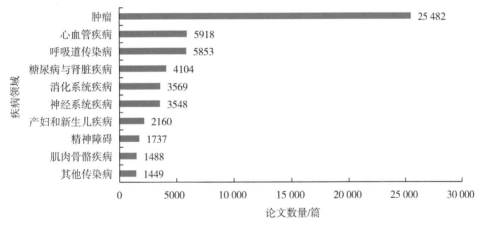

图1-14　2020年中国临床医学研究论文数量最多的10个疾病领域

（数据来源：Medline数据库）

3. 我国高水平研究论文数量快速增长，国际排名上升至第6位

2011—2020年，我国在 *NEJM*、*The Lancet*、*JAMA*、*BMJ* 四类综合医学期刊上发表临床医学研究论文1605篇，论文数量位列全球第十一。2020年，我国在四

---

①　在中国知网文献分类目录中勾选：医药卫生方针政策与法律法规研究、医学教育与医学边缘学科、中医学、中西医结合、临床医学、感染性疾病及传染病、心血管系统疾病、呼吸系统疾病、消化系统疾病、内分泌腺及全身性疾病、外科学、泌尿科学、妇产科学、儿科学、神经病学、精神病学、肿瘤学、眼科与耳鼻咽喉科、口腔科学、皮肤病与性病、特种医学、急救医学、军事医学与卫生，检索2020年发表的核心期刊论文。检索日期：2021年4月22日。

类综合医学期刊上发表的论文数量为 263 篇，位居全球第六，较上年排名上升 4 位（图 1-15）。

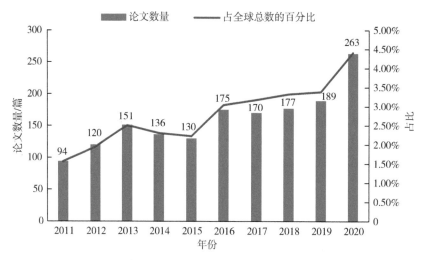

图 1-15　2011—2020 年中国在 *NEJM*、*The Lancet*、*JAMA*、*BMJ* 上的发文情况

（数据来源：Web of Science 数据库）

4. 我国研究机构与国际顶尖机构差距较大

香港大学、中国医学科学院、香港中文大学、首都医科大学、北京大学 2020 年在 *NEJM*、*The Lancet*、*JAMA*、*BMJ* 四类期刊上发表的论文较多（表 1-7）。但整体来看，我国研究机构与国际顶尖机构相比还有较大差距（具体数据详见表 1-3），排名第一的香港大学在四类综合医学期刊上发表论文的数量不到哈佛大学的 1/13。

表 1-7　2020 年在 *NEJM*、*The Lancet*、*JAMA*、*BMJ* 上发表论文数量排名前十的中国研究机构

排名	机构	论文数量 / 篇
1	香港大学	37
2	中国医学科学院	29
3	香港中文大学	28
4	首都医科大学	26
5	北京大学	20
6	华中科技大学	19
7	武汉大学	19

续表

排名	机构	论文数量 / 篇
8	清华大学	18
9	中日友好医院	15
10	中山大学	14

数据来源：Web of Science 数据库。

（二）临床试验

基于药监局建立的"国家药物临床试验登记与信息公示平台"和 ClinicalTrials.gov 数据库的登记信息，本部分统计分析 2020 年我国开展临床试验的情况。

1. 国内平台登记的药物临床试验数量持续增长

2020 年 7 月，药监局药品审评中心发布并实行《药物临床试验登记与信息公示管理规范（试行）》，要求申请人在开展药物临床试验前按照管理规范在国家药物临床试验登记与信息公示平台（http://www.chinadrugtrials.org.cn/index.html）进行信息登记，并根据临床试验进展持续更新。近 5 年来，我国药物临床试验申请和登记数量均保持上升趋势，2020 年在药监局平台上登记公示的临床试验共 2562 项，较 2019 年增长 6.8%（图 1-16）。

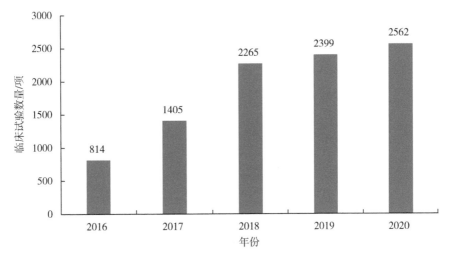

图 1-16　2016—2020 年药品审评中心的临床试验登记数量变化趋势

（数据来源：国家药物临床试验登记与信息公示平台）

从临床试验阶段分布来看，2020 年药物临床试验平台上登记的Ⅰ～Ⅳ期试验均明显增加。其中，Ⅰ期试验 686 项、Ⅱ期试验 286 项、Ⅲ期试验 352 项、Ⅳ期试验 37 项，分别较 2019 年增长了 8.20%、27.68%、10.00%、42.31%（图 1-17）。

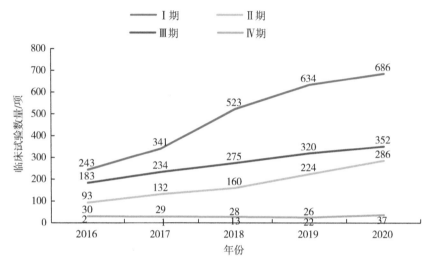

图 1-17　2016—2020 年中国不同阶段药物临床试验数量变化趋势

（数据来源：国家药物临床试验登记与信息公示平台）

从药物类型来看，2020 年我国登记开展的化学药物相关试验共 1921 项，较 2019 年增加了 4.35%；生物制品相关试验 575 项，较 2019 年增加了 21.31%，中药 / 天然药物相关试验 66 项，较 2019 年减少了 21.43%（图 1-18）。

从药物研发热度来看，2020 年开展临床试验数量最多的药物是治疗成人和青少年慢性乙型肝炎的富马酸丙酚替诺福韦（24 项），其次为他达拉非片（23 项）、利伐沙班片（16 项）、甲磺酸阿帕替尼片（15 项）。

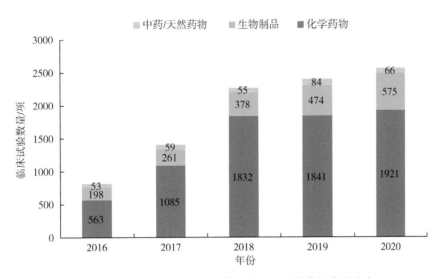

图 1-18　2016—2020 年中国药物临床试验的药物类型分布

（数据来源：国家药物临床试验登记与信息公示平台）

从牵头临床试验来看，2020 年国家药物临床试验登记与信息公示平台共登记国际多中心试验 211 项，较 2019 年（198 项）增长了 6.57%。其中大部分国际多中心试验由外资企业、合资企业、医药研发合同外包服务机构（Contract Research Organization，CRO）牵头或承担，我国医药企业和临床研究机构主要以合作形式参与。2020 年，我国本土企业牵头开展的国际多中心临床试验共 54 项（详见附录 E），包括 9 个 I 期试验、13 个 II 期试验、10 个 III 期试验。

从临床试验申办单位所在省（区、市）来看，北京、上海、江苏位居前三，分别为 501 项、322 项、244 项。数量排名前十的其余省份依次为湖南、广东、浙江、河南、四川、安徽、山东。从地域分布来看，华东和华北地区开展临床试验最多，分别为 934 项和 667 项（表 1-8、表 1-9）。

表 1-8　2020 年药物临床试验登记省（区、市）分布

排名	省（区、市）	登记数量 / 项	同比变化情况
1	北京	501	1.01%
2	上海	322	-5.01%
3	江苏	244	17.31%
4	湖南	214	38.06%

续表

排名	省（区、市）	登记数量 / 项	同比变化情况
5	广东	163	42.98%
6	浙江	137	50.55%
7	河南	114	3.64%
8	四川	107	52.86%
9	安徽	101	65.57%
10	山东	94	-3.09%

表 1-9　2020 年中国药物临床试验区域分布

地区	省（区、市）	临床试验数量 / 项
华东	上海、江苏、浙江、安徽、福建、江西、山东	934
华北	北京、天津、河北、山西、内蒙古	667
华中	河南、湖北、湖南	391
华南	广东、广西、海南	226
西南	重庆、四川、贵州、云南、西藏	169
东北	辽宁、吉林、黑龙江	125
西北	陕西、甘肃、青海、宁夏、新疆	28

从疾病领域来看，肿瘤、消化道与代谢系统疾病、心血管疾病、神经系统疾病、炎症感染领域的临床试验数量较多。其中，肿瘤领域的临床试验数量达 492 项、消化道与代谢系统疾病 456 项、心血管疾病为 405 项（图 1-19）。

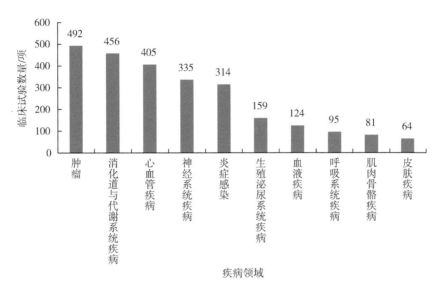

图 1-19　2020 中国药物临床试验的主要疾病分布

（数据来源：国家药物临床试验登记与信息公示平台）

2. 国际平台临床试验数量稳定增长

2020 年，我国机构在 ClinicalTrials.gov 平台上共登记临床试验 2663 项，临床试验的数量保持稳定增长的趋势。其中，干预性试验 2156 项（占全球总数的 9.71%），观察性试验 640 项（占全球总数的 7.32%）（图 1-20 至图 1-22）。

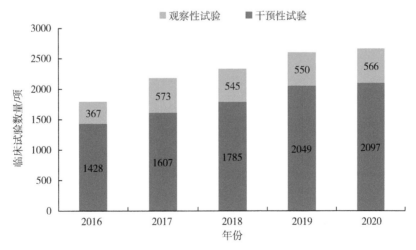

图 1-20　2016—2020 年中国在 ClinicalTrials.gov 数据库登记的临床试验数量年度变化

（数据来源：ClinicalTrials.gov 数据库）

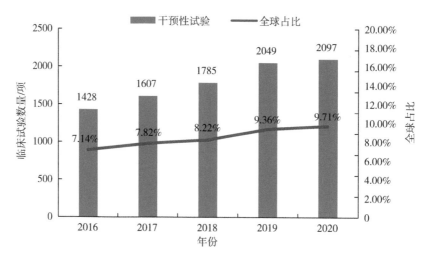

图 1-21　2016—2020 年中国在 ClinicalTrials.gov 数据库登记的干预性试验数量及全球占比

（数据来源：ClinicalTrials.gov 数据库）

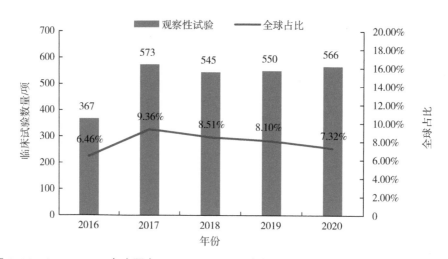

图 1-22　2016—2020 年中国在 ClinicalTrials.gov 数据库登记的观察性试验数量及全球占比

（数据来源：ClinicalTrials.gov 数据库）

北京、上海、广东是我国在 ClinicalTrials.gov 上登记临床试验最多的省（区、市），2020 年分别开展了 891 项、824 项、450 项临床试验，其余依次为浙江、江苏、香港、天津、湖北、四川、山东（表 1-10）。

表 1-10　2020 年 ClinicalTrials.gov 数据库上登记的中国临床试验省（区、市）分布

单位：项

序号	省（区、市）	总数	干预性试验	观察性试验
1	北京	891	683	208
2	上海	824	690	134
3	广东	450	353	97
4	浙江	438	356	82
5	江苏	360	314	46
6	香港	281	219	62
7	天津	229	203	26
8	湖北	204	157	47
9	四川	198	180	18
10	山东	191	150	41
11	河南	179	157	22
12	陕西	178	131	47
13	山西	178	131	47
14	湖南	174	150	24
15	重庆	159	127	32
16	福建	150	128	22
17	吉林	147	129	18
18	河北	120	102	18
19	安徽	119	106	13
20	辽宁	95	82	13
21	江西	73	63	10
22	广西	67	55	12
23	黑龙江	56	48	8
24	云南	49	36	13
25	新疆	43	30	13
26	甘肃	42	27	15
27	贵州	41	35	6
28	宁夏	27	21	6
29	海南	27	16	11
30	青海	3	3	0
31	西藏	1	1	0

我国临床试验的适应证以肿瘤和消化系统居多，呼吸道疾病临床试验数量位居第三（图1-23）。

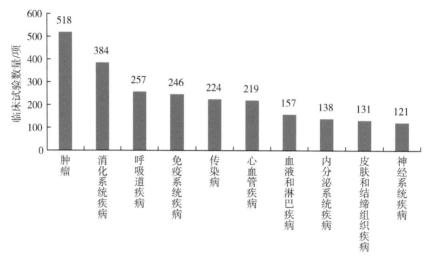

图1-23　2020年中国临床试验涉及的主要疾病领域

（数据来源：ClinicalTrials.gov 数据库）

（三）临床研究机构

截至2020年，我国通过中国合格评定国家认可委员会（China National Accreditation Service for Conformity Assessment，CNAS）认定的医学实验室共443家，通过美国病理学家协会[①]（College of American Pathologists，CAP）认证的临床检验实验室共70家，通过药监局认定的具有药物临床试验机构资质的医疗机构共576家。此外，我国已在20个疾病领域建立了50家国家临床医学研究中心。本部分从医学实验室、药物临床试验机构、国家临床医学研究中心3个方面对我国临床医学研究机构进行梳理。

1. 医学实验室

目前，中国合格评定国家认可委员会（CNAS）认定的443家医学实验室主要

---

① 美国病理学家协会（College of American Pathologists，CAP）是美国的一个非营利临床实验室认定机构，它依据美国临床检验标准化委员会的业务标准和操作指南，以及1988年的美国临床实验室改进规范，对临床实验室各个学科制定了具体的检查单，通过严格要求确保实验室符合质量标准，是国际公认的权威的实验室质量认证组织。数据检索自：https://webapps.cap.org/apps/cap.portal?_nfpb=true&_pageLabel=accrlabsearch_page&hideNavFrame=Y.

集中在上海（47家）、北京（42家）、江苏（39家）、广东（35家）、浙江（30家）、四川（19家）、湖北（18家）、山东（18家）、天津（18家）、陕西（17家）等省市[①]，如图1-24所示（详见附录C）。

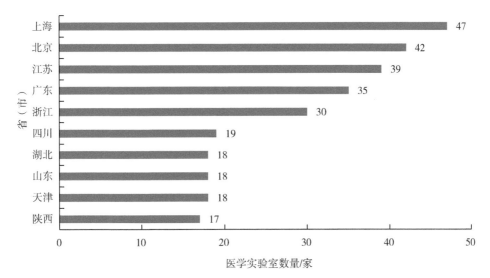

图1-24　中国合格评定国家认可委员会认定的医学实验室的主要地区分布

（截至2020年年底，包含港澳台地区）

美国病理学家协会（CAP）参照美国临床检验中心的业务标准和操作指南进行医学实验室和临床实验室认证，持续为改善全球医疗环境提供动态、协作、可持续标准认证。CAP认证的70家中国实验室主要集中在北京（21家）、上海（18家）、广东（7家）、江苏（6家）等省市（图1-25），其中17家机构同时获得CNAS和CAP的双重认证（详见附录D）。

---

① 检索时间：2021年1月6日。检索结果包含港澳台地区。数据来源：https://las.cnas.org.cn/LAS/publish/externalQueryML.jsp.

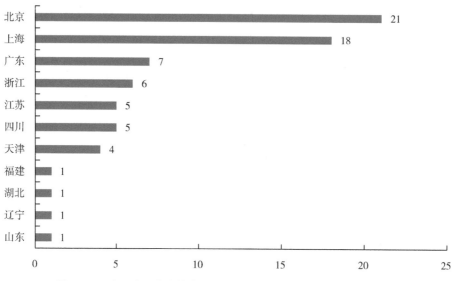

图 1-25　美国病理学家协会认定的临床检验实验室的主要地区分布

（注：截至 2020 年年底，不包含港澳台地区）

2.药物临床试验机构

2020 年，共有 576 家药物临床试验机构获药监局认证，相关机构为推进我国临床医学研究发挥了重要引领、支撑作用。其中开展临床试验数量较多的机构包括中国医学科学院肿瘤医院、复旦大学附属肿瘤医院、四川大学华西医院等（表 1-11）。

表 1-11　2020 年中国主要省（区、市）临床研究机构登记的药物临床试验数量[①]

单位：项

省（区、市）	序号	主要研究者所在单位	药物临床试验登记数量
北京	1	中国医学科学院肿瘤医院	64
	2	中国医学科学院北京协和医院	37
	3	北京肿瘤医院	36
	4	北京大学人民医院	25
	5	北京大学第三医院	17

① "主要研究者所在单位"是指国家药物临床试验登记与信息公示平台中"研究者信息"部分"主要研究者"的单位名称。

续表

省（区、市）	序号	主要研究者所在单位	药物临床试验登记数量
上海	1	上海市徐汇区中心医院	46
	2	复旦大学附属肿瘤医院	45
	3	上海市东方医院	28
	4	上海市公共卫生临床中心	24
	5	复旦大学附属中山医院	22
江苏	1	徐州医科大学附属医院	29
	2	苏州大学附属第一医院	21
	3	徐州市中心医院	19
	4	无锡市人民医院	13
	5	南京大学医学院附属鼓楼医院	12
	5	南京高新医院	12
湖南	1	湘雅博爱康复医院	24
	1	长沙市第三医院	24
	3	中南大学湘雅医院	18
	4	郴州市第一人民医院	16
	5	益阳市中心医院	15
	5	长沙市中心医院	15
	5	中南大学湘雅三医院	15
广东	1	中山大学肿瘤防治中心	30
	2	广东省人民医院	17
	3	广州市番禺区中心医院	11
	4	中山大学附属第一医院	9
	5	东莞市人民医院	7
浙江	1	温州医科大学附属第二医院	18
	2	浙江大学医学院附属第二医院	15
	3	浙江大学医学院附属第一医院	14
	4	浙江省人民医院	11
	5	杭州康柏医院有限公司	10

续表

省（区、市）	序号	主要研究者所在单位	药物临床试验登记数量
河南	1	新郑市人民医院	22
	2	河南（郑州）中汇心血管病医院	17
	3	河南省疾病预防控制中心	13
	4	洛阳市中心医院	11
	5	河南省传染病医院（郑州市第六人民医院）	6
	5	河南省肿瘤医院	6
	5	郑州大学第一附属医院	6
四川	1	四川大学华西医院	46
	2	成都中医药大学附属医院	10
	3	四川大学华西医院，四川大学华西医院	9
	4	成都市第五人民医院	6
	4	四川大学华西第二医院，四川大学华西第二医院	6
安徽	1	蚌埠医学院第一附属医院	32
	2	安徽医科大学第二附属医院	30
	3	安徽济民肿瘤医院	8
	3	蚌埠医学院第一附属医院，蚌埠医学院第一附属医院	8
	5	安徽济民肿瘤医院药物临床试验机构	5
	5	安徽医科大学第二附属医院，安徽医科大学第二附属医院	5
山东	1	济南市中心医院	31
	2	北大医疗鲁中医院	17
	3	青岛大学附属医院	22
	4	山东大学齐鲁医院	4

3. 国家临床医学研究中心

国家临床医学研究中心（简称"临床中心"）是面向我国疾病防治需求，以临床应用为导向，以医疗机构为主体，以协同网络为支撑，开展临床研究、协同创新、学术交流、人才培养、成果转化、推广应用的技术创新与成果转化类国家科技创新基地。截至2020年年底，科技部等管理部门共分4个批次布局建设了50家临床中心，覆盖20个疾病/临床专科领域，分别为：心血管疾病（2家）、神经系统疾病（1家）、慢性肾病（3家）、恶性肿瘤（2家）、呼吸系统疾病（3家）、代谢性疾病（2家）、精神心理疾病（3家）、妇产疾病（3家）、消化系统疾病（3家）、口腔疾病（4家）、老年疾病（6家）、感染性疾病（3家）、儿童健康与疾病（2家）、骨科与运动康复（1家）、眼耳鼻喉疾病（3家）、皮肤与免疫疾病（2家）、血液系统疾病（3家）、中医（2家）、医学检验（1家）、放射与治疗（1家）。2020年，50家临床中心在临床医学研究、人才队伍建设、区域辐射带动、适用技术推广、国际合作交流等方面均取得显著成绩。

（1）建设情况

2020年，临床中心进一步优化基础设施和技术平台建设。50家临床中心办公场地面积累计达20.75万平方米；根据学科建设和诊疗需求，完善分子生物学、细胞生物学、模式动物、组织病理学、生物影像、高通量测序等学科和技术平台建设，购置了大型存储设备（气相液氮罐、−80℃冰箱、步入式冷库等），分子生物学仪器（荧光定量PCR仪、高速冷冻离心机等），细胞操作平台（流式细胞仪、活细胞工作站、显微操作系统、胚胎实时监控系统等），组织处理设备（组织脱水机、石蜡包埋仪、自动染色机、石蜡切片机等），生物影像设备（激光共聚焦显微镜、倒置显微镜等），诊断测序分析平台（单细胞测序仪等）。此外，临床中心还强化生物样本库、生物统计、数据管理等方面建设，为临床中心及网络成员单位提供数据清理与挖掘、临床证据荟萃分析等技术服务。为规范临床中心管理，推进高质量临床研究，50家临床中心分别设立了学术委员会和伦理委员会，指导临床中心战略规划制定，参与项目指导、伦理审批与监管等。

（2）临床医学研究

2020年，50家临床中心共主持/参与临床试验1906项，其中药物临床试验1306项、医疗器械临床试验132项、其他临床试验（干预研究、比较研究、健康队列研究等）468项（表1-12）。从研究类型来看，包括前瞻性研究1836项、回顾性研究33项；从研究阶段来看，包括Ⅰ期临床试验280项、Ⅱ期临床试验346项、Ⅲ期临床试验735项、Ⅳ期临床试验115项；从多中心试验来看，共开展国际多中心临床试验286项、国内多中心临床试验547项；牵头国际多中心临床试验47项、国内多中心临床试验196项。

表 1-12　2020 年 50 家临床中心开展的临床试验情况

单位：项

疾病领域	临床试验	药物临床试验	医疗器械临床试验	其他临床试验
心血管疾病	112	42	37	33
神经系统疾病	31	26	2	3
慢性肾病	14	8	0	6
恶性肿瘤	432	422	2	8
呼吸系统疾病	84	53	3	28
代谢性疾病	15	10	0	5
精神心理疾病	26	23	0	3
妇产疾病	43	4	2	37
消化系统疾病	61	38	3	20
口腔疾病	107	4	17	86
老年疾病	496	397	54	45
感染性疾病	27	12	0	15
儿童健康与疾病	153	52	0	101
骨科与运动康复	26	3	5	18
眼耳鼻喉疾病	41	34	5	2
皮肤与免疫疾病	9	9	0	0
血液系统疾病	178	138	0	40
中医	31	23	0	8
医学检验	3	0	0	3
放射与治疗	17	8	2	7
合计	1906	1306	132	468

（3）人才队伍

近年来，临床中心多方位引智育才，集聚了一批高水平管理人才，培养了一批专业化研究人才，打造了一批优质高效的支撑服务团队，初步形成了以医疗机构为主体、以协同网络为支撑的人才体系。截至 2020 年年底，50 家临床中心共有工作人员 20 985 人，其中院士 77 人、正高级人员（不含院士）2800 人、副高级人员 2971 人。优质的人才团队为开展高水平临床研究，提升研究成效打下了坚实基础。

国家呼吸系统疾病临床医学研究中心（中日友好医院）围绕高水平人才引进和专业人才培养开展多项工作。在呼吸系统疾病领域，针对临床研究方法、大数据整理与分析、基础转化研究等方面引进具有国际一流人才,并匹配相关的支撑团队、设备、资金等,集中优势资源开展疑难病症和核心科学问题攻关;此外,该中心积极开展国际交流合作,与牛津大学、伦敦帝国理工学院、杜克大学、杜兰大学等机构开展长期合作,在临床医学研究设计、质量控制、数据分析等方面形成了较为稳固的人才交流与合作机制。

国家精神心理疾病临床医学研究中心(首都医科大学附属北京安定医院)持续开展对外交流合作。疫情期间,临床中心充分利用线上平台,外聘高层级专家及对年轻科研人员进行科研辅导;疫情防控常态化后,临床中心与北大心理与认知科学院、北京师范大学、北京理工大学、北京航空航天大学、华北理工大学等单位展开科研合作。通过集聚国内外优质人才资源,多方面培育高水平、专业化人才。

国家精神心理疾病临床医学研究中心(北京大学第六医院)聘请了以两院院士、国家重点专项首席科学家、国家杰出青年科学基金获得者、教育部新世纪优秀人才、博士生导师团队为学术带头人,青年科研人员为骨干的临床研究梯队,借助北京大学青年医学科技创新发展联盟平台,扶植中青年人员,培养富有科学精神、有担当、有创新意识、具备创造能力和国际视野的创新型、应用型、复合型优秀人才。

国家感染性疾病临床医学研究中心(深圳市第三人民医院)立足自身发展需求,构建了特色人才引进、竞争和激励机制,创建了科学、灵活的人才培养机制,多方面吸引、壮大优秀中青年人才队伍,培养医—研—产结合创新型人才,建成具有国际视野、国际影响力的领军人才队伍和世界一流科研团队。2020年,临床中心针对不同人群、不同岗位的人才培养需求,围绕结核病临床诊疗规范、实验室诊断技术、健康促进、学校结核病疫情处置、结核病防治机构财务管理等六大专题,开设基层结核病诊疗规范化特训班、实验室新诊断技术上岗资格培训班等系列培训教育活动。

(4)辐射带动

截至2020年年底,50家临床中心共建设网络成员单位11 225个(涉及6426个医疗机构和单位),分布于全国33个省(区、市)、特别行政区,其中综合医院和专科医院6042家,社区卫生服务中心、公司企业、高校、研究机构、事业单位等其他机构384家(表1—13)。临床中心借助协同网络平台,开展临床研究、人才培养、技术示范,辐射带动了相关疾病领域医疗水平的提升,促进了医疗均质化。

表 1-13　临床中心网络成员单位分布情况

地区	网络成员单位 / 个	地区	网络成员单位 / 个
北京	399	湖南	368
天津	100	广东	383
河北	304	广西	138
山西	224	海南	45
内蒙古	179	重庆	212
辽宁	207	四川	304
吉林	115	贵州	140
黑龙江	149	云南	156
上海	206	西藏	13
江苏	398	陕西	247
浙江	263	甘肃	181
安徽	212	青海	62
福建	190	宁夏	71
江西	107	新疆	152
山东	353	香港	3
河南	346	澳门	2
湖北	197		

国家心血管疾病临床医学研究中心（中国医学科学院阜外医院）通过开展省部共建，实现医、教、研、防无缝衔接，形成多位一体的全链条资源整合优势科研平台。依托其临床研究网络，2020 年将其"心血管病高危人群早期筛查与综合干预项目"推广、覆盖全国 32 个省（区、市），形成了辐射全国 37 万个基层医疗机构、聚焦心血管病危险因素的流行趋势监测网络和基层医疗服务体系综合评价平台。

国家肾脏疾病临床医学研究中心（中国人民解放军东部战区总医院）建立了慢性肾病全程管理中心（Chronic Kidney Disease Management Center，CKDMC），依托互联网 / 物联网技术，构建一体化、同质化、共享型的慢性肾病患者筛查、治疗和管理模式，为我国慢病防治做出示范。截至 2020 年年底，CKDMC 在 10 家核心成员单位落地启动，开展筛查 2 万余人次，管理 5000 余例患者，在基层单位普及慢性肾病诊治标准流程，推动慢性肾病诊疗经验与技术分享，培训 1000 余名医护工作者。

国家恶性肿瘤临床医学研究中心（中国医学科学院肿瘤医院）建立的国家癌症防控信息管理平台，构建早诊早治项目系统、肿瘤登记系统、数据智能分析系统、可配置科研系统、统一基础功能系统、全民癌症防控系统六大系统，整合评估、筛查、随访、生物样本等数据，提供筛查影像自动上传方案，实现医院常规检查数据互通和医院检查信息自动回传。该临床中心建立的恶性肿瘤临床大数据平台，已覆盖30多家省级肿瘤医院、170多家市级肿瘤专科医院和1000多家综合医院的肿瘤科室。截至2020年年底，大数据平台已采集1000余万份病历信息，涉及8类肿瘤（结肠癌、直肠癌、胃癌、食管癌、乳腺癌、肝癌、肺癌、宫颈癌），信息采集容量超过10 TB。

国家呼吸系统疾病临床医学研究中心（广州医科大学附属第一医院）启动肺功能检查与临床应用规范化培训万里行项目，建设全国肺功能检查规范化培训体系及质控协同研究网络，开展全国性肺功能规范化培训。截至2020年12月，临床中心建立了包括55家"肺功能规范化培训中心"的培训示范基地和网络合作联盟，培养了207位培训导师，举办了291场培训会议，8420个网络单位的24 537人次参加了全国肺功能检查规范化培训，约17 000人经考核取得合格证书。

国家代谢性疾病临床医学研究中心（上海交通大学医学院附属瑞金医院）长期开展"标准化代谢性疾病管理中心"（Metabolic Management Center，MMC）建设工作。截至2020年年底，已有1000家医院申请加入MMC，600余家MMC通过验收开始运行，覆盖50多万名糖尿病患者。临床中心推出"瑞宁预糖""瑞宁知糖"等糖尿病风险评估方案，将专业医学知识、临床经验与机器学习技术相结合，建立糖尿病风险有效评估方案。MMC还将通过采集患者诊疗大数据，建立风险预判模型和糖尿病医学资料库，最终绘制"中国糖尿病智能地图"。此外，临床中心逐步推进"代谢性药物产学研联盟"建设，与中国科学院上海药物研究所、上海市内分泌代谢病研究所、上海交通大学等研究机构形成药物研发基地，开展了药物作用位点、化合物改构、化合物新的适应证研发等研究；与上海新药研究中心等建立药物临床试验基地，在数据管理、伦理委员会建设等方面建立了紧密的合作。

国家老年疾病临床医学研究中心（北京医院）通过推进"对口帮扶、技术协作、科室共建"3种模式，搭建"技术支持、人才培训、管理指导、学科优化、信息共享、双向转诊"6个平台，以医联体学科建设为抓手，开展联合病房、专家门诊、会诊及双向转诊、定期专家查房等合作模式，提高二级医院优势病种诊疗能力和综合服务能力，优化医疗资源，探索新型诊疗模式，为医联体内的相关疾病患者提供更加规范和优质的诊疗服务。临床中心组织开展"东城区医联体社区科研能力提升项目"，对社区医师进行指导，从社区临床工作中挖掘科研思路，提升社区临床科研能力素养。此外，在疫情防控新常态下，临床中心依托北京医院医联体，大力推广远程医疗协作网的建设。从2020年7月起，北京医院远程医学中心完成20期"京医夜话"分级诊疗论坛，与医联体内各单位积极开展线上交流，累计参与人数达4万余人。

（5）技术推广

2020年，50家临床中心共开展继续教育和适宜技术培训2783次，培训总人数达388.96万人次；通过线上平台等形式，累计推广疾病预防、监测诊断、决策管理、标准化操作等专业技术241项，推广2085次，受益人群达351.62万人次。

国家呼吸系统疾病临床医学研究中心（广州医科大学附属第一医院）开发了自主呼吸麻醉微创胸外科治疗技术，在术中不用使用肌松药就能使患者保持自主呼吸，且术中镇痛效果更佳，利于患者的术后恢复，并且能够减少并发症，缩短住院时间，降低治疗费用。该临床中心建立了国内首个获得英国皇家外科学院认证的规范化培训平台。截至2020年12月，自主呼吸麻醉微创胸外科治疗技术在国内220余家三甲医院推广，开展全国巡讲，培训国内胸外科、麻醉科医师超过5600人次；举办国际培训班13期，参与者包括来自美国、大洋洲、欧洲、中国香港等国家和地区的胸外科医师及麻醉医师。

国家精神心理疾病临床医学研究中心（首都医科大学附属北京安定医院）与北京市养老协会共同编写《养老机构心理咨询服务规范》，于2020年7月作为北京市地方标准正式实施。该临床中心于2020年7月录制培训材料，在全市300余家养老机构进行宣传。此外，临床中心在全国协同研究网络基层单位或区域联盟推广抑郁症量化治疗技术、双相障碍早期识别技术、计算机化的认知行为治疗技术、抑郁症康复技能训练技术、双相障碍健康教育适宜技术、精神分裂症康复技能训练技术、主动式社区治疗技术7项适宜技术。

国家消化系统疾病临床医学研究中心（首都医科大学附属北京友谊医院）通过学术论坛、专项培训班、科普节目等形式，推广其消化外科特色优势术式。该临床中心通过第4届"友谊普外论坛"，以学术会议和手术直播演示的形式，开展手术展播和线上答疑，加强新技术、新理念的传播和交流。临床中心举办的"中国胃肠道肿瘤综合治疗高级研修班"（2020 年国家级继续医学教育项目）、"胆道微创技术云讲堂"、"唱响新减重——胃袖状切除术系列课程"等，累计培训全国各地学员 4233人次。此外，临床中心录制凤凰卫视《肠道中最危险的 15 cm》《"秘而不宣"的减肥绝招》《我是大医生"独家食谱"让您打着饱嗝还减肥》等科普节目，提高了公众对相关疾病的预防、早诊早治及自身健康管理能力。

国家皮肤与免疫疾病临床医学研究中心（北京大学第一医院）开展"真菌学院"活动，重点聚焦常见皮肤真菌感染的临床规范化诊疗技术，通过在线平台进行真菌感染相关视频课程学习及交流协作。2020 年共录制 10 期课程，观看总人数近万人，观看次数超过 2 万次。此外，临床中心联合国内 28 个省市的 165 家医院成立银屑病规范化诊疗中心，构建了基于网络云平台的共享银屑病患者数据库，促成各个研究者基于真实世界数据进行银屑病临床研究。银屑病规范化诊疗中心成立 4 个月后，超过 160 家三级医院加入该中心，通过线上及线下方式开展了 30 多场银屑病规范化诊疗及真实世界研究的培训及研讨会，数据库已录入超过 4000 例银屑病患者的完整数据。

国家中医针灸临床医学研究中心（天津中医药大学第一附属医院）围绕"醒脑开窍"等适宜技术开展若干国家级继续教育项目，具体工作包括：在国内 11 个省市针对"醒脑开窍"针刺法治疗中风病、"通调气海，活血散风"针刺法治疗高血压病、"通关利窍"针刺法治疗中风后吞咽障碍、"调神益智"针刺法治疗中风后抑郁等针刺适宜技术举办培训班 14 次，1326 人参与；通过义诊形式赴曹县中医院等 8 家医院开展"醒脑开窍"针刺法培训；基于全国中医微创针法与经方论坛、2020 第三届深圳宝安国际针灸学术研讨会等平台，开设专题讲座和报告。

（6）国际交流

2020 年，临床中心进一步加强国际合作和交流，与世界一流大学、研究院所、医疗机构和著名跨国医药企业等建立战略合作伙伴关系，搭建国际临床研究创新网络，探索和构建重大疾病和临床专科领域国际合作交流的新机制和新模式。2020 年，50 家临床中心组织召开学术交流会议 606 场，其中，国际会议 66 场，国内会议 540场，千人以上规模的学术会议 207 场。线上、线下累计参加人数约 383.27 万人次。

国家恶性肿瘤临床医学研究中心（中国医学科学院肿瘤医院）于 2020 年 9 月举行中日韩肿瘤防控在线研讨会，三国专家就肿瘤领域的基础研究、临床研究、人工智能等方面进行了深入交流，提出以中日韩为主的亚洲肿瘤合作研究建议。2020 年 10 月，在亚洲国家癌症中心联盟（Asian National Cancer Centers Alliance，ANCCA）主任高级别会议上，临床中心就联盟内各成员的国家肿瘤防控计划制订和实施、肿瘤登记数据合作与分析、肿瘤筛查项目的开展与效果评估、肿瘤临床试验区域性合作等提出了建设性意见。

国家老年疾病临床医学研究中心（复旦大学附属华山医院）组织开展了多项国际交流活动，主办的第一届国际老年康复论坛（1st International Geriatric Rehabilitation Forum，IGF2020）以"与世界话老年"为主题，聚焦老年全周期康复，紧扣时代需求及康复医学科技发展前沿，旨在有效推进我国老年康复事业的发展。论坛设置了"老年脑卒中康复""老年神经系统疾病康复""老年骨关节疾病康复""老年常见心肺疾病康复""老年康复新技术""老年康复—护理衔接""日本老年康复专场""澳大利亚老年康复专场"等多个分论坛，包含 120 节线上课程。邀请全国老年医学临床及康复领域专家，以及美国、欧洲、日本、大洋洲等国家和地区的 100 余位权威专家、学者交流老年康复实践经验、研究成果及学术思想。论坛注册人数达4600 人，线上观看达 78 503 人次。

国家眼耳鼻喉疾病临床医学研究中心（温州医科大学附属眼视光医院）主办的2020 视觉健康创新发展国际论坛于 2020 年 10 月在大连举行，参会人数超过 2000人，已成为国际眼科领域高规格、高质量、高水平的学术大会之一。论坛秉承"经典传承跨界创新、产学研用无缝对接、国际化本土化并重"的风格，邀请国内外行业专家就近视临床防控、近视与"镜视"、屈光手术等的研究进展和技术方法展开讨论，重点就白内障手术治疗开展了系列培训。

（四）成果转化

近年来，随着我国临床医学研究的规范化、专业化程度不断提高，临床转化成效凸显，不断为疾病防治提供新产品、新方案。本部分主要从药监局 1 类新药的批准与上市情况、医疗器械的注册与上市情况、创新医疗器械审批情况、药监局及国家级医学学会发布的临床指南等方面，对我国 2020 年临床医学研究成果的转化情况进行梳理。

1. 创新药物

2020 年，药监局（National Medical Products Administration，NMPA）药品审评中心共受理国产 1 类创新药注册申请 828 个，其中临床申请 781 个，上市申请 43 个；按药品类型统计，化学药物 574 个，生物制品 254 个。NMPA 将 23 个（按受理号计）注册申请纳入突破性治疗品种，包括 15 个化学药物和 8 个生物制品。2020 年药监局共审评通过创新药上市申请 20 个品种，包括 1 类化学药 14 个、中药创新药 4 个、创新生物制品 2 个（详见附录 F）。

肿瘤方面，江苏豪森药业集团有限公司的甲磺酸阿美替尼片（商品名：阿美乐）是继阿斯利康的奥希替尼后全球第 2 个上市的第三代表皮生长因子受体（EGFR）酪氨酸激酶抑制剂（TKI），其单药治疗的有效性和安全性较高，患者治疗后中位无进展生存期超过 1 年。百济神州（苏州）生物科技有限公司的泽布替尼胶囊是首个国产抗淋巴瘤新药，与作用机制相同的伊布替尼相比，泽布替尼能够显著提高非小细胞肺癌患者的整体缓解率。贝达药业股份有限公司研发的盐酸恩沙替尼胶囊（商品名：贝美纳）是我国第 1 个用于治疗 ALK 突变晚期非小细胞肺癌的国产 1 类新药，有望成为首个由中国企业主导在全球上市的肺癌靶向创新药。贝美纳在颅内转移患者中应答率更高，且具有良好可控的安全性，整体客观缓解率为 52.6%，疾病控制率为 87.8%，中位无进展生存期为 11.2 月，颅内整体客观缓解率为 71.4%，疾病控制率为 95.2%。江苏恒瑞医药股份有限公司研发的氟唑帕利胶囊是一款新型 PARP 抑制剂，用于复发性卵巢癌、输卵管癌或原发性腹膜癌患者的治疗。氟唑帕利采用了分子结构优化设计，使其在人体内不容易被代谢，可保持长期稳定性。

感染性疾病方面，北京凯因科技股份有限公司研发的盐酸可洛派韦胶囊是我国首个上市的丙肝泛基因型直接抗病毒药物，可联合索磷布韦片（赛波唯®）使用，不含蛋白酶抑制剂，每日口服一次，治疗 12 周，治愈率达 97%，与国际一线方案相当。2020 年 3 月，北京凯因的盐酸可洛派韦胶囊联合索磷布韦片被纳入医保目录，打破了丙肝泛基因型直接抗病毒药物的进口垄断。银谷制药有限责任公司研发的苯环喹溴铵鼻喷雾剂是我国首次合成的高选择性 M 胆碱能受体拮抗剂，具有毒副反应低、使用安全、适用人群广泛等特点。宜昌东阳光长江药业股份有限公司研发的磷酸依米他韦胶囊是一种丙肝病毒非结构蛋白 5A（NS5A）蛋白抑制剂，与索磷布韦片联合用药，可治疗成人基因 1 型非肝硬化慢性丙型肝炎。该药品针对基因 1 型非肝硬化丙肝患者疗效显著，12 周持续病毒应答率为 99.8%，用药安全性及耐受性良好。

麻醉领域也是我国药物创新的重要应用领域之一。宜昌人福药业有限责任公司研发的注射用苯磺酸瑞马唑仑是一种新型超短效 GABAA 受体激动剂，可应用于无痛诊疗镇静、全身麻醉、ICU 镇静及局麻镇静等领域，该药物具有起效迅速、苏醒快、对呼吸 / 循环抑制作用较低、有特异性拮抗剂等临床优势，已在中国、美国、德国、日本等 8 个国家开展临床前和临床研究。辽宁海思科制药有限公司研发的静脉注射药物环泊酚注射液可用于手术全麻诱导、内镜诊疗的镇静 / 麻醉、ICU 镇静等。这一 GABAA 受体激动剂在丙泊酚的基础上加以改良，有效性和安全性出现显著提升。

2. 创新医疗器械

2020 年，NMPA 批准境内第三类医疗器械注册 3603 项，包含医疗器械 2306 项，体外诊断试剂 1297 项。从注册形式看，首次注册 1020 项，占全部境内第三类医疗器械注册数量的 28.3%，延续注册 1823 项，占全部境内第三类医疗器械注册数量的 50.6%；许可事项变更注册 760 项，占全部境内第三类医疗器械注册数量的 21.1%。从产品类型看，注册的境内第三类医疗器械，除体外诊断试剂外，共涉及《医疗器械分类目录》中 18 个子目录的产品。注册数量前 5 位的境内第三类医疗器械是无源植入器械，注输、护理和防护器械，神经和心血管手术器械，医用成像器械，有源手术器械，与 2019 年相同。其中医用成像器械从 2019 年的 67 项增加到 2020 年的 80 项，增加约 20%。

2020 年，药监局按照《创新医疗器械特别审查程序》《医疗器械优先审批程序》开展相关产品的审查工作，共收到创新医疗器械特别审批申请 197 项，其中 54 项获准进入特别审查程序，收到优先申请 22 项，其中 12 项获准优先审批。药监局共批准 26 个创新医疗器械产品上市，涉及医疗人工智能应用、液体活检、生物可吸收支架、放化疗设备、生物移植材料等领域（详见附录 G）。

3. 临床指南

2020 年，药监局与国家药品审评中心共发布 45 份指南，主要涉及临床试验设计、药物一致性评价、临床数据处理等。卫生健康委共发布 61 份诊疗指南、行业规范等文件。其中，儿童用药、中医药是我国监管部门关注的重点领域，具体内容将在第二章详细介绍。

2020 年，中华医学会通过学术期刊发表临床医学指南 35 份、专家共识 29 份，涉及神经系统疾病（包括生物影像技术）、恶性肿瘤、肌肉骨骼疾病、感染性疾病等领域。

第二章 2020 年国内外临床医学研究政策与法规

一、国际临床医学研究的政策与法规

2020 年，国内外相关政府部门和管理机构发布了一系列临床医学研究相关的政策与法规，为进一步规范临床医学研究、提高临床研究成效提供了制度保障，本章对相关政策文件进行简要介绍。

（一）临床研究相关的政策与法规

2020 年，美国、欧盟、英国等国家和地区针对临床试验的重点方向、设计与实施，以及重点病程、新技术新产品等方面的临床研究相继出台了法律法规和指导意见。

1. 临床试验的重点方向与领域

（1）美国联邦部门发布《2020—2025 年抗击耐药细菌国家行动计划》

抗生素耐药性被认为是"当今世界面临的最紧迫的公共卫生问题之一"，美国政府呼吁"尽一切力量确保抗生素的有效性"，成立了总统防治抗生素耐药细菌咨询委员会（Presidential Advisory Council on Combating Antibiotic-Resistant Bacteria，PACCARB），并于 2020 年 10 月 9 日，由美国卫生与公众服务部（United States Department of Health and Human Services，HHS）、美国农业部（United States Department of Agriculture，USDA）、美国国防部（United States Department of Defense，DoD）等联邦部门发布《2020—2025 年抗击耐药细菌国家行动计划》（*National Action Plan for*

Combating Antibiotic-Resistant Bacteria, 2020—2025）^①，指导政府各部门提升应对耐药细菌产生和传播的反应能力，采取协调一致的战略行动，提高国民对细菌耐药性的认识。该计划基于美国政府 2015 年发布的《抗击耐药细菌国家行动计划》，将推广可以有效阻止抗生素耐药细菌传播的循证实践，如加强感染预防和控制措施、改进抗生素的使用等。

该计划设立了五大行动目标，并向联邦相关部门分配任务，包括：①减缓耐药性细菌的出现并防止其传播。扩大国家、地区和州层面检测、收治和预防相关能力，增加国家和各州的相关教育、培训和推广活动，制定并实施提高抗生素使用效率的政策和实践策略，预防抗生素耐药菌株的传播。②加强美国"One Health"（强调人、动物、植物及其共享环境之间的相互联系，实现最佳健康状态）的监测工作以应对细菌耐药性。整合和统筹检测数据，放宽研究样本和数据库的访问权限，建设抗生素耐药性监测的国家基础设施。③开发和使用快速诊断技术 / 方法来识别和鉴定耐药细菌。开发和验证新型诊断方法，研究治疗过程中的抗生素使用策略，采用适当的诊断技术。④加快新抗生素、疫苗和其他疗法的基础和应用研究。加强抗生素耐药性的基础、转化和临床研究，加大对研究者的支持力度，加强机构合作以加快开发新抗生素、疫苗等基础和应用研究。⑤加强国际合作，提升抗药性预防、监测、控制和抗生素研发的能力，强化美国在此领域的战略领导地位。

（2）欧盟委员会通过《欧洲药物战略》

相较于美国，欧洲制药产业存在布局分散、创新支持力度弱、过度依赖医疗体系等问题。为把握制药业发展机遇，欧盟委员会于 2020 年 11 月 25 日审议通过《欧洲药物战略》（*A Pharmaceutical Strategy for Europe*）^②，提出了一系列与仿制药和生物类似药相关的政策，其中包括提升竞争力、消除发展障碍、增加卫生系统应用等针对性政策。

《欧洲药物战略》的主要目标包括以下 4 个方面：①确保患者能够获得负担得起的药物，满足未竟医疗需求（如抗生素耐药性、肿瘤、罕见病等）；②增强欧盟制

---

① U.S. Department of Health & Human Services. National action plan for combating antibiotic-resistant bacteria, 2020−2025[EB/OL]. （2020−10−09） [2021−01−05]. https://aspe.hhs.gov/pdf-report/carb-plan-2020−2025.

② European Commission. A pharmaceutical strategy for Europe [EB/OL]. （2020−11−25） [2021−01−05]. https://ec.europa.eu/health/human-use/strategy_en.

药业的竞争力、创新能力和可持续发展能力，支持和推动制药企业开发高质量、安全、有效和环保的药物；③加强危机防范和应对机制建设，保障供应链的多样化和安全性，解决药品短缺问题；④推动欧洲制药业的高标准、高质量发展，提高药物的有效性和安全性。

针对未竟医疗需求和支持具有竞争力的创新医药产业，《欧洲药物战略》提出若干行动方向。对于临床研究，建议欧洲药品管理局（European Medicines Agency，EMA）对药物临床研究设计提供合理的科学建议。相较于现有技术，新的医疗技术要有更高的临床附加值和更好的辅助性。欧盟各地的医药产品技术审评（Health Technology Assessment，HTA）机构高度分散，所以需要制定欧盟层面的"医药产品技术审评条例"，将临床证据整合至临床试验的设计过程，支持成员国在新药研发中做出循证决策。医药产业需要实现升级和数字转型，欧盟将建立并运行一个高度协调、稳定、灵活的系统，来支持临床试验的评估与监督。新系统应当提高信息的透明度，以便公众监督，并解决发展过程中出现的新问题，如适应性临床试验等。

《欧洲药物战略》将建立前瞻性的监管框架，支持面向患者的创新试验设计、规划和实施方案。另外，该战略还针对新冠肺炎大流行所暴露出的问题，采取适当的措施来加强监管系统，在临床试验、疫苗有效性和安全性方面发挥协调作用。

2. 临床试验的设计与实施

（1）美国 FDA 发布《增强临床试验人群的多样性——资格标准、入组实践和试验设计》指导意见

为进一步保护和改善公众健康，临床试验应选取最能代表使用候选医疗产品的人群。美国 FDA 于 2020 年 11 月 13 日发布《增强临床试验人群的多样性——资格标准、入组实践和试验设计》（*Enhancing the Diversity of Clinical Trial Populations—Eligibility Criteria, Enrollment Practices, and Trial Designs*）的最终指导意见[①]，取代了 2019 年 6 月 7 日发布的草案，补充了包容性试验、试验设计和研究方法等提高临床试验资格标准的内容。

针对许多临床试验参与者代表性不足的问题，指导意见鼓励药品和生物制品研

---

① U.S. Food and Drug Administration. Enhancing the diversity of clinical trial populations — eligibility criteria, enrollment practices, and trial designs guidance for industry [EB/OL]. （2020−11−13）[2021−03−25]. https://www.fda.gov/regulatory-information/search-fda-guidance-documents/enhancing-diversity-clinical-trial-populations-eligibility-criteria-enrollment-practices-and-trial.

发扩大受试者入选范围，避免不必要的排除。该指导意见不仅考虑了不同人口的统计学特征(性别、种族、民族、年龄和地域)，还考虑了人群的非人口统计学特征(罕见疾病、器官功能障碍、并发症或残疾)。根据 2017 年 FDA《再授权法案》(*FDA Reauthorization Act，FDARA*) 的要求，指导意见重点讨论了：①放宽临床试验的资格标准 (Eligibility Criteria)，避免不必要的排除；②制定并改进临床试验的招募标准，以便在保持安全性和有效性标准的同时，使试验参与者成为药品上市后最可能使用该药物的人群；③放宽罕见病药物的临床试验资格标准。

（2）英国 MHRA 发布使用真实世界证据的随机对照试验指导意见

真实世界数据 (Real-World Data，RWD) 是药物有效性和安全性评价证据链的重要组成部分。真实世界研究 (Real-World Study，RWS) 正逐步成为临床评价药物和医疗器械安全性、有效性的新方法。2020 年 10 月 30 日，英国药品与医疗保健产品监管机构 (MHRA) 发布《关于在随机对照试验中使用真实世界证据支持监管申报的指导意见》(*Consultation Document: MHRA Draft Guidance on Randomised Controlled Trials Generating Real-World Evidence to Support Regulatory Decisions*)[①]，提出了使用 RWD 进行前瞻性随机试验应考虑的要点，还提到了临床试验授权、试验设计 (包括终点选择和安全性数据)、数据质量和检查要求等相关内容。

指导意见将 RWD 试验的类型分为简单试验 (Simple Trials) 和混合试验 (Hybrid Trials)，并提出开展 RWD 试验要考虑安全监测 (Safety Monitoring)、监管可接受性 (Regulatory Acceptability) 等要点。指导意见强调临床试验的设计方式需要提供回答监管问题所需的证据，如临床试验需要哪些终点、是否需要盲法 (Blinding) 等策略。

为了确保从采集到归档过程中数据的完整性，指导意见提出，申办者必须建立相应的流程，并提供有关数据选择、提取、传输和处理的工具和方法，以及验证数据质量的方法。保证数据质量的一般原则主要有：①对于所有试验，必须保证数据质量和采取适当的数据监管；②试验方案中必须详细说明数据质量控制的流程，并

---

① Medicines and Healthcare Products Regulatory Agency. Consultation document: MHRA draft guidance on randomised controlled trials generating real-world evidence to support regulatory decisions [EB/OL]. （2020-10-30）[2021-03-25]. https://www.gov.uk/government/consultations/mhra-draft-guidance-on-randomised-controlled-trials-generating-real-world-evidence-to-support-regulatory-decisions/consultation-document-mhra-draft-guidance-on-randomised-controlled-trials-generating-real-world-evidence-to-support-regulatory-decisions.

且必须对这些流程进行适当验证，以确保任何流程都适合其预期用途；③数据质量保证（Data Quality Assurance）的检查应审核所有数据值，以符合药物临床试验质量管理规范；④数据应满足约定的规范和要求，确保所有数据元素正确构建。

（3）ICH修订《人用药物生殖毒性和发育毒性检测指导原则》

人用药品注册技术要求国际协调会（ICH）于2020年2月18日正式发布《人用药物生殖毒性和发育毒性检测指导原则》[*Revision of S5 Guideline on Detection of Toxicity to Reproduction for Human Pharmaceuticals*，S5（R3）][1]，用以评估人用药物的生殖和发育毒性，进而评判其是否能够用于人体临床试验，以及获得上市许可。该指导原则描述了潜在的策略和试验设计，以评估、确定和传达风险信息，并提供了阐释试验数据时应考虑的一般性概念和建议。此次修订阐述了暴露量在剂量选择时的应用，并将其纳入了风险评估，还将应用范围扩大至疫苗和生物制品领域[2]。

新修订的主要内容包括：①明确指导原则的适用范围，包括生物制品、预防传染性疾病的疫苗（及其新的组成成分），以及作为药品组成成分的新辅料。②阐述基于暴露量的剂量选择，如对于小分子药物，人最大推荐剂量（Maximum Recommended Human Dose，MRHD）下的曲线下面积（Area Under the Curve，AUC）[3]或最大血浆浓度（Maximum Plasma Concentration，C_{max}）多倍的全身暴露可作为选择高剂量的合适终点。③引入替代试验方法（体外、离体和非哺乳动物体内试验），阐述替代试验的基本原则，描述替代试验在进行资质认证时要考虑的事项，以及在何种情况下适合使用这些试验的案例。④添加有关风险评估原则的新章节，说明如何使用药物和相关化合物、人类遗传学和靶标生物学对人类生殖影响的资料，进而阐述药物在临床试验期间和上市许可后对人类的潜在生殖风险。

S5（R3）发布后，ICH成员应将其纳入各自的监管框架中。欧洲药品管理局已经采用了该指导原则，并于2020年7月30日起在欧盟生效。

---

① The International Council for Harmonisation of Technical Requirements for Pharmaceuticals for Human Use. Revision of S5 guideline on detection of toxicity to reproduction for human pharmaceuticals [EB/OL]. （2020-02-18）[2021-03-25]. https://www.ich.org/page/safety-guidelines.

② S5（R3）：人用药物生殖与发育毒性检测（中文翻译公开征求意见稿）[EB/OL]. （2020-12-08）[2021-03-25]. https://www.cde.org.cn/main/news/viewInfoCommon/d283bf3d70fab22b48852834f5d14863.

③ 曲线下面积（AUC），代表药物在人体中被吸收利用的程度。

3. 临床试验数据管理与使用

欧洲 EMA 发布《临床试验用计算机化系统确认与验证要求》

药品临床试验管理规范（Good Clinical Practice，GCP）要求临床研究中使用的计算机化系统需进行验证，以满足相关产品预设的质量、安全及可追溯性的要求。临床试验数据的可靠性，尤其是用于支持上市许可申请（Marketing Authorization Application，MAA）的数据，对监管部门而言非常关键。欧盟 GCP 检查员工作组与人用药品委员会（Committee for Medicinal Products for Human Use，CHMP）认为，有必要对提供计算机化系统或服务的申办人/供应商进行规范监督，以及对用于管理临床试验数据的计算机化系统进行确认和验证。2020 年 4 月 7 日，欧洲药品管理局（EMA）发布《临床试验用计算机化系统确认与验证要求》（*Notice to Sponsors on Validation and Qualification of Computerized Systems Used in Clinical Trials*）[①]。

对于计算机化系统的确认和验证，《药物临床试验管理规范》[ICH E6（R2）]提出，申办人应对用于数据处理或数据管理的计算机化系统进行验证，保留数据初始录入和任何后续修改的稽查轨迹，确保系统安全并防止未经授权的访问，维护允许创建、访问、修改或删除数据的人员名单。EMA 进一步强调，申办人负责对计算机化系统的验证，并应向 EU/EMA 当局的 GCP 检查员提供所要求的关于计算机化系统的确认和验证的文件记录。在临床试验中，如果验证状态未得到确认，或者不能向 GCP 检查员提供有关系统验证的适当文件，研究者将不能使用计算机化系统。

（二）疾病相关的临床研究政策文件

随着现代科技的快速发展，面向疾病防控需求的医药产品和医疗器械不断取得创新突破，相关领域的临床医学研究数量也迅速增加。2020 年，各国医疗卫生机构和医药监管部门针对临床医学研究发布了一系列操作规范和指导意见。本部分重点梳理了美国和欧盟在肿瘤、代谢性疾病、衰老及相关疾病、罕见病等领域的相关政策文件。

---

① European Medicines Agency. Notice to sponsors on validation and qualification of computerized systems used in clinical trials. [EB/OL]. （2020−04−07）[2021−03−25]. https://www.ema.europa.eu/en/documents/regulatory-procedural-guideline/notice-sponsors-validation-qualification-computerised-systems-used-clinical-trials_en.pdf.

1. 肿瘤

美国 FDA 发布《儿科肿瘤药物研究计划：问题与解答》

美国 FDA 于 2020 年 1 月 15 日发布《儿科肿瘤药物研究计划：问题与解答 》（*Pediatric Study Plans for Oncology Drugs: Transitional Information Until Full Implementation of FDARA Section 504 Questions and Answers*）①，旨在向企业研究机构提供有关儿科初步研究计划（Initial Pediatric Study Plan，IPSP）的信息，以问答形式提供指导并帮助解决最常见的问题。

该草案就儿科肿瘤药物研发中的相关事项说明如下：①在 2020 年 8 月 18 日前提交新活性成分、新适应证、新剂型、新给药方案或新给药途径的上市申请（或补充申请）需要提交 IPSP，而在 8 月 18 日后计划提交上市申请的成人癌症药物，无论该药物是治疗成人癌症适应证或治疗罕见病，都需提交 IPSP；②如果研究计划使用了新的活性成分，但不确定其分子靶点是否与儿童肿瘤有实质性关系，那么应该参考相关的儿童分子靶点列表、科学文献，征求儿童肿瘤专家的意见，并考虑在儿童肿瘤模型系统中进行临床前评估；③当靶向儿童肿瘤分子靶点的孤儿药产品用于治疗成人肿瘤时，且该产品在 2020 年 8 月 18 日之前提交的情况下，可免于《儿科研究平等法案》（*Pediatric Research Equity Act*，PREA）规定的临床研究。由于考虑到开发周期的不确定性，FDA 建议所有研发此类药物的企业需要提交 IPSP。在提交申请之前应与 FDA 进行沟通，有助于规划提交申请的时间，促进研究的开展，以确保满足 PREA 的要求。

2. 代谢性疾病

美国 FDA 发布《2 型糖尿病：评估新药的安全性以改善血糖控制》草案

美国 FDA 于 2020 年 3 月 10 日发布《2 型糖尿病：评估新药的安全性以改善血糖控制》（*Type 2 Diabetes Mellitus: Evaluating the Safety of New Drugs for Improving*

---

① U.S. Food and Drug Administration. Pediatric study plans for oncology drugs: transitional information until full implementation of FDARA section 504 questions and answers [EB/OL].（2020−01−15）[2021−03−25]. https://www.fda.gov/regulatory-information/search-fda-guidance-documents/pediatric-study-plans-oncology-drugs-transitional-information-until-full-implementation-fdara.

Glycemic Control Guidance for Industry）[1] 草案，将对目标人群的心血管风险进行更长期、更广泛的安全性评估。新草案取代了 FDA 在 2008 年发布的《糖尿病——评估治疗 2 型糖尿病新型疗法的心血管风险》（*Diabetes Mellitus – Evaluating Cardiovascular Risk in New Antidiabetic Therapies to Treat Type 2 Diabetes*）和《糖尿病：开发治疗和预防糖尿病的药物和生物制品》（*Diabetes Mellitus: Developing Drugs and Therapeutic Biologics for Treatment and Prevention*）。

该指导意见从安全数据库（Safety Database）的规模、患者特征等方面对 2 型糖尿病新药的安全性评估提出建议。在安全数据库规模方面，提出新药的安全数据库应包括大量长时间接触药物患者的信息，以便对药物的长期安全性进行全面评估，并建议Ⅲ期临床试验至少应有 4000 个暴露患者年（Patient-Years of Exposure，PYE）[2]，包括至少 1200 名患有慢性肾病、心血管疾病或 65 岁以上患者的数据。在患者特征方面，提出不仅要关注缺血性心血管疾病，还要包括更广泛的受试者，如老年人群和可能更容易受到药物相关不良反应影响的慢性肾病患者。此外，FDA 强调申办人还应考虑安全数据收集的问题，如针对不良心血管事件，申办人应使用严格的方式进行有针对性的安全性评估和事件裁决。

3. 衰老及相关疾病

欧盟发布老年人药品开发考虑因素的文件

老年人通常会使用多种药物，因而面临较多用药相关问题。这些问题可能会导致依从性差、用药错误、患者或护理人员的生活质量降低等风险。针对老年人群的药物开发必须充分考虑老年人（尤其是体弱者）的需求。2020 年 10 月 15 日，欧洲药品管理局（EMA）发布了《老年人药物研发意见书》（*Reflection Paper on the Pharmaceutical Development of Medicines for Use in the Older Population*）[3]，并于

---

① U.S. Food and Drug Administration. Type 2 diabetes mellitus: evaluating the safety of new drugs for improving glycemic control guidance for industry [EB/OL]. （2020−03−10）[2021−3−25]. https://www.fda.gov/regulatory-information/search-fda-guidance-documents/type-2-diabetes-mellitus-evaluating-safety-new-drugs-improving-glycemic-control-guidance-industry.

② 患者—年暴露指数由接受治疗的患者数乘以接受治疗的年数得出，是一个理解药物安全性和长期疗效的重要指标。

③ European Medicines Agency. Reflection paper on the pharmaceutical development of medicines for use in the older population [EB/OL]. （2020−10−15）[2021−03−25]. https://www.ema.europa.eu/en/pharmaceutical-development-medicines-use-older-population.

中国临床医学研究发展报告

2021 年 5 月 1 日生效。

该文件敦促制药公司在开发药品时应考虑 65 岁及以上老年患者的身体状况和认知能力，考虑因素包括给药途径和剂型、给药频率、辅料、容器密封系统、器械和技术、产品信息页中的使用者说明等。EMA 鼓励采取以患者为中心的药物开发方法，在设计药物时尽可能考虑疾病类型、发病背景（Disease Setting）和患者需求，尤其是患有多种疾病和多重用药的老年人。为改善以患者为中心的方法，EMA 鼓励制药公司、设备制造商、学术界、医疗保健专业人员和患者组织开展跨学科合作研究。

该文件还强调：患者对药物的接受程度（自我给药的能力和意愿）是开发老年患者药物的重要考虑因素，并列出了一系列可能影响老年患者对药物接受程度的产品因素，包括给药途径（如口服、吸入、直肠、皮肤等）、剂型（如片剂、胶囊、口服液、注射剂、栓剂等）、给药部位（如手臂、脚、背部、腹部等）、外观（如产品尺寸、形状、颜色、标签等）、可吞咽性（如片剂大小、形状、包衣等）、适口性（Palatability，如味道、气味等）、给药频率、保质期和备药的容易程度等。药品研发人员可以通过多种方式来评估患者的接受程度，如临床试验数据、患者模拟研究、人为因素研究、市场经验和科学文献分析等。由于在老年患者群体中测试产品可接受程度的方法繁多，数据分散，因此 EMA 允许制药公司自行选择研究方法，但制药公司需要证明其方法的合理性，综合考虑依从性、给药策略、用药习惯等产生的潜在风险。

4. 罕见病

（1）美国 FDA 发布《罕见病基因治疗》指导意见

美国国立卫生研究院（NIH）的报告显示，美国共有近 7000 种罕见病，患者共计 2500 多万人。其中，约 80% 的罕见病是由单基因缺陷引起，大多数罕见病没有获批上市的治疗方法。2020 年 1 月 30 日，FDA 公布《罕见病基因治疗》（*Human Gene Therapy for Rare Diseases*）的指导意见[①]，对罕见病基因疗法相关产品的研发、临床前和临床试验设计提供了建议，旨在帮助申办人设计临床研发项目，重点考虑

---

① U.S. Food and Drug Administration. Human gene therapy for rare diseases [EB/OL].（2020-01-30）[2021-03-25]. https://www.fda.gov/regulatory-information/search-fda-guidance-documents/human-gene-therapy-rare-diseases.

试验规模及潜在的可行性、安全性和有效性等问题。

指导意见从研究人群、试验设计、剂量选择、安全注意事项、疗效终点、患者等方面强调临床试验需要考虑的因素。在研究人群方面，指导意见认为，人群的选择应考虑现有的临床前或临床数据，以确定研究对象的潜在风险和收益。在试验设计方面，指导意见认为，由于罕见病患者群体数量较少，建议尽可能从每个受试者身上收集更多的相关数据，如不良事件、疗效结果和生物标志物等。在疗效终点方面，指导意见认为，许多罕见病没有明确的疾病疗效终点，其基因治疗的终点选择应考虑疾病的病理生理学、疾病的进展等因素。

（2）美国 FDA 就建立罕见疾病临床试验网络公开征询意见

美国 FDA 于 2019 年 8 月推出"罕见病治愈加速器计划"（Rare Disease Cures Accelerator），以期在现有临床试验网络的基础上，建立通用的罕见病临床试验网络平台。为进一步推进罕见病临床试验网络的建设，FDA 于 2020 年 5 月 29 日就开放罕见病临床试验网络公开征询建议（FDA In Brief: FDA Requests Input on Rare Disease Clinical Trial Networks）[1]，以进一步推动罕见疾病药物研发进程。

FDA 呼吁利益相关方对全球临床试验网络启动、运营和维护的操作流程和目标提出建议，主要包括：①全球临床试验网络的近期（<3 年）和长期目标；②全球罕见病临床试验网络构建（如研究方案设计遵循何种流程或指导意见，采用何种标准程序进行试验等）；③研究者启动、实施和维持全球临床试验网络需具备的条件；④全球临床试验网络的治理模式（如各类管理机构的角色、职责和组成）；⑤潜在的改进机会和可进行内容补充的网络 [如儿童高级临床试验研究所网络（Institute for Advanced Clinical Trials for Children Network）、杜克临床研究所儿科试验网络（Duke Clinical Research Institute Pediatric Trial Network）等]；⑥启动、实施和维持全球临床试验网络需要的基础设施条件；⑦建立、扩展及长期维持网络运转所需的资金；⑧启动和推广全球临床试验网络的关键里程碑和相关时间点；⑨启动、运营和维护全球罕见病临床试验网络的潜在挑战。

---

① U.S. Food and Drug Administration. FDA In brief: FDA requests input on rare disease clinical trial networks [EB/OL].（2020−05−29）[2021−03−25]. https://www.fda.gov/news-events/fda-brief/fda-brief-fda-requests-input-rare-disease-clinical-trial-networks?utm_campaign=SBIA%3A%20Rare%20Disease%20Network&utm_medium=email&utm_source=Eloqua.

（三）技术／产品相关的临床研究政策与法规

基因和细胞治疗产品及计算机辅助设备是 2020 年欧美国家重点关注的新技术和新产品，本部分重点梳理了美国和欧盟针对新技术、新产品出台的相关指南和管理政策。

1. 基因和细胞治疗产品

（1）美国 FDA 更新《人类基因治疗产品给药后的长期随访》指导意见

基因疗法等新技术存在不确定性，如治疗效果持久性、基因插入的脱靶效应等，需要在接受治疗后对患者进行长期随访。美国 FDA 于 2020 年 1 月 30 日更新了指导意见《人类基因治疗产品给药后的长期随访》[①]（*Long Term Follow-up After Administration of Human Gene Therapy Products*），旨在为基因治疗（Gene Therapy，GT）产品的研发人员提供关于长期随访和观察性研究的建议，以便收集使用基因治疗产品后患者发生延迟不良事件的数据。

GT 产品的非临床研究旨在为临床研究提供支持性信息和安全性特征关键参数。对于 GT 临床试验中延迟风险评估的临床前数据，指导意见提出应考虑评估 GT 产品潜在的延迟风险标准、机体中的生物分布和持久性、整合／修饰宿主基因组等因素。指导意见还基于临床因素，对长期随访观察方案提出了建议，主要涉及长期随访观察的目标、临床试验人群、持续时间、要素、试验中的知情同意、整合载体（Integrating Vectors）的注意要点，以及设计基因编辑产品的注意事项等。在临床研究期间，接受基因治疗的受试者人数通常比较有限。因此，对于 GT 产品上市后的长期监测计划，指导意见建议申办人在生物制品许可申请（Biologics License Application，BLA）时提交研究方案、统计分析和预期完成计划。

（2）欧盟 EMA 修订《含有转基因细胞的药物质量、非临床和临床指导原则》

EMA 于 2020 年 12 月 17 日修订了《含有转基因细胞的药物质量、非临床和临床指导原则》（*Quality, Non-Clinical and Clinical Aspects of Medicinal Products*

---

① U.S. Food and Drug Administration. Long term follow-up after administration of human gene therapy products. [EB/OL]. （2020-01-28）[2021-03-25]. https://www.fda.gov/regulatory-information/search-fda-guidance-documents/long-term-follow-after-administration-human-gene-therapy-products.

Containing Genetically Modified Cells，简称《转基因细胞药物指导原则》）①，重点为转基因细胞治疗药物的质量、非临床和临床研究提出建议。《转基因细胞药物指导原则》于 2021 年 6 月 1 日起生效，将取代 2012 年版的指导原则。

在转基因细胞治疗药物的质量方面，《转基因细胞药物指导原则》阐述了目标细胞群体的基因改造和制造工艺，以及产生转基因细胞产品的具体要求。非临床部分概述了评估产品的概念验证和生物分布（Biodistribution）所需的非临床研究，其目的是为了确定潜在的毒性靶器官（Target Organs of Toxicity），并获得有关临床试验剂量选择的信息，以确定给药途径和给药计划。在临床研究方面，《转基因细胞药物指导原则》从一般注意事项、剂量选择、药效学、药代动力学、临床疗效、临床安全性及临床随访等方面提出了研究细胞本身和转基因药理学特性的要求，并进一步阐述了产品的安全性评价、随访原则和药物警戒要求。

（3）美国 FDA 发布《人类基因治疗新药申请研究的化学、制造和控制信息》指导意见

美国 FDA 于 2020 年 1 月 28 日发布《人类基因治疗新药申请研究的化学、制造和控制信息》[Chemistry, Manufacturing, and Control（CMC）Information for Human Gene Therapy Investigational New Drug Applications （INDs）]② 指导意见，取代了 2008 年 4 月发布的版本，旨在告知申办人如何提供完备的 CMC 信息，以确保在研基因治疗产品的安全性、均一性、质量、纯度和效力。

在制造和控制过程上，该指导意见提出了提交 CMC 信息的详细要求。对于原料药，从一般信息、原料药制造、原料药表征、原料药控制、参考标准或材料、容器封闭系统和稳定性等方面提出了建议；对于药品，从药品说明、药物开发、制造、辅料控制、药品控制、参考标准或材料、容器封闭系统和稳定性等方面提出了建议。其中，在药品控制上，建议对早期临床研究采用适当的分析方法来评估安全性（包括确保无异物、外源性物质和微生物污染的测试）等。

---

① European Medicines Agency. Quality, non-clinical and clinical aspects of medicinal products containing genetically modified cells [EB/OL]（2020-12-17）[2021-03-25]. https://www.ema.europa.eu/en/quality-non-clinical-clinical-aspects-medicinal-products-containing-genetically-modified-cells.

② U.S. Food and Drug Administration. Chemistry, manufacturing, and control （CMC） information for human gene therapy investigational new drug applications （INDs） [EB/OL].（2020-01-28）[2021-03-25]. https://www.fda.gov/regulatory-information/search-fda-guidance-documents/chemistry-manufacturing-and-control-cmc-information-human-gene-therapy-investigational-new-drug.

2. 计算机辅助设备

美国 FDA 发布《临床性能评估：放射图像和放射设备数据的计算机辅助检测设备的上市前［510（k）］申请注意事项》

随着计算机技术的高速发展，计算机辅助技术在医学影像学领域的应用快速发展，在提高诊断准确性和工作效率、减少漏诊等方面起到了极大的促进作用。美国 FDA 于 2020 年 1 月 1 日发布《临床性能评估：放射图像和放射设备数据的计算机辅助检测设备的上市前［510（k）］申请注意事项》（*Clinical Performance Assessment: Considerations for Computer-Assisted Detection Devices Applied to Radiology Images and Radiology Device Data in Premarket Notification（510（k））Submissions*）[①]，旨在为医疗设备制造商等利益相关方提供用于放射图像和放射设备数据（以下简称"放射学数据"）的计算机辅助检测（Computer-Assisted Detection，CADe）设备临床性能评估建议。其中，放射学数据包括超声波（Ultrasound）、射线照相术（Radiography）、磁共振成像（Magnetic Resonance Imaging，MRI）、计算机断层扫描（Computed Tomography，CT）、正电子发射断层扫描（Positron Emission Computed Tomography，PET）和数字化胶片图像等从患者检查中获得的影像学数据。

CADe 设备临床性能的有效评估需要良好的临床研究设计支撑。FDA 强调，合理的临床研究设计应包括以下方面：①研究人群（包括患病人群和正常人群）可准确代表预期的使用人群；②研究设计应避免混淆 CADe 效应，如阅读会话效应（Reading Session Effects）；③样本量足够证明设备性能；④在真实条件下测试设备以评估其实际性能；⑤数据集具有代表性；⑥临床试验受试者具有代表性；⑦选择的成像设备与当前的临床实践保持一致。在描述研究人群时，FDA 建议提供患者人口学统计数据、与 CADe 应用相关的患者病史、患者的疾病状况及放射检查的指征等具体信息。

---

① U.S. Food and Drug Administration. Clinical performance assessment: considerations for computer-assisted detection devices applied to radiology images and radiology device data in premarket notification（510（k））submissions [EB/OL].（2020−01−01）[2021−03−25]. https://www.fda.gov/regulatory-information/search-fda-guidance-documents/clinical-performance-assessment-considerations-computer-assisted-detection-devices-applied-radiology.

（四）新冠肺炎疫情相关政策文件

目前，新冠肺炎疫情正蔓延全球，导致许多临床试验受阻。临床医学研究正面临巨大的挑战，试验的申办方、研究者、受试者等参与方都存在面临隔离或交通受限的可能，甚至需要面对药物供给不及时等情况，这些因素都会影响临床试验进程，甚至可能威胁受试者的安全。为应对在疫情大流行情况下临床试验的开展、执行、变更、风险评估、监管机构沟通、监察和审计的变化等问题，EMA、FDA 等机构发布了一系列新冠肺炎疫情防控期间的特殊临床试验管理指南。

（1）美国 FDA 发布《FDA 关于在新冠肺炎公共卫生紧急状态期间开展医疗产品临床试验的指导意见》

针对制药行业、研究人员和机构审查委员会 / 伦理委员会，美国 FDA 于 2020 年 3 月 18 日发布《FDA 关于在新冠肺炎公共卫生紧急状态期间开展医疗产品临床试验的指导意见》（*FDA Guidance on Conduct of Clinical Trials of Medical Products During the COVID-19 Public Health Emergency*）[1]，旨在提供一般注意事项，帮助申办人在新冠肺炎疫情期间确保受试者的安全，维持药物临床试验质量管理的合规性，并尽可能降低疫情对试验完整性的影响。

根据临床试验所处不同阶段，FDA 提出以下应对意见。①正在进行的临床试验：首先强调要重点关注对试验受试者安全的潜在影响，并相应修改研究方案；当受试者可能无法前往试验机构进行访视时，申办人应考虑是否可以实施替代性安全评估的方法；替代流程的实施应尽可能与试验方案保持一致，申办人和临床研究者应记录实施所有应急措施的原因；当出现研究访视时间表变更、访视缺失或受试者终止试验等情况时，应在病例报告表中注明缺失数据的具体信息；关于有效性的评估，建议在可行的情况下就修订有效性终点数据收集的试验方案与有关审查部门进行协商。②一般情况下，如果适用试验的政策和程序尚未落实：建议申办人、研究者和机构审查委员会（Institutional Review Board，IRB）考虑制定和实施政策和规程，或者修改现有的政策和规程，以保护受试者并保障临床研究的实施。政策和规程的

---

① U.S. Food and Drug Administration. FDA guidance on conduct of clinical trials of medical products during the COVID-19 public health emergency [EB/OL]. （2020-03-18） [2021-01-05]. https://www.fda.gov/regulatory-information/search-fda-guidance-documents/fda-guidance-conduct-clinical-trials-medical-products-during-covid-19-public-health-emergency.

变更有助于解决知情同意程序、研究访视和程序、数据收集、研究监察、不良事件报告等方面产生变化的影响。③对于所有受新冠肺炎公共卫生紧急状态影响的试验：建议申办者在临床研究报告中描述在研究中断期间实施的应急措施，申办人、研究者和 IRB/ 独立伦理委员会（Independent Ethics Committee，IEC）应尽最大努力确保受试者的安全和研究数据的完整性。

（2）美国 FDA 发布《新冠肺炎突发公共卫生事件期间临床试验的统计学考虑要点》

美国 FDA 于 2020 年 6 月 16 日发布行业指导意见《新冠肺炎突发公共卫生事件期间临床试验的统计学考虑要点》（*Statistical Considerations for Clinical Trials During the COVID-19 Public Health Emergency*）[①]，建议申办方应借助统计学工具，做到数据应收尽收，维持试验完整性，减轻新冠肺炎公共卫生紧急状态对临床试验的影响，把损失降到最低。

为确保能够客观、准确地解读临床试验结果，避免不确定性量化的发生，指导意见阐述了统计学变更的考虑要点。在试验的完整性上，建议申办人应前瞻性地做好计划，以应对新冠肺炎大流行对试验目标完成能力的影响。对于影响主要或关键次要终点的变更，应以方案修订或器械临床研究豁免（Investigational Device Exemption，IDE）补充申请的形式提交。

在试验缓解（Trial Mitigation）与分析策略上，为解决新冠肺炎对临床试验主要与关键次要终点的影响，FDA 提供了以下几个设计和分析策略的考虑因素：①在受试者层面采集的具体信息，包括与新冠肺炎相关的基线后事件（Post-Baseline Events）背景；②样本量小于预期对统计的影响；③提前停止试验或在试验中增加临时分析可能会影响到的统计推断（如 P 值、置信区间）；④申办者可以考虑通过增加样本量、延长随访时间、进行敏感性分析来减少新冠肺炎带来的信息损失；⑤申办者应考虑如何分析因新冠肺炎错过或终止试验的参与者数据；⑥可能需要对试验终点的定义进行修改，以解决新冠肺炎对试验完整性的影响。

（3）美国 FDA 发布《新冠肺炎疫苗紧急使用授权（EUA）指导意见》

美国 FDA 于 2020 年 10 月 6 日发布《新冠肺炎疫苗紧急使用授权（EUA）指导

---

① U.S. Food and Drug Administration. Statistical considerations for clinical trials during the COVID-19 public health emergency [EB/OL]. （2020-06-16）[2021-01-05]. https://www.fda.gov/regulatory-information/search-fda-guidance-documents/statistical-considerations-clinical-trials-during-covid-19-public-health-emergency-guidance-industry.

意见》（*Emergency Use Authorization for Vaccines to Prevent COVID-19*）[①]，阐述了紧急使用授权的法定标准，并对 EUA 要求的监管、化学、制造和控制（CMC），以及安全性和有效性信息提出建议。

对于发放新冠肺炎疫苗 EUA 的标准，FDA 强调需要考虑目标人群、产品特征、产品的临床前和临床研究数据，以及与产品相关的所有科学证据。同时，FDA 建议获得 EUA 授权之后，申办者应继续采集安慰剂对照数据，还应尽量提交生物制品许可申请（BLA）。为评估临床研究的有效性和安全性，FDA 建议新冠肺炎疫苗研究者在提交 EUA 申请时应包括 I 期和 II 期的临床安全数据，尤其是严重不良事件和重症患者的信息；III 期临床研究数据应包括完成疫苗接种至少 2 个月后的随访研究，以及足够数量受试者的局部和全身不良反应信息，并建议在安慰剂组中至少招募 5 例重症患者，以解决对接种疫苗导致加重呼吸道疾病的担忧。

（4）美国 FDA 发布《用于治疗和预防新冠肺炎的药物与生物制品开发指导意见》

美国 FDA 于 2020 年 5 月 11 日发布《用于治疗和预防新冠肺炎的药物与生物制品开发指导意见》（*COVID-19: Developing Drugs and Biological Products for Treatment or Prevention*）[②]，指导意见针对用于治疗或预防新冠肺炎药物和生物制品的安全性和有效性研究，为 II 期、III 期临床试验的试验设计提供建议。

指导意见主要关注了研究人群、试验设计、有效性终点、安全性和统计对治疗性临床试验和预防性临床试验的影响。在样本选取方面，指导意见从适合评估的门诊患者、住院患者或需要辅助呼吸的患者等方面对申报者提出一些建议；对于治疗性试验，建议申办方对登记人群的严重程度进行分类；临床试验应包括并发症患者和高风险人群，如癌症、慢性肾病、慢性阻塞性肺病、心血管疾病等患者。对于治疗新冠肺炎药物的试验设计和实施，FDA 强烈建议申办方开展随机、安慰剂控制、双盲的试验。另外，申办方应考虑药物与新冠肺炎疫苗的相互作用。

关于疗效终点，指导意见提出终点的选择、时间范围和结果解释可能因试验中评估的人群而异，并列举了一些重要临床结果测量指标的示例。病毒学数据的收集

---

① U.S. Food and Drug Administration. Emergency use authorization for vaccines to prevent COVID-19 [EB/OL].（2020-10-06）[2021-01-05]. https://www.fda.gov/regulatory-information/search-fda-guidance-documents/emergency-use-authorization-vaccines-prevent-covid-19.

② U.S. Food and Drug Administration. COVID-19: developing drugs and biological products for treatment or prevention [EB/OL].（2020-05-11）[2021-03-05]. https://www.fda.gov/regulatory-information/search-fda-guidance-documents/covid-19-developing-drugs-and-biological-products-treatment-or-prevention.

和病毒耐药性的评估是新冠肺炎药物开发的重要组成部分。指导意见认为，在Ⅱ期治疗试验中，病毒学检测结果可作为支持进展到Ⅲ期临床试验的主要终点。然而，病毒学检测不适合作为Ⅲ期临床试验的主要终点，因为病毒载量降低的幅度和所需时间与患者感觉、功能或生存等临床特征之间没有明确联系。

（5）EMA 等机构发布《新冠肺炎大流行期间临床试验管理指导意见》

欧盟委员会、欧洲药品管理局（EMA）和药品局总部（HMA）于 2020 年 3 月 20 日发布《新冠肺炎大流行期间临床试验管理指导意见》（*Guidance on the Management of Clinical Trials during the COVID-19（Coronavirus） pandemic*）[①]。指导意见就如何在疫情大流行情况下对临床试验的开展、执行、变更、风险评估，以及与监管机构的沟通、监察和审计的变化等情况提出较为具体的建议，旨在为疫情流行期间参与临床试验的各方提供指导，并向各成员国发出支持新冠肺炎新疗法研究跨国临床试验方案的倡议。

对正在进行的临床试验，指导意见建议：①将随访改为电话或视频形式，或者推迟、取消随访；②在试验机构暂停部分甚至所有试验；③暂停或延缓新受试者的招募；④延长试验期限；⑤推迟试验；⑥关闭试验机构并转移受试者；⑦将受试者安排在其他具备资质的实验室进行检查等。当医生随访减少或延迟时，研究者可以通过替代性方法（如电话等）继续从受试者处收集不良反应信息。指导意见强调，对于调整临床试验的所有决定，均应基于申办者的风险评估（ICH GCP 第 5.0 节）。申办者应优先采取可以保障受试者安全和数据有效性的措施，在二者冲突的情况下，始终以受试者的安全为重。指导意见还强调，风险评估应持续开展并记录，申办人在进行风险评估时应考虑临床试验中关键目标的优先级，以及如何实现这些目标。

二、国内临床医学研究的政策和法规

近年来，我国高度重视临床医学研究的规范化、标准化建设，不断出台相应的政策法规，为强化临床医学研究的监督管理、保障临床医学研究质量和受试者权益

① European Medicines Agency. Guidance on the management of clinical trials during the COVID-19（coronavirus） pandemic [EB/OL].（2020-03-20）[2021-03-05]. https://www.ema.europa.eu/en/news/guidance-sponsors-how-manage-clinical-trials-during-covid-19-pandemic.

发挥了积极作用。2020 年，我国围绕健康促进、药品与疫苗的研发和管理、临床试验设计与实施、重大疾病相关临床研究发布了一系列法律法规、指导意见和行业指南。

（一）与临床研究相关的政策与法规

2020 年，我国出台了一系列临床研究相关法律法规和政策文件，十三届全国人大常委会第二十二次会议表决通过《生物安全法》，多部门修订了药物、医疗器械的临床管理规范，为规范临床研究，促进医药技术与产品研发的创新发展提供了重要保障。

1. 法律法规

本节整理了我国在 2020 年发布的临床医学研究相关法律法规、管理条例、指南等政策文件，主要包括《药物临床试验质量管理规范》《药物临床试验期间安全信息评估与管理规范（试行）》《药物警戒质量管理规范（征求意见稿）》《医疗器械拓展性临床试验管理规定（试行）》等。

十三届全国人大常委会第二十二次会议通过《生物安全法》

2020 年 10 月 17 日，十三届全国人大常委会第二十二次会议表决通过《中华人民共和国生物安全法》（简称《生物安全法》），自 2021 年 4 月 15 日起正式施行。《生物安全法》共 10 章 88 条，覆盖生物安全风险防控体系，包括防控重大新发突发传染病、动植物疫情；生物技术研究、开发与应用安全；病原微生物实验室生物安全；人类遗传资源与生物资源安全；防范生物恐怖与生物武器威胁；生物安全能力建设等内容。

《生物安全法》是我国生物安全领域的基础性、综合性、系统性、统领性法律，有助于从法律层面解决我国生物安全管理领域存在的问题。在实践中确立了以《生物安全法》为核心，由生物安全相关各领域法律、行政法规、部门规章、技术标准体系等组成的建制较完备的生物安全防控体系。《生物安全法》提出了涉及相关研究国家层面的统一标准，要求生物医学新技术临床研究应当在通过伦理审查，并具备相应条件的医疗机构内进行；人体临床研究操作应当由符合相应条件的卫生专业技术人员执行；为了相关药品和医疗器械在我国上市许可，利用我国人类遗传资源开展国际合作临床试验，不涉及人类遗传资源出境的，不需要审批；在开展临床试验前应当将拟使用的人类遗传资源种类、数量及用途向国务院科学技术主管部门备案。

对于临床医学研究机构而言，《生物安全法》将成为除《药品生产质量管理规范》（*Good Manufacture Practice of Medical Products*，GMP）、《药物临床试验质量管理规范》（*Good Clinical Practice*，GCP）等已有常规标准外，同样需要严格遵守的法律规定。政府主管部门将细化监管体系，通过设立飞行检查部门等措施，强化与生物安全相关的合规性建设。

2. 管理规范

（1）药监局和卫生健康委修订《药物临床试验质量管理规范》

药监局和卫生健康委组织修订并于 2020 年 4 月 23 日发布《药物临床试验质量管理规范》（简称《GCP 指南》），自 2020 年 7 月 1 日起施行。《GCP 指南》适用于以申请药品注册为目标的临床试验。《GCP 指南》既是研发单位在药物临床试验全过程中必须遵循的技术要求，也是药品监督管理部门、卫生健康主管部门行使职能的主要依据。

随着我国药品研发的快速发展和药品审评审批制度的深化改革，原国家食品药品监督管理局[①]2003 年发布施行的《药物临床试验质量管理规范》（原局令第 3 号）中的一些条例已需要更新：药物临床试验领域新概念的产生和新技术的应用，如基于风险的质量管理、电子数据等，尚未纳入《GCP 指南》；近年药物临床试验数据核查中普遍存在的问题，如申办者、研究者、伦理委员会等各方的责任划分不清晰，试验操作不规范，受试者的权益和安全保障不足，需要更明确和细化的要求；国家药品监管部门将人用药品注册技术管理国际协调会（ICH）吸纳为第 8 个监管机构成员，但是原《GCP 指南》与 ICH、GCP 指导原则存在较大差异，应当遵循相关指导原则对原《GCP 指南》做出修改和增补，以适应药品监管工作的需要。

新《GCP 指南》在总体框架和章节内容上做出了大幅的调整和增补，字数由 9000 余字增加到 24 000 余字，章节由原来的 13 章 70 条调整为 9 章 83 条；从参与方责任、弱势受试者保护、药物临床试验质量管理、信息报告、数据和样本管理等多个方面对原 GCP 进行了更新和完善。

新《GCP 指南》对临床质量和伦理管理、受试者保护、数据信息使用等方面提

---

① 2013 年，"国家食品药品监督管理局"改名为"国家食品药品监督管理总局"；2018 年 3 月，不再保留"国家食品药品监督管理总局"，并组建药监局。

出了明确要求，包括：①细化明确参与方责任。《GCP 指南》将伦理委员会作为单独章节，明确其组成和运行、伦理审查、程序文件等要求；明确申办者是临床试验数据质量和可靠性的最终责任人；合同研究组织（Contract Research Organization）应当实施质量保证和质量控制；研究者具有临床试验分工授权及监督职责；临床试验机构应当设立相应的内部管理部门。②强化受试者保护。伦理委员会应当特别关注弱势受试者，受理并处理受试者的相关诉求；申办者制定方案时需要明确保护受试者，监察计划制定应强调保护受试者权益；研究者应当关注受试者的其他疾病及合并用药。③建立质量管理体系。申办者应当建立临床试验的质量管理体系，开展基于风险评估的监察；研究者应当监管所有研究人员，并实施临床试验质量管理，确保源数据真实可靠。④优化安全性信息报告。明确了研究者、申办者在临床试验期间安全性信息报告的标准、路径及要求；研究者应向申办者报告所有严重不良事件；伦理委员会要求研究者及时报告所有可疑且非预期严重不良反应（Suspected Unexpected Serious Adverse Reaction，SUSAR）；申办者对收集到的各类安全性信息进行分析评估，将可疑且非预期严重不良反应快速报告给所有参加临床试验的相关方。⑤规范新技术的应用。电子数据管理系统应当通过可靠的系统验证；临床试验机构的计算机化系统应当具有完善的权限管理和稽查轨迹。⑥参考国际临床监管经验。临床试验的实施应当遵守利益冲突回避原则；生物等效性试验的临床试验用药品应当进行抽样、保存等；病史记录中应该记录受试者知情同意的具体时间和人员信息。⑦体现卫生健康主管部门医疗管理的要求。

加入 ICH 后，我国加速推进药物创新和改善医疗服务，强化布局受试者保护、试验各方职责、质量体系、医疗保障、合规性要求等重点领域，进一步推动药物注册的全球化发展。

（2）药监局药审中心发布两个临床试验期间安全信息报告规范

药监局药品审评中心（简称药审中心）于 2020 年 7 月 1 日发布并实施《药物临床试验期间安全信息评估与管理规范（试行）》（简称《安全信息规范》）和《研发期间安全性更新报告管理规范（试行）》（简称《DSUR 规范》），旨在落实药物临床试验期间申请人在安全信息报告及风险管理中的主体责任，做好药物临床试验期间安全信息评估与管理工作。《安全信息规范》提出要建立药物警戒体系与制度，开展风险监测、识别、评估和控制，及时发现存在的安全性问题及风险，主动采取必要的风险管理措施，如调整临床试验方案、主动暂停或者终止临床试验等。评估安全性风险管理措施的有效性，确保受试者风险最小化，切实保护好受试者安全。对于药物临床试验过程中出现的安全性风险相关问题，申办者应及时将相关风险及管理信息报告药品监督管理部门。

根据《药品管理法》《药品注册管理办法》《药物临床试验质量管理规范》，《安全信息规范》落实了申办者在临床试验期间的风险管理问题，要求：①建立药物警戒体系与制度；②开展风险监测、识别、评估和控制，主动采取必要的风险控制措施；③评估安全性风险管理措施的有效性；④及时向药品监督管理部门报告风险与管理信息。临床试验期间，申办者应通过药物警戒电子传输系统及时提交可疑且非预期严重不良反应个例报告，通过药审中心网站按时提交研发期间安全性更新报告（Development Safety Update Report，DSUR）、其他潜在的严重安全性风险信息报告。

《DSUR规范》对《安全信息规范》有所补充，要求药品注册申办者应按照国际人用药品注册技术协调会（ICH）E2F《研发期间安全性更新报告》的要求准备、撰写和提交DSUR，并对DSUR的内容、质量和提交时间承担主体责任。药审中心发布的两个安全信息报告规范，进一步明确了药物临床试验期间风险控制的要求，为临床试验申办者提供详尽和操作性强的指导。

（3）药监局综合司发布《药物警戒质量管理规范（征求意见稿）》

药监局综合司于2020年12月3日发布《药物警戒质量管理规范（征求意见稿）》（简称《规范》），并公开征求意见，旨在规范药品上市许可持有人药物警戒主体责任。《规范》（2021年第65号公告）于2021年5月7日正式签发，将于2021年12月1日起施行。

《规范》是《药品管理法》修订后颁布的首个药物警戒的配套文件，体现了药品全生命周期管理的理念，明确了持有人和申办者的药物警戒主体责任，针对以下内容提出了新要求：①药物警戒体系建设；②药品不良反应报告范围和时限；③药品安全性更新报告；④信号检测和药品上市后安全性研究；⑤药物警戒计划和风险沟通；⑥根据药品特点开展不同的药物警戒活动。

《规范》以《药品管理法》为依据，全面落实持有人药物警戒主体责任，规范警戒活动并提高质量；以新形势为契机，接轨国际成熟经验和ICH相关要求，促进制药企业国际化发展；以国情为出发点，兼顾制药行业不均衡发展现状，稳步推进药物警诚制度落实。

（4）药监局、卫生健康委发布《医疗器械拓展性临床试验管理规定（试行）》

药监局会同卫生健康委于 2020 年 3 月 14 日发布《医疗器械拓展性临床试验管理规定（试行）》（简称《管理规定》），对医疗器械拓展性临床试验的受试者范围、试验设计、登记注册、数据管理等提出明确要求。

医疗器械拓展性临床试验是指对于患有危及生命且尚无有效治疗手段的疾病的患者，可在临床试验机构内使用尚未批准上市的医疗器械的活动和过程。基于已有临床试验和初步观察结果，在拓展性临床试验中使用新型医疗器械，可能使患者获益。

《管理规定》对医疗器械拓展性临床试验的各方面提出细化规定。在临床试验范围方面，用于拓展性临床试验的医疗器械，其使用方法应当与在研或已结束的临床试验一致，其适用范围不应超出在研或已结束临床试验的适用范围。在临床试验设计方面，考虑到拓展性临床试验的特殊性和紧急性，临床试验机构内符合《管理规定》要求的患者、申办者、研究者均可提出拓展性临床试验申请。在协议签订方面，为了保障受试者权益，明示拓展性临床试验的风险和受益，开展临床试验前，受试者、研究者、申办者和临床试验机构应当签订四方协议，明确各方的权利、义务和责任。在备案方式方面，开展临床试验前，申办者应当向所在地的省（区、市）药品监督管理部门备案，医疗器械临床试验机构应当定期向所在地的卫生健康行政部门报告。在《医疗器械临床试验备案表》的"试验名称"一栏中，应当标明拓展性临床试验所对应的临床试验名称，并注明"拓展性临床试验"。在数据提交方面，医疗器械注册申报或者补充资料时，医疗器械注册申办者可以按照审评要求提交医疗器械拓展性临床试验数据。

《管理规定》落实了《关于深化审评审批制度改革鼓励药品医疗器械创新的意见》的改革方向，对医疗器械拓展性临床试验的启动条件、实施过程、备案管理等进行了规定，强调了受试者的权利保护，明确了这一特殊临床试验的管理要点。

3. 指导原则

（1）临床试验设计

药监局药审中心发布多个临床试验统计学相关指导原则

药监局药审中心于 2020 年 12 月连续发布多个与临床试验统计学相关的指导原则，具体包括《药物临床试验富集策略与设计指导原则（试行）》《药物临床试验亚组分析指导原则（试行）》《药物临床试验协变量校正指导原则》《药物临床试验多重性问题指导原则（试行）》，旨在应用统计学原理从临床试验的相关因素方面来提高试验质量，保证试验结果的科学性和真实性。

富集是指在临床试验中根据受试者的特征（如人口学、病理生理学、组织学、基因组和蛋白质组学等），前瞻性地精准定义在试验药物中获益最大的目标人群。为了促进临床试验各相关方正确认识富集策略设计的原理与方法，指导富集策略的规范应用并达到提高临床试验效率的目的。《药物临床试验富集策略与设计指导原则（试行）》详细阐述了常用富集策略设计的原理与方法，以及各类策略的优缺点，并从实际应用和监管角度说明需要考虑的关键问题。

参与临床试验的患者因遗传学、合并用药等因素的影响，往往具有不同程度的异质性，从而导致不同患者使用试验药物后产生不同疗效。临床试验设计中可将具有不同特征的患者分组，探索不同患者人群之间的疗效差异，同时也评估新疗法的收益与风险。《药物临床试验亚组分析指导原则（试行）》将帮助申办者进一步探索药物临床试验中不同特征患者的疗效和安全性差异，评估不同亚组的收益与风险，为申办者在药物临床试验中亚组的设计、实施和评价方面提供指导性建议，明确亚组的定义、亚组分析的类型等内容。

随机对照临床试验中存在的各类协变量，如果在试验设计中不进行有效控制，或在统计分析时不进行合理校正，则可能降低检验效能，或使疗效估计产生偏倚。《药物临床试验协变量校正指导原则》详细阐述了试验设计中协变量的校正、统计、分析等方法，旨在阐明确证性随机对照临床试验中协变量的处理原则，为试验设计、统计分析、临床试验报告中重要协变量的处理和解读提供了建议。

临床试验中普遍存在多重性问题，即一项完整的研究中，需要不止一次统计推断（多重检验）对研究结论做出决策，如多组间比较等。对于确证性临床试验，将总 I 类错误率[①]（Family-Wise Error Rate，FWER）控制在合理水平是统计学的基本准则，但多重性问题可能导致 FWER 膨胀。《药物临床试验多重性问题指导原则（试行）》主要阐述了常见的多重性问题及相应的决策策略，介绍了常用的多重性调整

---

① I 类错误是指原假设（或称无效假设）正确但检验结果拒绝了原假设的错误，相当于把实际上无效的药物经统计推断得出有效结论的错误，其概率需控制在某一水平，该水平称为检验水准，或称显著性水准。总 I 类错误率是指在同一试验所关注的多个假设检验中，至少一个真的原假设被拒绝的概率，而无论多次检验中哪个或哪些原假设为真。

和分析方法，旨在为确证性药物临床试验中的 FWER 控制提供指导意见。

（2）医疗数据管理

1）药监局药审中心发布《药物临床试验数据监查委员会指导原则（试行）》

药监局药审中心于 2020 年 9 月 21 日发布《药物临床试验数据监查委员会指导原则（试行）》（简称《临床试验数据原则》），旨在支持以药品注册上市为目的的关键性临床试验，同时也为以非注册为目的的临床试验提供参考。

随着我国新药临床试验的不断发展，数据监查委员会（Data Monitoring Committee, DMC）在试验中扮演越来越重要的角色。DMC 通常由独立并且具有相关专业知识和经验的专家组成，负责定期审阅一项或多项在研的临床试验的累计数据，以保证临床试验中受试者的安全、继续试验的合理性和科学价值。《临床试验数据原则》主要阐述了 DMC 在临床试验中的职责、任务、组成，以及 DMC 运行过程中的操作规范。

在 DMC 的职责和任务上，《临床试验数据原则》指出，临床试验设立的 DMC 主要履行安全性监察、有效性监察、试验操作质量监察等职责。DMC 可以利用临床试验过程中收集的有效性和安全性数据，依照预先制定的方案执行风险—收益评估，为申办者提供建议。在 DMC 成员组成上，在确定 DMC 成员时应注意 DMC 成员的独立性及应规避的利益冲突。在 DMC 操作规范上，详细阐述了 DMC 章程的制定、DMC 会议、DMC 提出的建议及会议记录等方面的要求。《临床试验数据原则》还对 DMC 运作中的统计学考虑予以建议，详细说明了期中分析计划的制定及关注要点，项目统计师、独立的统计团队和 DMC 专家在 DMC 统计工作中应履行不同职责。为确保研究项目的规范和科学进行，《临床试验数据原则》要求 DMC 了解各相关方在试验中所扮演的角色和职能，以便在保证试验完整性的基础上进行充分的交流和互动。

新修订的《药物临床试验质量管理规范》支持临床试验申办者建立独立的 DMC，进而定期评价临床试验的进展情况，在新修订的《药物临床试验质量管理规范》框架下，《临床试验数据原则》的发布对确保 DMC 的规范运作和顺利实施至关重要。

2）药监局发布《药物临床试验必备文件保存指导原则》

根据《药品管理法》《疫苗管理法》《药物临床试验质量管理规范》等相关法规要求，药监局于 2020 年 6 月 3 日发布《药物临床试验必备文件保存指导原则》（简称《文件保存指导原则》），自 2020 年 7 月 1 日起实施。

药物临床试验必备文件是确认临床试验结果真实性和收集数据完整性的重要依据，是研究机构和临床试验机构自查、申办者监察稽查、药监部门检查的重要内容，应当遵照新版 GCP 的要求。新版 GCP 中增加了"必备文件管理"一章，对临床试验中必备文件的保存主体、期限、场所等进行了简要规定。《文件保存指导原则》进一步明确了必备文件的保存要求，以表格的方式针对临床试验准备阶段、临床试验进行阶段、临床试验完成后阶段，分别列举了所需的必备文件及其证明目的，并标明每一必备文件的保存主体（研究者／临床试验机构、申办者）。

3）药监局发布《真实世界证据支持药物研发与审评的指导原则（试行）》

药监局于 2020 年 1 月 3 日发布《真实世界证据支持药物研发与审评的指导原则（试行）》（简称《真实世界证据指导原则》），旨在厘清药物研发和监管决策中真实世界证据的相关定义，指导真实世界数据收集及适用性评估，明确真实世界证据在药物监管决策中的地位和适用范围，探究真实世界证据的评价原则，为工业界和监管部门利用真实世界证据支持药物监管决策提供参考意见。

《真实世界证据指导原则》首先明确了真实世界数据、真实世界证据和真实世界研究（RWS）的概念。真实世界证据用于支持药物监管决策，涵盖上市前临床研发及上市后再评价等多个环节，包括为新药注册上市提供有效性和安全性证据、为已上市药物的说明书变更提供证据、为药物上市后再评价提供证据等。真实世界证据还可以用于指导临床研究设计与精准定位目标人群等。在儿童用药等领域，利用真实世界证据支持适应证人群的扩大也是药物监管决策可能适用的情形之一。面对疾病谱的变化和环境污染，以及化学药品毒副作用、耐药性的影响，中医药被寄希望于发挥特色优势，《真实世界证据指导原则》提出对于名老中医经验方、中药医疗机构制剂等已有的人用经验药物的临床研发，在处方固定、生产工艺路线基本成型的基础上，可尝试将真实世界研究与随机临床试验相结合，探索临床研发的新路径。

《真实世界证据指导原则》是我国政府层面发布的第一个指导利用真实世界证据支持药物研发与评价的文件，被业内认为是我国新药开发评审的"里程碑"。这意味着真实世界证据作为药物监管决策参考指标，为新药注册上市提供助力。例如，针对某些缺乏有效治疗措施的罕见病和危及生命的重大疾病，或者中药创新药的研制，根据真实世界研究获得的药物效果和安全性信息，为新药注册上市提供支持性证据。

4）药监局发布《真实世界数据用于医疗器械临床评价技术指导原则（试行）》

药监局于 2020 年 11 月 24 日发布《真实世界数据用于医疗器械临床评价技术指导原则（试行）》（简称《真实世界数据指导原则》），进一步规范和合理引导真实世界数据在医疗器械临床评价中的应用，为申办者使用医疗器械真实世界数据申报注册及监管部门对该类临床数据的技术审评提供技术指导。《真实世界数据指导原则》包括 5 个部分，就真实世界数据应用于医疗器械临床评价提出总领性、原则性、前瞻性要求，主要内容包括概述、常见真实世界数据来源、真实世界数据质量评价、真实世界研究设计常见类型及统计分析方法、可考虑将真实世界证据用于医疗器械临床评价的常见情形。

对于"真实世界数据"的范畴，《真实世界数据指导原则》结合国际医疗器械监管机构论坛（International Medical Device Regulators Forum，IMDRF）临床评价工作组草案文件中关于"上市后随访研究"的描述，将其定义为"传统临床试验以外的，从多种来源收集的各种与患者健康状况和 / 或常规诊疗及保健有关的数据"。关于真实世界数据的质量评价，从相关性和可靠性两个方面对数据质量提出要求，从代表性、完整性、准确性、真实性、一致性、可重复性 6 个方面提出数据质量评价的具体考虑要素，提高质量评价的可操作性。关于真实世界数据在医疗器械临床评价中的使用，明确真实世界数据可用于医疗器械全生命周期临床评价，包括上市前临床评价及上市后临床评价，并从不同维度，梳理总结了真实世界数据用于医疗器械临床评价的 11 种常见情形。

（3）药品审评审批

1）药监局药审中心发布《境外已上市境内未上市药品临床技术要求》

药监局药审中心于 2020 年 10 月 9 日发布《境外已上市境内未上市药品临床技术要求》，主要适用于境外已上市的原研化学药品和治疗用生物制品，及境内外化学药品仿制药。上述药品应遵循临床评价的基本逻辑，在充分评价中国患者临床需求、境外原研药品临床安全性和有效性、种族影响因素的基础上，基于中国患者风险—收益的评估，确定其在境内上市的临床试验要求。

在临床评价的基本逻辑方面，新药评审应根据其临床需求，基于研究数据进行有效性和安全性评价和种族敏感性分析，最终得到收益和风险评估结果。在临床需求方面，应进行流行病学现状、严重程度、预后等研究，充分阐明我国现有治疗手段及其局限性，将新疗法与现有治疗手段进行比较分析，评估中国患者的临床需求程度。在安全性和有效性评价方面，需要明确标注临床试验数据、上市后临床数据等数据来源，由监管机构动态评估境外临床试验的数据质量，判断数据是否符合GCP要求，是否具有真实性、准确性、完整性和可溯源性。在种族敏感性分析方面，在总体人群收益大于风险的基础上，遵循ICH E5《引入海外临床数据时要考虑人种因素》指导原则，重点关注中国患者人群与境外人群药代动力学/药效动力学（PK/PD）差异可能带来的安全性和有效性影响。

境外已上市药品的境内上市或仿制，是解决我国患者对临床迫切需求药物可获得性和可及性的重要手段。该技术要求依据《药品注册管理办法》及其配套文件，明确了此类药物临床研究和评价的相关事项，为加快其研发上市进程、加强科学监管提供了技术参考。

2）药监局发布《药品附条件批准上市技术指导原则（试行）》

药监局药审中心于2020年11月19日发布并实施《药品附条件批准上市技术指导原则（试行）》（简称《批准上市技术指导原则》），鼓励以临床价值为导向的药物创新，加快具有突出临床价值的急需药品上市。

《批准上市技术指导原则》提出了批准上市的定义，指用于严重危及生命且尚无有效治疗手段的疾病、公共卫生方面急需的药品，现有临床研究资料尚未满足常规上市注册的全部要求，但已有临床试验数据显示疗效并能预测其临床价值，在规定申请人必须履行特定条件的情况下基于替代终点、中间临床终点或早期临床试验数据而批准上市。例如，应对重大突发公共卫生事件急需的疫苗或者卫生健康委认定的其他急需疫苗，可基于Ⅲ期临床试验的期中分析数据，在获益大于风险的前提下，可附条件批准上市。《批准上市技术指导原则》对附条件批准上市的技术要求、所附条件及上市后的要求等都做了详尽的规定和描述。

附条件批准上市的目的是缩短药物临床试验的研发时间，使其尽早应用于无法继续等待的危重疾病患者或应对公共卫生紧急事件。《批准上市技术指导原则》的发布为研发企业提供利好信息，也是对我国药品注册制度的进一步完善。

（二）与疾病相关的临床研究政策与法规

本节遴选了卫生健康委、药监局等机构发布的与重大疾病临床研究相关的政策文件，涉及肿瘤、眼科疾病、儿科疾病、感染性疾病、脂代谢疾病等领域。

1. 肿瘤

（1）卫生健康委发布《抗肿瘤药物临床应用管理办法（试行）》和《新型抗肿瘤药物临床应用指导原则（2020 年版）》

卫生健康委分别于 2020 年 12 月 22 日和 12 月 30 日发布《抗肿瘤药物临床应用管理办法（试行）》（简称《办法》）和《新型抗肿瘤药物临床应用指导原则（2020 年版）》（简称《抗肿瘤药物指导原则》），旨在加强医疗机构抗肿瘤药物的临床应用管理，提高抗肿瘤药物的临床应用水平，保障医疗质量和患者安全。

《办法》关注化学治疗药物、分子靶向治疗药物、免疫治疗药物、内分泌治疗药物等抗肿瘤药物，能够通过细胞杀伤、免疫调控、内分泌调节等途径，在细胞、分子水平进行作用，达到抑制肿瘤生长或消除肿瘤的药物。《办法》对抗肿瘤药物的遴选、采购、储存、处方、调配、临床应用和评价等，进行全过程管理。针对当前肿瘤用药情况，提出以下规定：①实行药物分级管理，根据安全性、可及性、经济性等因素，将抗肿瘤药物分为限制使用级和普通使用级；②强调药物的循证使用，应当根据组织、细胞学、分子病理诊断结果，以及基因靶点检测结果等，在确认患者适用性后开具抗肿瘤药物；③重视药物治疗方案的规范制订，首次明确抗肿瘤药物治疗方案应当由肿瘤诊疗能力强的医疗机构或省级卫生健康行政部门按照相应标准和程序遴选的其他医疗机构制订并实施，鼓励由三级医疗机构制订并实施首次抗肿瘤药物治疗方案；④明确监管措施，各级卫生健康行政部门应当将医疗机构抗肿瘤药物临床应用情况纳入医疗机构考核指标体系，将抗肿瘤药物临床应用情况作为医疗机构合理用药评价考核重要内容，将抗肿瘤药物处方点评和用药医嘱审核结果纳入医师定期考核、临床科室和医务人员业务考核。

《抗肿瘤药物指导原则》在 2019 年版本的基础上，结合 2020 年新上市抗肿瘤药物的临床应用进行了修改和完善，进一步划分肿瘤病种（例如，将"皮肤及软组织肿瘤"划分为"皮肤肿瘤"和"骨与软组织肿瘤"两部分），新增"免疫相关性不良反应和治疗调整方案"和"反应性毛细血管增生症分级标准和治疗建议"，更加注重免疫治疗不良反应的管理。2020 年版本提出医生对超适应证推广的建议权，即"在抗肿瘤药物临床应用过程中，发现新的高级别循证医学证据但药品说明书中未体现的，医疗机构和医务人员可及时向药品生产厂商反馈，建议其主动向国家药品监督管理部门申报，及时更新相应药品说明书，以保证药品说明书的科学性、权威性、有效指导临床用药"。

（2）药监局药审中心发布《抗肿瘤药联合治疗临床试验技术指导原则》和《抗肿瘤药物临床试验统计学设计指导原则（征求意见稿）》

药监局药审中心于2020年12月发布《抗肿瘤药联合治疗临床试验技术指导原则》和《抗肿瘤药物临床试验统计学设计指导原则（试行）》，进一步规范抗肿瘤药联合用药临床试验设计要求。

由于肿瘤的复杂性，不同机制、不同靶点的药物联合治疗是改善疗效和克服耐药的重要手段。《抗肿瘤药联合治疗临床试验技术指导原则》提出以改善疗效为主要目标的抗肿瘤药联合治疗的临床试验设计，适用范围包括两个或两个以上抗肿瘤新药的联合治疗、新药与标准治疗的联合治疗、新药与已上市药物的联合治疗等。在开展抗肿瘤药的联合治疗前，应将充分的联合治疗合理性依据作为理论基础，再根据各类单药的临床试验数据和特征进行综合研判，开展循证试验。

随着临床实践的开展，临床试验类型和方法的不断增加，抗肿瘤药物研发和审评的经验也逐步丰富。为建立统一的抗肿瘤药物临床试验统计学技术要求，《抗肿瘤药物临床试验统计学设计指导原则（试行）》针对抗肿瘤药物临床试验设计中的关键统计学技术问题，提出各常用疗效终点的统计方法，并从探索性试验和确证性试验两个角度提出统计学设计要求。

两份指导原则针对抗肿瘤药物临床试验的技术和统计学设计，详细论述了抗肿瘤药物临床设计的具体过程，包括设盲、序贯检验、研究终点、标准治疗调整、数据处理和其他特殊情况，将进一步推动临床研究的标准化改良，提高临床研究效率。

2. 眼科疾病

药监局药审中心发布《年龄相关性黄斑变性治疗药物临床研究技术指导原则》

年龄相关性黄斑变性（Age-Related Macular Degeneration，AMD）是引起严重、不可逆性视力损伤的主要原因。AMD存在着巨大未满足的临床治疗需求，全球患者达3亿人，我国患者超过4000万人。为进一步指导产业、研究人员和监管机构在该领域的新药研发工作，药监局药审中心于2020年9月9日发布《年龄相关性黄斑变性治疗药物临床研究技术指导原则》（简称《黄斑变性治疗药物指导原则》），为治疗年龄相关性黄斑变性的化学药物和生物制品的研发提供有关临床试验设计、实施和评价的方法学指导。

年龄相关性黄斑变性治疗的主要目标是改善视功能、最大限度地减少视功能丧失、延缓病情进展，提高疗效，减轻患者治疗负担及增加依从性等。《黄斑变性治疗药物指导原则》重点讨论伴有视功能损害的晚期 AMD 的药物研发和试验设计原则，亦对中期 AMD 治疗药物的研发思路和临床试验设计进行了适当讨论，给治疗年龄相关性黄斑变性的化学药物和生物制品的开发提供有关临床试验设计、实施和评价的方法学指导。《黄斑变性治疗药物指导原则》强调药物临床研发整体策略应以目标为导向，紧密围绕药品说明书的目标内容逐步开展临床试验，并对临床药理学研究、探索性临床试验、确证性临床试验提出整体性考虑方案。在临床试验设计方面，《黄斑变性治疗药物指导原则》针对试验目标、受试者选择、参照组选择、再治疗标准、研究周期和访视频率、疗效评价、安全性评价、补救治疗等内容提出详细的参考标准。

3. 儿科疾病

药监局药审中心发布《儿童用药（化学药品）药学开发指导原则（试行）》和《儿科用药临床药理学研究技术指导原则》

由于儿科人群临床研究需要考虑伦理学、可行性操作等特殊问题，较难按照成人药物研发的一般步骤开展临床试验。药监局药审中心于 2020 年 12 月 31 日发布并实施《儿童用药（化学药品）药学开发指导原则（试行）》《儿科用药临床药理学研究技术指导原则》，为儿童用药的药学开发提供研发思路和技术指导，进一步明确儿童用药临床药理学研究的技术要求，促进我国儿童药物的研发。

《儿童用药（化学药品）药学开发指导原则（试行）》内容包括总体考虑、药学开发考虑要点等内容，从给药途径和剂型的选择、原料药、辅料、包装系统和给药装置、患者可接受性等方面阐述儿童用药药学开发的特点。该指导原则强调，新生儿生理发育具有特殊性，需要特别关注新生儿给药途径和制剂的选择。儿童用药应尽量避免肌肉给药，皮下和静脉给药时也需要评估制剂的耐受性，应谨慎开发用于早产儿的直肠制剂。儿童用药的仿制药开发，与普通仿制药要求一致，建议特别关注儿童患者的可接受性，包括包装系统、给药装置和量取装置的适用性和合理性等。

《儿科用药临床药理学研究技术指导原则》从儿科用药临床药理学研究内容、特点、主要应用和研究方案设计要点等方面，阐明了业界关注的数据外推的情况。该指导原则指出，当目标适应证的疾病进程和治疗反映在成人和儿科人群相似或不同年龄段相似，已有数据说明药物体内暴露与效应关系明确，药物（或活性代谢物）浓度可测定并且可预测临床反应时，可基于已有成人研究数据外推至儿童人群，或基于已有年龄段的儿童人群研究数据外推至其他年龄段的儿童人群。通过数据外推，可减少或豁免部分儿科临床试验，优化儿科人群临床试验。

4. 感染性疾病

卫生健康委发布《关于持续做好抗菌药物临床应用管理工作的通知》

为深入贯彻落实《关于加强医疗机构药事管理促进合理用药的意见》和《遏制细菌耐药国家行动计划（2016-2020 年）》，持续提高抗菌药物合理使用水平，2020 年 7 月 20 日，卫生健康委办公厅印发《关于持续做好抗菌药物临床应用管理工作的通知》（简称《通知》）。

《通知》强调了医疗机构要落实抗菌药物临床应用管理的主体责任，提出 6 个方面的具体要求：①持续提高感染性疾病诊疗水平，要求各地加强感染性疾病科建设、提高感染性疾病医疗质量；②落实药事管理相关要求，要求医疗机构优化抗菌药物供应目录、提高药学专业技术服务水平、加强重点环节管理；③强化感染防控，要求各地提高感染防控管理能力、发挥感染防控在抗菌药物管理中的作用；④加强检验支撑，促进抗菌药物精准使用，主要加强临床检验实验室建设、做好标本检测相关工作、提高微生物检验水平；⑤依托信息化建设，助力抗菌药物科学管理，要求各医疗机构持续加强信息化建设、提高监测分析水平；⑥加强培训考核，全面推进抗菌药物管理，要求医疗机构强化处方权的培训考核，卫生健康行政部门加强指导检查和监督管理。通过多项措施，不断提高抗菌药物的科学管理水平。

5. 脂代谢疾病

药监局药审中心发布《治疗脂代谢紊乱药物临床试验技术指导原则》

脂代谢紊乱指实验室检查的血脂水平异常，也称高脂血症、血脂异常，最常见的疾病形式包括高胆固醇血症，即血清总胆固醇 / 低密度脂蛋白胆固醇升高，后者是动脉粥样硬化性心血管疾病重要的危险因素。近年来，脂代谢紊乱的新药开发进展迅速。为进一步明确技术标准，提高研发效率，药监局药审中心于 2020 年 12 月 31 日发布《治疗脂代谢紊乱药物临床试验技术指导原则》（简称《脂代谢紊乱药物指导原则》）。

调脂治疗的主要目的是降低与血脂升高相关的心血管疾病的发病率和死亡率。是否需要对脂代谢紊乱进行干预的治疗决策需要综合考虑血脂水平等多种危险因素对心血管总体风险的影响。《脂代谢紊乱药物指导原则》主要讨论脂代谢紊乱药物临床试验的重点关注内容，包括临床开发的整体策略（临床药理学研究、探索性临床试验和确证性临床试验）、临床试验设计的关键要素（研究设计、对照选择、剂量选择、导入期、研究周期、有效性评价和安全性评价）等。

（三）与产品／技术相关的临床研究政策与法规

本节遴选和梳理了我国管理机构针对特定医药产品和医疗器械制定的临床试验相关管理规范和指导原则，主要涉及医疗器械、细胞疗法、放射疗法、器官移植技术、疫苗研发技术、中医中药等领域。

1. 医疗器械

药监局发布《需进行临床试验审批的第三类医疗器械目录（2020 年修订版）》

药监局于 2020 年 9 月 14 日发布《需进行临床试验审批的第三类医疗器械目录（2020 年修订版）》（简称《修订目录》），原国家食品药品监督管理总局 2014 年发布的《关于发布需进行临床试验审批的第三类医疗器械目录的通告》同时废止。

《修订目录》增加了适用产品的共性原则描述：与境内外已上市产品相比，采用全新设计、材料或机制，或适用于全新适用范围，且对人体具有较高风险的医疗器械，应当经临床试验审批后方可在中国开展临床试验。《修订目录》调整了 6 项目录产品描述，删除了 2 项产品，并更新了分类编码。《修订目录》以"共性原则＋产品描述"为表现形式，同时满足两部分内容要求则被判定为目录适用产品，更加契合"风险—收益"的评价理念和科学监管的要求。在细化产品描述的同时，明确了产品所属分类目录中子目录编码。

2. 细胞疗法

（1）药监局药审中心发布《人源性干细胞及其衍生细胞治疗产品临床试验技术指导原则（征求意见稿）》

药监局药审中心于 2020 年 8 月 24 日发布《人源性干细胞及其衍生细胞治疗产品临床试验技术指导原则（征求意见稿）》（简称《人源性干细胞治疗指导原则》），以期为药品研发注册申请人及开展药物临床试验的研究者提供更具针对性的建议和指南。

《人源性干细胞治疗指导原则》在干细胞产品临床试验的总体规划、设计、实施和试验数据分析等方面做出相关要求，规范药物临床试验申办者和临床试验研究者对干细胞相关产品的安全性和有效性的评价方法，并最大限度地保护受试者参加临床试验的安全和权益。针对人源性干细胞及其衍生细胞治疗产品临床试验设计，《人源性干细胞治疗指导原则》从伦理考量、研究人群、受试者保护和风险控制等一般考虑、探索性临床试验和确证性临床试验提出建议。由于干细胞相关产品的治疗方式和体内活性特征与传统小分子或生物大分子药物有较大区别，目前尚缺乏该类产品在人体中大规模研究和应用的经验，《人源性干细胞治疗指导原则》建议申办者对所有受试者进行长期随访，通过上市后观察性研究、重点监测等方式，收集真实世界中的有效性及安全性等信息，并通过药品定期安全性更新报告（Periodic Safety Update Reports for Marketed Drug，PSUR）或药品再注册等途径与监管部门进行沟通。

（2）药监局药审中心发布《免疫细胞治疗产品临床试验技术指导原则（征求意见稿）》

药监局药审中心于 2020 年 7 月 6 日发布《免疫细胞治疗产品临床试验技术指导原则（征求意见稿）》（简称《免疫细胞治疗指导原则》）。这是药监局在中国药品监管科学行动计划首批研究项目"细胞和基因治疗产品技术评价与监管体系研究"启动后发布的首个技术指南，旨在为免疫细胞治疗产品临床试验的总体规划、试验方案设计、试验实施和数据分析等方面提供必要的技术指导，规范对免疫细胞治疗产品的安全性和有效性的评价方法。

《免疫细胞治疗指导原则》提出，不同类型免疫细胞治疗产品制备工艺的复杂程度、体内生物学特性存在显著差异，所以在临床应用中的安全性风险也明显不同。非同源性细胞的异体使用、外源基因片段的导入、体外诱导分化、全身性作用等因素均可能影响细胞回输后的生物学特性。复杂的体外操作和培养过程、多种外源因子或试剂使用等均可能增加细胞质量控制的难度，进而提高临床应用的风险。临床试验设计需考虑免疫细胞治疗产品的特点，结合既往临床经验和国内外临床研究进展，及时完善试验设计和风险控制方案。《免疫细胞治疗指导原则》介绍了免疫细胞治疗产品临床试验时的一般考虑及个体化治疗产品的特殊考虑，对探索性临床试验和确证性临床试验的研究目标、研究方法和评价方式等进行了阐述，并提出免疫细胞治疗产品长期随访的相关要求。

3. 放射疗法

药监局药审中心发布《放射性体内诊断药物临床评价技术指导原则》

药监局药审中心于 2020 年 10 月 13 日发布《放射性体内诊断药物临床评价技术指导原则》（简称《放射性体内诊断药物指导原则》），适用于在单光子发射计算机断层扫描（Single-Photon Emission Computed Tomography，SPECT）、正电子发射断层扫描（PET）等核医学检查中使用的放射性体内诊断药物，主要针对放射性体内诊断药物与非放射性治疗药物在临床研发中不同的关注点进行说明，对放射性药物治疗作用的评价提出相应的技术要求。

《放射性体内诊断药物指导原则》指出，要总体考虑放射性辐射暴露所带来的安全性风险、放射性体内诊断药物的有效性评价、获取影像进行诊断分析的放射性体内诊断药物在临床开发过程中需关注方法的技术性能。在安全性方面，早期重点关注受试者的耐受性、剂量限制性毒性和剂量效应关系，从而确定适当的治疗剂量范围；重点开发具有较高灵敏度和准确度的探测技术；关注潜在的确定性风险（如细胞损伤）和随机风险（如恶性肿瘤和基因突变）。在有效性方面，放射性体内诊断药物的有效性评价基础是明确的临床价值和技术性能，在此基础上对放射性体内诊断药物及与其组合的设备（包含其工作参数）所共同组成的诊断方法进行诊断效能的评价。在影像学方面，在产品开发早期，应对成像条件（成像时间、患者的饮食或辅助药物的要求、患者的体位、图像采集参数等）、影像评估方法（阅片方法、判读标准等）进行研究，以期建立可稳定获得有用图像的方法；在上市申请时，除证明有效性外，还需要评估证明技术性能的稳健性。

4. 器官移植技术

卫生健康委修订《人体器官移植技术临床应用管理规范（2020 年版）》

卫生健康委对《肝脏、肾脏、心脏、肺脏移植技术管理规范》（卫医发〔2006〕243 号）进行了修订，增加了胰腺、小肠移植技术管理规范内容，于 2020 年 8 月 24 日发布《人体器官移植技术临床应用管理规范（2020 年版）》（简称《管理规范》）[①]。

《管理规范》是我国使用肝脏、肾脏、心脏、肺脏、胰腺、小肠等 6 种人体器官移植技术的基本要求，主要内容包括医疗机构、人员、技术管理、培训管理人员等

---

① http://www.nhc.gov.cn/yzygj/s7657/202008/934e62028d0248e2922a2e348bf4c162.shtml.

利益相关方。在医疗机构基本要求上，按照国务院"放管服"改革精神，取消了开展人体器官移植技术的医疗机构等级限制。同时加强了医疗机构人体器官移植技术临床应用管理的要求，明确医疗机构需具备符合规定的人体器官移植临床应用与伦理委员会；对医疗机构人体器官移植技术管理的制度建设及规范开展提出要求；对开展人体器官移植技术的场地、设备和设施要求进行细化，并进一步明确了开展肝脏、肾脏、心脏、肺脏、胰腺、小肠等人体器官移植技术还应分别具备的条件。在人员基本要求上，取消了人体器官移植医师相关手术例数要求；明确人体器官移植技术临床应用应当由经省级卫生健康行政部门或军队卫生部门认定的人体器官移植医师开展，并对医疗机构开展相关移植项目的人体器官移植医师数量提出了具体要求；增加了脑死亡判定技术人员及移植数据网络直报人员的相关要求。在技术管理基本要求上，取消了应在相关专业诊疗规范中进行规定的人体捐献器官保存过程中冷缺血时间等非技术管理类要求，及医疗机构开展人体器官移植手术例数要求；调整了部分人体器官移植手术术前必查项目；进一步强化了医疗机构的主体责任，对医疗机构内人体器官移植医师准入、移植手术实施、伦理审查程序、移植质量管理等提出具体要求；规范使用中国人体器官分配与共享计算机系统，术后 72 小时内完成相关数据上报。在培训管理要求上，对培训管理要求较为严格，并制定配套文件《人体器官移植医师培训与认定管理办法（试行）》和《人体器官移植医师培训基地基本要求（试行）》。

5. 疫苗研发技术

药监局药审中心发布《多联疫苗临床研究技术指导原则（征求意见稿）》

目前，我国已上市联合疫苗与欧美国家存在较大差距，主要表现为种类少和联合程度低。为适应和满足我国疫苗产业发展现状和多联疫苗研发的实际需求，药监局药审中心于 2020 年 11 月 27 日发布《多联疫苗临床研究技术指导原则（征求意见稿）》（简称《多联疫苗指导原则》）。

《多联疫苗指导原则》适用于多联疫苗的临床研究，主要包括研发时应考虑的立题基础、申报临床试验应具备的条件、临床试验设计的通用及特殊考虑。多联疫苗的研发不仅应从传染病预防的角度考虑其临床需求（主要为各单苗免疫程序的相同或相似性），还要从临床研究的角度考虑研究结果的可评价性，综合评估联合的必要性和可行性。组成多联疫苗的所有单苗（或成分）能够确认具有或能够合理预期具有安全有效性（尤其是安全性），是多联疫苗申报临床试验的基本条件。按照一个单苗未注册上市、两个及以上单苗未注册上市等情形，还要分别考虑多联疫苗申报临床试验应具备的具体条件。由于多联疫苗含多个抗原，临床研究中对于安全性和有效性也存在更多需要考虑之处，如总体设计、安全性研究和有效性研究等。

6. 中医中药

（1）国家中医药管理局和卫生健康委联合发布《关于印发〈中医病证分类与代码〉和〈中医临床诊疗术语〉的通知》

国家中医药管理局和卫生健康委于 2020 年 11 月 16 日联合发布《关于印发〈中医病证分类与代码〉和〈中医临床诊疗术语〉的通知》，提出自 2021 年 1 月 1 日起，各单位需按照新修订的《中医病证分类与代码》《中医临床诊疗术语》等，规范中医病案填报及中医病历书写。

新修订的《中医病证分类与代码》新增 741 个中医疾病名，共收录 1369 个中医疾病名（含 113 个类目词和 53 个临时诊断用术语）；新增 974 个中医证候名，共收录 2060 个中医证候名（含 406 个类目词）。新修订的《中医临床诊疗术语》分为疾病、证候、治法三部分，还增加了术语的英文译名和英文索引。

《国际疾病分类第十一次修订本（ICD-11）》包含传统医学章节，做好中医病证分类与代码和 ICD-11 的衔接，有助于推动 ICD-11 传统章节本土化。推广使用新修订的《中医病证分类与代码》和《中医临床诊疗术语》，对提高中医医疗服务标准化水平和管理效率，促进中医诊疗信息有效互联互通具有积极意义。

（2）药监局药审中心发布《中药新药研究各阶段药学研究技术指导原则（试行）》

药监局药审中心于 2020 年 11 月 4 日发布《中药新药研究各阶段药学研究技术指导原则（试行）》（简称《中药新药指导原则》），旨在根据中药特点、新药研发的一般规律，落实药品全生命周期管理，促进中药传承与创新，保证药品安全、有效、质量可控。

《中药新药指导原则》根据中药特点、新药研发的一般规律及不同研究阶段的主要目的，针对研发的关键节点，将中药新药研发分为临床试验申请、Ⅲ期临床试验前、申请上市许可及上市后研究等 4 个阶段，并对各阶段的主要药学研究内容（包括处方药味、生产工艺、质量研究及质量标准、稳定性研究等）提出相应技术要求。《中药新药指导原则》还指出，由于产品的具体情况不同，可结合产品特点和实际情况合理安排研究进度和研究内容。

《中药新药指导原则》作为总论性文件，根据新药研发的不同阶段，对药材、饮片、生产工艺、质量研究及质量标准等研究目标提出具体要求，为切实提高中药新药的研发质量和效率，促进中药传承创新发展提供参考意见。

（3）多部门联合发布《中医药康复服务能力提升工程实施方案（2021—2025 年）》

卫生健康委、国家中医药管理局、国家体育总局、国家医疗保障局、中国残疾人联合会和中央军委后勤保障部卫生局共同制定并于 2020 年 12 月 15 日联合发布了《中医药康复服务能力提升工程实施方案（2021—2025 年）》（简称《实施方案》）。

《实施方案》提出加强中医药康复科研创新能力建设，针对心脑血管病、糖尿病等慢性疾病，梳理优化相关中医康复技术和方案，开展并推广临床规范化研究；研究并制定中医康复单元相关疾病或功能障碍的技术规范、临床指南、康复服务技术包等，满足中医康复临床实践的指导需求；对康复新设备、新产品进行临床验证和应用研究，在确保患者得到安全有效的康复治疗的同时，通过临床应用研究，优化康复新设备、新产品，加快科研成果转化。

（4）药监局药审中心发布《中药生物效应检测研究技术指导原则（试行）》

药监局药审中心于 2020 年 12 月 17 日发布《中药生物效应检测研究技术指导原则（试行）》（简称《中药生物效应检测指导原则》），根据中药不同产品的特点，鼓励探索研究并建立相应的生物效应检测方法，与现有理化检测方法相互补充，完善中药质量控制体系。

生物效应检测能够与常规理化方法相互补充，较好地反映药品整体质量。《中药生物效应检测指导原则》提出生物效应评价法的 3 个原则：体现中医药特点，反映中药有效性和安全性；与现行质量检测方法相互补充，提高中药质量可控性；方法应科学可行。中药生物效应评价法中涉及应用对象选择、检测方法选择、供试品的制备、参照物的选择与标定、试验系（试验对象）的选择、检测指标的选择 6 个方面。《中药生物效应检测指导原则》针对上述 6 个方面提出了标准操作建议。

《中药生物效应检测指导原则》旨在鼓励中药传承创新发展，落实《药品管理法》《中共中央、国务院关于促进中医药传承创新发展的意见》等文件精神，遵循中药新药研发规律，提高中药现代化的质量和效率，将助力促进中药传承创新发展，鼓励探索研究中药的生物效应检测方法，建立符合中药特点的质量控制体系，帮助国内中药品质实现进一步提升。

（四）新冠肺炎疫情相关政策文件

（1）药监局药审中心发布《新冠肺炎疫情期间药物临床试验管理指导原则（试行）》

药监局药审中心于 2020 年 7 月 14 日发布《新冠肺炎疫情期间药物临床试验管理指导原则（试行）》（简称《临床试验管理指导原则》），对疫情期间应急批准的新冠肺炎相关药物（包括疫苗）临床试验和其他在研药物临床试验提出建议，供申办者和研究者参考。

《临床试验管理指导原则》提出药物临床试验管理要遵循受试者保护、药物警戒与风险管理和药物临床试验质量管理规范等 3 项基本原则。内容涉及新冠肺炎药物的临床试验管理、其他在研药物的临床试验管理和疫情期间临床试验数字化技术的应用。在新冠肺炎药物的临床试验管理方面，要从药物临床试验信息报告和风险评估、方案设计、实施地点、监察和稽查等方面加强管理。针对其他在研药物，建议从重新评估临床试验的启动和进行、改进临床试验安全管理、临床试验各方沟通交流、监察和稽查与临床试验报告等方面来采取措施。

随着临床试验电子化系统中远程监察和数据管理系统建设的逐渐成熟，《临床试验管理指导原则》提出疫情期间可采用中心化监察和远程监察相结合的数字化技术来开展药物临床试验。

（2）药监局药审中心发布《新型冠状病毒中和抗体类药物申报临床药学研究与技术资料要求指导原则（试行）》

目前，大部分针对新型冠状病毒的有效治疗和预防性中和的抗体药物仍处在临床前研发阶段，为积极应对新冠肺炎疫情，加快新型冠状病毒中和抗体类药物研发和临床申报，药监局药审中心于 2020 年 9 月 9 日发布了《新型冠状病毒中和抗体类药物申报临床药学研究与技术资料要求指导原则（试行）》（简称《中和抗体类药物申报指导原则》）。

《中和抗体类药物申报指导原则》指出，新型冠状病毒中和抗体类药物研发原则上应遵循《中国药典》现行版和人用单克隆抗体质量控制技术指导原则，以及 ICH、WHO 等国际通用的有关技术要求，并根据其作用机制、结构特点、结合能力及特异性等开展相关研究。新型冠状病毒中和抗体类药物的研制、生产、检验必须符合生物安全管理的相关要求，严格执行国家的有关规定。临床试验用样品应在符合药品 GMP 条件下生产。为加速研发进度,《中和抗体类药物申报指导原则》提出申办者应对药物研制的重要工艺和质控环节开展研究,建立有效的生产工艺过程控制条件、技术参数及初步适用的质量控制标准等。

《中和抗体类药物申报指导原则》涉及新冠抗体研制过程中药学关注点,包括生产用原材料、生产工艺、结构确证及质量研究、稳定性研究、直接接触制品的包材研究、临床期间变更等重要内容,对每项内容均进行了分项详述。强调研究中的生物安全性风险控制及各项研究的阶段性和渐进性,并提醒申办者提前统筹安排相关的研究工作,同时对可利用的国内外相关指南和平台进行了说明。

第三章 2020 年中国临床医学研究重要成果选编

近年来，我国持续加强常见多发病防控、医药技术与产品研发等方面的科研攻关，不断完善临床医学研究机构建设，提升我国临床研究规模与质量，提高我国临床医学研究能力，临床医学研究成果不断涌现。为把握我国临床医学研究进展，本章选编了 2020 年我国临床医学研究的部分代表性进展和成果，从重要科学发现、新技术新方法、临床转化与产品、临床标准规范与推广四个方面进行介绍。

入选成果至少满足下列 1 条遴选标准：

①发表在 *New England Journal of Medicine*（*NEJM*）、*The Lancet*、*Journal of the American Medical Association*（*JAMA*）、*British Medical Journal*（*BMJ*）等综合医学期刊及其系列期刊，*Nature*、*Cell*、*Science* 及其系列期刊，以及医学、生物学或疾病专科等学科领域 1 区（参考期刊引证报告 JCR 分区）期刊的临床医学研究论文。

②具有重要国际/国内影响力，或者具有较高临床应用价值和潜力的发明专利、候选药物分子、医疗技术、医疗器械等。

③促进和推动创新药（1 类新药）和首仿药（3.1 类新药）上市的相关研究。

④改写或被收入国际临床指南、国际疾病诊疗规范的研究。

⑤其他具有重要临床价值的新发现、新技术、新产品；能够改变临床诊疗模式或大幅提高诊疗效率的管理方法等。

编写组通过 Web of Science、PubMed 等数据库检索、医药卫生领域权威媒体报道、第三方机构评述、医疗机构推荐等方式进行成果初筛，经专家组评定，遴选了99 条代表性进展与成果，并与研究单位进行了核定。但由于时间和水平有限，部分临床医学研究的代表性进展可能会有所遗漏，敬请谅解。

一、重要科学发现

2020 年，我国临床医学研究面向疾病防控需求，以医药机构为主体，以协同网络为支撑，不断推进从病因、发病机制到临床治疗全链条创新突破，在肿瘤、心血管疾病、神经系统疾病、代谢系统疾病等领域取得重要科学发现，提出一系列疾病发生与转归新理论，验证一批疾病特异性分子通路和生物标志物，为提升医学技术和临床诊治水平奠定了重要基础。

1. 构建肺腺癌蛋白质分子全景图谱

肺腺癌是非小细胞肺癌的主要病理类型，非吸烟人群的比例高于其他肺癌病理类型，发病机制复杂。绘制肺腺癌人群蛋白质分子全景图谱，对于深入认识肺腺癌病理机制、发现疾病诊断生物标志物与药物治疗靶点，以及制定更精准的肺腺癌分子分型和治疗方案等具有重大科学意义。

中国科学院上海药物研究所、国家蛋白质科学中心、国家癌症中心 / 中国医学科学院肿瘤医院、上海交通大学等联合团队在国际上首次对肺腺癌开展了大规模、高通量、系统性的全景蛋白质组学研究，完成了大规模临床肺腺癌蛋白质组草图的绘制工作。研究人员对 103 例肺腺癌和癌旁组织进行了蛋白质表达谱和磷酸化修饰谱的深度解析，最终共鉴定出 11 119 个蛋白产物和 22 564 个磷酸化修饰位点，同时整合临床信息和基因组特征数据分析，深度构建了基于蛋白质组的肺腺癌分子全景图谱。研究发现了中国人群肺癌的两个主要基因（TP53 和 EGFR）突变人群的蛋白分子特征，同时利用蛋白组表达谱数据将肺腺癌分为三个蛋白质组亚型（Ⅰ型、Ⅱ型、Ⅲ型），发现这三个亚型的患者之间存在截然不同的临床与分子特征。Ⅰ型肺腺癌与细胞代谢和肿瘤微环境密切相关，该型患者主要为临床早期人群，预后最好；Ⅲ型肺腺癌与细胞稳态及增殖密切相关，患者主要为临床中后期人群，呈现出肿瘤分化程度较低、基因突变负荷较高等特征，预后最差；Ⅱ型则是Ⅰ型和Ⅲ型的过渡状态。研究团队还筛选出 27 个具有血清学检测价值的肺腺癌潜在预后标志物，以及若干个针对肺腺癌及其特定突变亚型的潜在药物靶标。通过对代表性标志物 HSP 90beta 进行较大规模的独立人群血浆样本确证，发现其蛋白质浓度与肺腺癌不良预后密切相关。该研究为深入解析肺腺癌的病理机制、精准诊断及治疗提供了重要的科学线索，相关研究成果于 2020 年 7 月发表在 *Cell* [①]。

2. 解析人类巨噬细胞的胚胎起源

巨噬细胞（Macrophages）是一种经典的固有免疫细胞，能够通过吞噬和抗原递呈发挥免疫功能，是机体免疫屏障的核心组件之一。在哺乳动物胚胎发育过程中，巨噬细胞是最早出现的免疫细胞，在胚外卵黄囊中发育分化，并在血液循环的驱动和趋化因子的诱导下精准定位至胚内各个靶器官。人类胚胎早期巨噬细胞发生和特化的研究一直受到技术手段的限制。如今，快速发展的单细胞组学技术为发育细胞群的解析研究带来机遇。

中国人民解放军总医院第五医学中心、暨南大学基础医学院、新加坡免疫协作组（Singapore Immunology Network）、上海市免疫学研究所等联合团队利用单细胞转录组测序技术精准解析了人胚期（怀孕 8 周内）巨噬细胞的发育过程，明确了人类胚胎巨噬细胞的多重起源；从转录组、免疫表型和功能等层面首次定义了具有多系分化潜能的卵黄囊来源髓系偏向祖细胞（Yolk Sac-derived Myeloid-biased Progenitor，YSMP）；解析了组织驻留型巨噬细胞特化过程中的关键分子特征。该研究发现为人类胚胎固有免疫系统形成规律及调控、巨噬细胞相关疾病的病理生理机制研究提供了重要的理论基础和数据库源。相关研究成果于 2020 年 6 月发表在 *Nature* [②]。

3. 揭示补体调控肿瘤相关 B 细胞的双向作用

肿瘤微环境是肿瘤细胞赖以生存和发展的内环境，B 细胞是肿瘤微环境中重要的免疫细胞。在既往的研究中，肿瘤相关 B 细胞通常被认为是具备促癌功能的"不良细胞"。然而，近期有临床研究结果显示，肿瘤浸润 B 细胞数目较多的患者，免疫治疗的效果更佳，提示肿瘤相关 B 细胞很可能存在表型和功能的异质性。

中山大学孙逸仙纪念医院的研究团队揭示了化疗后三级淋巴样结构中 ICOSL[+] B 细胞可能在对抗肿瘤免疫中发挥关键作用，并阐明补体信号对该类细胞分化的调控作用。研究人员从接受新辅助化疗的乳腺癌患者体内获取治疗前后的肿瘤组织，从

---

① XU J Y, ZHANG C, WANG X, et al. Integrative proteomic characterization of human lung adenocarcinoma[J]. Cell, 2020, 182（1）: 245−261, e17.

② BIAN Z, GONG Y, HUANG T, et al. Deciphering human macrophage development at single-cell resolution[J]. Nature, 2020, 582（7813）: 571−576.

中分离 B 细胞并进行单细胞测序，发现化疗前表达 IL-10 的 B 细胞占较大比例，但化疗后这类细胞显著减少，以 ICOSL⁺CR2^high IL-10⁻CD20⁺CD38⁺CD27⁺ IgA⁻IgD⁻ 为特征的 B 细胞数量增多，意味着治疗后肿瘤浸润 B 细胞发生了表型转换。在分析数百例患者化疗前后的肿瘤组织切片后，研究人员发现 ICOSL⁺B 细胞的数量与患者的化疗效果、长期生存时间正相关。ICOSL⁺B 细胞更容易定位于化疗后形成的三级淋巴样结构中，与 T 细胞直接接触。细胞实验显示，经化疗药物处理后，肿瘤细胞膜上的磷脂酰丝氨酸（Phosphatidylserine，PS）发生外翻，导致补体 C3 和补体受体 CR2 激活，使得 B 细胞能够表达 ICOSL。ICOSL⁺B 细胞则通过 ICOSLpiICOS 激发 T 细胞的肿瘤杀伤功能，促进抗肿瘤免疫过程。该研究揭示了肿瘤微环境中 B 细胞表型的转变过程，为乳腺癌化疗提供了新的治疗靶点。相关研究成果于 2020 年 3 月发表在 *Cell*①。

4. 提出新生儿胆道闭锁发病机制及新的免疫干预策略

广州医科大学附属广州市妇女儿童医疗中心、北京大学生命科学学院等联合团队通过分析肝脏免疫表型揭示了胆道闭锁的发病机制及潜在的治疗靶点。研究人员利用单细胞测序技术分析了对照组和胆道闭锁患儿肝脏中免疫细胞的亚型和转录组特征，发现 Th17 细胞向 Th1 转分化能够促进疾病进展，CX3CR1⁺CD8⁺ 效应 T 细胞通过颗粒酶介导的成纤维细胞杀伤从而抑制纤维化，肝脏 B 细胞耐受的缺失能够促进新生儿自身免疫疾病。此外，研究人员发现利妥昔单抗治疗能够纠正胆道闭锁患儿肝脏紊乱的免疫系统。在新生儿胆道闭锁缺少特异性治疗药物及高病死率的情况下，该研究为胆道闭锁术前或术后的药物治疗提供了新的免疫干预策略，具有潜在的临床转化价值。相关研究成果于 2020 年 12 月发表在 *Cell*②。

5. 证实卡培他滨辅助治疗可提高早期三阴性乳腺癌患者 5 年无病生存率

在所有乳腺癌亚型中，三阴性乳腺癌（Triple-Negative Breast Cancer，TNBC）经标准治疗后的复发率较高，预后较差。其预后不良的原因是缺乏有效的靶向治疗选择，并且与早期复发特别是脏器转移的高风险相关。化疗是早期 TNBC 患者唯一

① LU Y, ZHAO Q, LIAO J Y, et al. Complement signals determine opposite effects of B cells in chemotherapy-induced immunity[J]. Cell, 2020, 180（6）：1081−1097，e24.

② WANG J, XU Y, CHEN Z, et al. Liver immune profiling reveals pathogenesis and therapeutics for biliary atresia[J]. Cell, 2020, 183（7）：1867−1883，e26.

的辅助治疗选择。卡培他滨（Capecitabine）是一种广泛用于转移性乳腺癌治疗的口服化疗药物，低剂量卡培他滨维持治疗是防止复发的备选疗法。

中山大学肿瘤防治中心研究团队设计了一项随机、开放、多中心Ⅲ期临床试验，研究了早期 TNBC 患者标准辅助治疗后进行低剂量卡培他滨维持治疗的疗效和不良事件。该试验共纳入 443 名经病理证实为浸润性乳腺导管癌的受试者，其激素受体为阴性（免疫组织化学染色为 1% 阳性细胞），ERBB2 为阴性。主要排除标准包括有炎性或双侧乳腺癌、有浸润性乳腺癌或其他恶性肿瘤病史、接受其他生物制剂或免疫治疗、处于哺乳期或孕期，以及患有严重的共存疾病。经过 61 个月的中位随访，结果显示低剂量卡培他滨组的 5 年无病生存率明显优于对照组，且复发或死亡风险低。相关研究成果于 2020 年 12 月在线发表在 *JAMA*[①]。

6. 证实奥西替尼可用于非小细胞肺癌术后辅助治疗

为进一步验证奥西替尼（Osimertinib）对表皮生长因子受体（Epidermal Growth Factor Receptor，EGFR）突变阳性的晚期非小细胞肺癌（Non-Small-Cell Lung Carcinoma，NSCLC）患者术后辅助治疗的有效性和安全性，广东省人民医院研究团队开展了一项双盲Ⅲ期临床试验，试验共纳入 682 例 EGFR 突变阳性 NSCLC 患者，在手术切除治疗后接受随机治疗（339 例患者使用奥西替尼每天一次，剂量为 80mg，343 例患者使用安慰剂），持续治疗 3 年。结果显示，89% 的奥西替尼组患者和 52% 的安慰剂组患者在 24 个月时处于无病生存状态（疾病复发或死亡的总风险比为 0.20）。24 个月时，98% 的奥西替尼组患者和 85% 的安慰剂组患者存活，且没有中枢神经系统疾病；共有 29 例患者死亡，其中奥西替尼组 9 例，安慰剂组 20 例（疾病复发或死亡的总风险比为 0.18）。试验没有发现新的安全问题。该研究揭示了对于 IB 至ⅢA 期 EGFR 突变阳性的非小细胞肺癌患者，在术后接受奥西替尼治疗可显著延长患者的无病生存期。相关研究成果于 2020 年 10 月发表在 *New England Journal of Medicine*[②]。

---

① WANG X, WANG S S, HUANG H, et al. Effect of capecitabine maintenance therapy using lower dosage and higher frequency vs observation on disease-free survival among patients with early-stage triple-negative breast cancer who had received standard treatment: the SYSUCC-001 randomized clinical trial[J]. JAMA, 2021, 325（1）: 50−58.

② WU Y L, TSUBOI M, HE J, et al. Osimertinib in resected EGFR-mutated non−small-cell lung cancer[J]. NEJM, 2020, 383: 1711−1723.

7. 明确阿替普酶静脉溶栓在急性缺血性卒中患者取栓术中的作用

血管内取栓术是急性前循环大血管闭塞性缺血性卒中患者在能及时接受手术治疗或存在脑低灌注 – 核心梗死区不匹配情况下的标准治疗。然而，阿替普酶静脉溶栓在急性缺血性卒中患者取栓术前或术中的作用尚未明确。

中国人民解放军海军军医大学第一附属医院的研究人员联合全国41个三级医疗中心，评估了急性缺血性卒中患者在血管内血栓消除术前静脉注射阿替普酶的治疗效果。研究招募了656例急性前循环大血管闭塞性缺血性卒中患者，其中327例患者仅接受血栓清除术治疗，329例患者在症状发作后4.5小时内给予静脉注射阿替普酶，随后进行血管内血栓清除术，阿替普酶的剂量为每千克体重0.9mg（联合治疗组）。结果显示，单纯血管内血栓清除术与静脉注射阿替普酶联合血管内血栓清除术的疗效无显著性差异（调整后的共同优势比：1.07），但联合治疗患者组的血栓清除前成功再通率（2.4% vs 7.0%）和整体再通率较高（79.4% vs 84.5%）。单纯血栓清除组90天死亡率为17.7%，联合治疗组为18.8%。该项研究表明对于急性大血管闭塞性缺血性卒中患者，仅接受血栓清除术与静脉注射阿替普酶联合血管内血栓清除术对患者功能预后的影响无显著差异。相关研究成果于2020年5月发表在 *New England Journal of Medicine*[①]。

8. 证实乳腺癌大分割放疗可明显缩短乳腺癌保乳术后放疗疗程

近年来，研究人员在肿瘤常规分割放疗的基础上，探索了增加单次放疗剂量并减少放疗总剂量的大分割方案。目前，我国乳腺癌患者仅12.1%接受大分割放疗方案。大分割放疗对亚洲人群中乳腺癌患者的疗效缺乏随机对照研究的验证。

中国医学科学院肿瘤医院联合复旦大学附属中山医院、北京医院、中国科学院大学附属（浙江省）肿瘤医院等医院，共同完成了首个针对亚洲人群的乳腺癌大分割放疗多中心非劣效性随机对照Ⅲ期临床试验，证实了大分割放疗和瘤床加量方案的安全性和有效性。该研究共招募734例早期乳腺癌保乳术后患者，随机分为接受大分割放疗组（全乳照射43.5Gy/15次/3周，序贯瘤床补量8.7Gy/3次/3天）和常规分割放疗组（全乳照射50Gy/25次/5周，序贯瘤床补量10Gy/5次/1周），中位

① YANG P F, ZHANG Y W, ZHANG L, et al. Endovascular thrombectomy with or without intravenous alteplase in acute stroke [J]. NEJM, 2020, 382: 1981–1993.

随访时间为 73.5 个月。结果显示：两组患者的 5 年局部复发率和乳腺美容效果无显著差异。该研究通过现代适形放疗和调强放疗技术，结合标准的紫杉或蒽环类化疗方案，证实采用大分割放疗可将早期乳腺癌保乳术后放疗时间从 6 周缩短到 3.5 周，从而减轻患者的经济负担，提高医疗资源使用效率（40%）和可及性，为早期乳腺癌保乳术后大分割放疗提供了有力证据。相关研究成果于 2020 年 8 月发表在 *Journal of Clinical Oncology*[①]。

9. 证实免疫细胞联合化疗对肺鳞癌的疗效优于单独化疗

天津医科大学肿瘤医院开展免疫细胞联合化疗治疗肺鳞癌的多中心临床研究及新策略研发，为其临床应用和推广提供了循证证据。该研究在 8 家医院共招募 90 例晚期肺鳞癌患者，结果显示：采用"细胞因子诱导杀伤（Cytokine-Induced Killer，CIK）细胞回输联合吉西他滨和顺铂（Gemcitabine+Cisplatin，GP）"的试验组中，患者中位无进展生存期（Progression-Free Survival，PFS）为 8.7 个月（95%CI：7.1 ~ 10.3 个月）；采用"GP 化疗方案"的对照组的中位 PFS 为 4.0 个月（95%CI：3.1 ~ 5.0 个月）；试验组患者中位总生存期（Overall Survival，OS）为 21.0 个月（95%CI：17.8 ~ 24.2 个月），对照组中位 OS 时间为 10.3 个月（95%CI：7.9 ~ 12.1 个月）；试验组的总不良反应发生率和 3 至 4 级重度不良反应发生率分别为 82.2% 和 26.7%，而对照组为 100% 和 42.2%；试验组和对照组中导致停药的不良反应发生率分别为 2.2% 和 15.6%。该研究结果证实 CIK 细胞联合化疗能够减轻晚期肺鳞癌患者化疗的不良反应，使治疗有效率由单独化疗的 31.1% 提高到 62.2%，为 CIK 细胞联合化疗的临床应用提供了循证证据。相关研究成果于 2020 年 10 月发表在 *Signal Transduction and Targeted Therapy*[②]。

10. 开发肺癌免疫治疗获益预测算法

免疫治疗可缓解甚至治愈部分晚期肿瘤患者，但获益人群仅为 20% 左右。为

①　WANG S L, FANG H, HU C, et al. Hypofractionated versus conventional fractionated radiotherapy after breast-conserving surgery in the modern treatment era: a multicenter, randomized controlled trial from china[J]. J Clin Oncol, 2020，38（31）：3604−3614.

②　LIU L, GAO Q, JIANG J, et al. Randomized, multicenter, open-label trial of autologous cytokine-induced killer cell immunotherapy plus chemotherapy for squamous non-small-cell lung cancer: NCT01631357[J]. Signal Transduct Target Ther, 2020，5（1）：244.

了精准实施肿瘤免疫治疗，广州医科大学附属第一医院的研究团队开展了免疫治疗获益算法研究，重新定义并优化血液肿瘤突变负荷（blood-based Tumor Mutation Burden，bTMB），进而更精准地预测免疫治疗的完全缓解率、无进展生存期、整体生存期等指标。研究人员基于 bTMB 中的循环肿瘤 DNA（circulating tumor DNA，ctDNA），利用已发表的 bTMB 临床试验数据，通过数据趋势性分析低频突变（minor AF mutation）、高频突变（high AF mutation）和 bTMB 预测效能的关系，揭示低频突变和高频突变影响 bTMB 的潜在机制，并通过算法优化和校正，更加准确地评估 bTMB 对免疫治疗效果的预测效能。研究人员证实从 bTMB 中剔除低频突变（*AF/MSAF* < 10% 的突变）及高频突变（剔除 *AF* > 5% 的突变），能够优化 bTMB 在预测免疫治疗临床获益中的效能，进而指导肿瘤免疫治疗的临床应用。相关研究成果于 2020 年 5 月在线发表在 *Journal of Thoracic Oncology*[①]。

11. 提出新的肝细胞癌分子发病机制

N6- 甲基腺嘌呤（m6A）是真核生物中常见的表观遗传修饰，受到"书写"蛋白（METTL3/METTL14 复合体）、"擦除"蛋白（FTO 和 ALKBH5）及"阅读"蛋白（YTH 家族蛋白和 HNRNP 等）的调控。m6A 被证明在多种生命过程中发挥重要作用，包括动物生长发育、癌症发生发展、免疫反应及胚胎发育等，为研究肝细胞癌（Hepatocellular Carcinoma，HCC）的分子发病机制提供了新视角。

浙江大学医学院附属第一医院发现 m6A 去甲基化酶 ALKBH5 通过 m6A 依赖性方式在 HCC 细胞中下调 LYPD1 的表达，据此筛选出一种新型生物标志物和治疗靶标。研究人员基于 TCGA 和 GEO 数据库、临床中心组织样本，以及体内外功能实验，明确了 ALKBH5 在 HCC 中显著下调，其表达水平可作为 HCC 患者生存的独立预测因子；进一步通过 MeRIP-seq 和 RNA-seq 的高通量分析锚定靶基因，确定 ALKBH5/ IGF2BP1 介导的 m6A 去甲基化修饰通过调控 LYPD1 的表达阻遏了 HCC 的进展。该研究丰富了 m6A 修饰在肿瘤发生发展中的作用机制，为探索 HCC 的生物标记物和治疗靶标提供了新见解。相关研究结果于 2020 年 8 月发表在 *Molecular*

① LIU Z, XIE Z, CAI X, et al. A modified algorithm adjusting both high and minor allele frequency mutation to redefine blood-based tumor mutational burden （bTMB） for optimal prediction of clinical benefits from immune checkpoint inhibitor therapy[J]. J Thorac Oncol, 2020, 15（5）: e69-e72.

Cancer[①]。

12. 建立肝硬化急性静脉曲张出血危险分层标准

急性静脉曲张出血是肝硬化门静脉高压产生的致命性并发症，6 周死亡率高达 15% ~ 20%，且 20% ~ 30% 的患者对药物和内镜治疗无效。早期经颈静脉肝内门体分流术（early Transjugular Intrahepatic Portosystemic Shunt，early TIPS）是治疗肝硬化急性静脉曲张出血的有效措施。然而对于 Child-Pugh B 级的患者，early TIPS 的适宜人群尚不明确。

空军军医大学第一附属医院的研究人员调查了 2010—2017 年来自 12 家医院的 608 例 Child-Pugh B 级肝硬化急性静脉曲张出血并接受标准治疗的患者，发现慢性肝功能衰竭联盟-急性失代偿评分(CLIF-CADs)可预测6周和1年死亡率，使用 X-tile 软件可将患者分为低风险（*CLIF-CADs* < 48，*n* = 357）、中度风险（48 ≤ *CLIF-CADs* ≤ 56，*n* = 185）和高风险（*CLIF-CADs* > 56，*n* = 66）组。通过 CLIF-CADs 评分进行风险分层，可筛选出具有较高死亡风险的亚组人群，该亚组人群可能会从 early TIPS 中获益。该研究为 Child-Pugh B 级肝硬化患者急性静脉曲张出血危险分层提供了参考标准。相关研究成果于 2020 年 7 月发表在 *Hepatology*[②]。

13. 改写我国晚期食管癌二线治疗方案

我国食管癌的发病率和死亡率位居世界前列，晚期食管癌患者的病情进展迅速，预后较差。对于一线化疗失败的晚期或转移性食管鳞癌患者，可选择的二线治疗方案并不多。以抗程序性细胞死亡蛋白 -1（Programmed cell Death protein-1，PD-1）抗体为代表的免疫治疗为食管癌治疗带来了新的契机。

解放军总医院第五医学中心、中国医学科学院北京协和医学院肿瘤医院等机构联合开展了一项关于卡瑞利珠单抗（Camrelizumab）的随机、开放标签、全国多中心Ⅲ期临床研究。这项名为"ESCORT"的临床研究共入组 457 例接受一线化疗后出现病情进展或不可耐受的晚期或转移性食管鳞癌患者，按 1 ∶ 1 的比例随机分配

① CHEN Y, ZHAO Y, CHEN J, et al. ALKBH5 suppresses malignancy of hepatocellular carcinoma via m⁶A-guided epigenetic inhibition of LYPD1[J]. Mol Cancer, 2020，19（1）：123.

② LV Y, WANG Z, LI K, et al. Risk stratification based on chronic liver failure consortium acute decompensation score in patients with child-pugh B cirrhosis and acute variceal bleeding[J]. Hepatology, 2021，73（4）：1478-1493.

至两组，分别接受抗 PD-1 抗体卡瑞利珠单抗治疗或其他化疗方案治疗。结果显示：与化疗相比，卡瑞利珠单抗可显著延长晚期或转移性食管鳞癌患者的中位总生存期，降低 29% 的死亡风险；卡瑞利珠单抗组患者的客观缓解率更高，持续缓解时间更长，耐受性良好。该研究结果改写了中国食管癌临床诊疗指南和食管癌的药物治疗模式，对晚期食管癌临床实践具有重要指导意义。在《CSCO 食管癌诊疗指南》（2020 版）中，新增国产 PD-1 抗体 Camrelizumab 作为晚期食管癌二线治疗的 I 级专家推荐方案。相关研究成果于 2020 年 6 月发表在 *Lancet Oncology*[①]。

14. 证实抗胸腺细胞球蛋白疗法可显著改善异基因造血干细胞移植术预后

急性移植物抗宿主病（acute Graft-Versus-Host Disease，aGVHD）是异基因造血干细胞移植后的主要并发症之一，也是导致移植后死亡的主要原因之一。在 40 岁以上人群中，Ⅱ～Ⅳ度 aGVHD 发生率高达 35.4%，预防移植后 aGVHD 的策略亟待优化。

北京大学人民医院组织全国 23 家移植中心，针对 40 岁以上接受同胞相合移植（Matched Sibling Donor Transplantation，MSDT）的血液肿瘤患者开展随机对照临床试验，试验组接受 4.5 mg/kg 抗胸腺细胞球蛋白（Antithymocyte Globulin，ATG）联合经典 GVHD 预防方案，对照组仅接受经典 GVHD 预防方案。结果显示，试验组移植后 Ⅱ～Ⅳ度 aGVHD 的发生率（13.7%）显著低于对照组（27.0%），试验组无 GVHD 的无复发生存率（38.7%）显著高于对照组（24.5%）。同时 ATG 疗法不增加累积复发率（Cumulative Incidence of Relapse，CIR）、非复发死亡率（Non-Relapse Mortality，NRM）及感染风险。该研究是全球首个针对接受 MSDT 后优化 aGVHD 预防策略的前瞻性随机对照研究，研究结果有望优化恶性血液肿瘤的管理策略，提高中老年患者干细胞移植的安全性，进一步拓展移植适应人群。相关研究成果于 2020 年 10 月发表在 *Journal of Clinical Oncology*[②]。欧洲血液和骨髓移植协会（EBMT）

---

① HUANG J, XU J, CHEN Y, et al. Camrelizumab versus investigator's choice of chemotherapy as second-line therapy for advanced or metastatic oesophageal squamous cell carcinoma （ESCORT）: a multicentre, randomised, open-label, phase 3 study [J]. Lancet Oncol，2020, 21（6）: 832–842.

② CHANG Y J, WU D P, LAI Y R, et al. Antithymocyte globulin for matched sibling donor transplantation in patients with hematologic malignancies: a multicenter, open-label, randomized controlled study[J]. J Clin Oncol, 2020, 38（29）: 3367–3376.

主席 Nicolaus Kröger 教授撰文专评 [1]，"本项设计良好的随机对照试验，为造血干细胞移植的理想境界'降低抗宿主病且不影响抗白血病作用'提供了良好证据"。

15. 证实索拉非尼可显著改善急性髓系白血病造血干细胞移植术预后

急性髓系白血病（Acute Myeloid Leukaemia，AML）在临床及遗传学上具有较高异质性，其中 FLT3 内部串联突变（FLT3 Internal Tandem Duplication，FLT3-ITD）是 AML 最常见的基因突变类型，发生率约为 25%，是 AML 的独立预后不良因素。存在 FLT3-ITD 的患者在接受异基因移植后仍有较高的复发风险，由于治疗手段有限，复发患者的长期生存率较低。

南方医科大学南方医院联合北京大学人民医院等机构开展的Ⅲ期随机对照临床试验（NCT02474290），招募 227 例进行造血干细胞移植的 FLT3-ITD 阳性 AML 患者，通过网络交互随机方式，按 1 : 1 的比例分入试验组（口服 400 mg 索拉非尼）或对照组。随访（中位时间为 21.3 个月，15.0 ~ 37.0 个月）发现：试验组和对照组的 2 年复发率分别为 7.0% 和 24.5%；2 年非复发死亡率分别为 9.2% 和 11.8%；2 年无病生存率分别为 78.9% 和 56.6%；2 年总生存率分别为 82.1% 和 68.0%；急性移植物抗宿主病发生率分别为 23% 和 21%；慢性移植物抗宿主病发生率分别为 18% 和 17%；血液学毒性发生率分别为 15% 和 7%。该研究首次揭示索拉非尼在造血干细胞移植后的 FLT3-ITD 阳性 AML 患者中的耐受性良好，可显著改善患者预后，为临床应用索拉非尼联合造血干细胞移植 allo-HSCT 治疗提供重要的理论与实践依据。相关研究成果于 2020 年 9 月发表在 *Lancet Oncology* [2]。欧洲血液和骨髓移植协会前主席、白血病研究组现任主席 Mohamad Mohty 教授发表专评 [3]，"本研究首次聚焦移植后索拉非尼预防而非围移植期应用，证实移植后可以改善 FLT3-ITD+AML 患者预后而不增加毒性"。

---

① KRÖGER N. Preventing graft-versus-host disease without losing graft-versus-leukemia effect after allogeneic stem-cell transplantation[J]. J Clin Oncol, 2020, 38（29）：3357–3360.

② XUAN L, WANG Y, HUANG F, et al. Sorafenib maintenance in patients with FLT3-ITD acute myeloid leukaemia undergoing allogeneic haematopoietic stem-cell transplantation: an open-label, multicentre, randomised phase 3 trial[J]. Lancet Oncol, 2020, 21（9）：1201–1212.

③ MOHTY M. Maintenance after allogeneic HSCT in acute myeloid leukaemia[J]. Lancet Oncol, 2020,21（9）：1130–1132.

16.证明单倍型相合移植疗效优于经典同胞相合移植

随着单倍型相合移植（Haploidentical Donor Transplantation，HIDT）技术蓬勃发展，单倍型相合供者已成为同胞相合供者的重要替代来源。然而，现有研究无法确定单倍型能否替代同胞相合供者并成为急性淋巴细胞白血病患者造血干细胞移植的首选供者。

北京大学人民医院招募了 208 例移植治疗前微小残留（Measurable Residual Disease，MRD）阳性且复发风险较高的急性淋巴细胞白血病（Acute Lymphatic Leukemia， ALL）患者，开展Ⅲ期前瞻性遗传学随机对照研究，比较单倍型与同胞相合移植的预后情况。结果显示，单倍型移植较同胞相合移植 MRD 阳性累积发生率更低（26% vs 44%），3 年复发率更低（27% vs 43%），3 年无白血病生存率和总体生存率更优（65% vs 43%；68% vs 46%）。单倍型移植较经典的同胞相合移植具有更强的抗白血病效应，能够降低 MRD 阳性 ALL 患者复发率，从而改善患者生存状况。该研究颠覆了"同胞相合供者永远作为首选供者"的观点，有望改变我国及欧美指南和共识，构建造血干细胞移植新体系。相关研究成果于 2020 年 3 月发表在 *Journal of Hematology & Oncology*[①]。

17.揭示造血干细胞调控机制

造血干细胞（Hematopoietic Stem Cell，HSC）存在扩增难度大、疾病状态下受抑制和恶性转化机制不清等难题。针对上述问题，中国医学科学院血液病医院（中国医学科学院血液学研究所）从造血干细胞扩增、恶性转变、损伤（疾病）反应等多方面，系统开展了 HSC 发育规律、调控机制及再生策略的研究，取得了以下原创性成果。①揭示了 HSC 精确起源及体内发生和扩增机制：从单细胞尺度全面解析了 HSC 发育全程动态分子特征，证明 ATF4 通过调节 HSC 自身及造血微环境在胎肝 HSC 剧烈扩增期发挥重要作用。②发现了 HSC 恶变的表观遗传调控新机制：报道了表观遗传因子 SETD2 是一个潜在的新型人类白血病抑癌基因，与多种已知白血病遗传改变有协同作用，为通过表观遗传调控治疗这类难治性白血病开辟了新途径，创造性地建立了造血干细胞与白血病细胞通过重编程相互逆转的独特表观遗传实验

---

① CHANG Y J, WANG Y, XU L P, et al. Haploidentical donor is preferred over matched sibling donor for pre-transplantation MRD positive ALL: a phase 3 genetically randomized study[J]. J Hematol Oncol, 2020, 13（1）: 27.

体系，揭示了表观遗传变化主导了疾病表型改变，为遏制 HSC 恶变提供了重要分子靶点。③阐明了 HSC 在病态环境下受抑规律并提出再生新策略：详细描绘了造血干/祖细胞在白血病中受抑规律及内在分子机制，揭示了白血病细胞重塑骨髓微环境并继而抑制 HSC 的新机制，进而发现抗氧化剂可有效提高人 HSC 移植率和长期造血重建能力。该研究开拓了病态或损伤环境下 HSC 生物学研究的新领域，为提高临床 HSC 移植效率和改善移植后再生不良提供了新干预策略。相关研究成果获 2020 年度国家自然科学奖二等奖。

18. 证实卡瑞利珠单抗 Camrelizumab 对晚期肝癌的抗肿瘤活性

我国肝癌患者 5 年生存率仅为 12.1%，多数患者初诊时即为中晚期。近年来，免疫检查点抑制剂等免疫治疗药物出现，打开了肝癌治疗新局面，阻断 PD-1 与其配体的相互作用已经成为晚期肝癌的有效治疗方法。

中国人民解放军东部战区总医院联合复旦大学附属中山医院开展 PD-1 抗体治疗晚期肝癌临床研究，在全国 13 家医学研究中心招募了 220 例患者，评估抗 PD-1 抑制剂卡瑞利珠单抗 Camrelizumab 在治疗晚期肝癌中的抗肿瘤活性和安全性。结果显示，主要研究终点客观缓解率（Objective Response Rate，ORR）为 14.7%；12 个月总生存率（Overall Survival，OS）为 55.9%；患者耐受性良好，不良反应多为 1 ～ 2 级，3 级和 4 级不良反应发生率较低，仅为 22%。该研究是迄今为止全球范围内样本量最大的 PD-1 抑制剂治疗晚期肝癌临床研究，验证了 Camrelizumab 在治疗中国晚期肝癌患者中的抗肿瘤活性，且治疗毒性可控，有望为晚期肝癌患者带来新的治疗选择。相关研究成果于 2020 年 4 月发表在 *Lancet Oncology*[①]。

19. 证实经 CRISPR-Cas 基因编辑的 T 细胞治疗非小细胞肺癌的安全性和可行性

四川大学华西医院的研究团队利用 CRISPR-Cas 技术在体外编辑 T 细胞中的 PD-1，经过体外扩增培养后，再回输到非小细胞肺癌受试者体内。研究团队于 2016 年 10 月开始对首例受试者进行治疗，截至 2020 年 1 月 31 日共完成 12 例三级及以上治疗失败的晚期肺癌患者的基因编辑细胞治疗，安全性和耐受性良好，未发生 3

---

① QIN S, REN Z, MENG Z, et al. Camrelizumab in patients with previously treated advanced hepatocellular carcinoma: a multicentre, open-label, parallel-group, randomised, phase 2 trial[J]. Lancet Oncol, 2020, 21（4）：571−580.

级及以上细胞治疗相关的毒性事件和死亡事件。入组的 12 例受试者中，中位无进展生存时间为 7.7 周，中位生存时间为 42.6 周。2 例受试者的临床评价为疾病稳定，其中 1 例受试者稳定时间为近 18 个月。

研究团队还重点关注 CRISPR 基因编辑对 T 细胞的脱靶效应，分别利用下一代测序技术（Next-Generation-Sequencing，NGS）和全基因组测序技术（Whole-Genome Sequencing，WGS）对细胞制品进行脱靶检测。结果显示 CRISPR 编辑导致的脱靶效应较低。该研究是一项转化性 I 期临床试验，首次证实 CRISPR 基因编辑 PD-1 细胞治疗非小细胞肺癌的安全性和可行性，为 CRISPR 基因编辑技术的进一步临床转化提供了重要依据。相关研究成果于 2020 年 5 月发表在 *Nature Medicine*[①]。

20. 阐明长期空气污染（$PM_{2.5}$）暴露对心血管疾病的影响

大气细颗粒物（$PM_{2.5}$）一直是全球最严峻的环境风险因素之一，长期 $PM_{2.5}$ 的暴露与健康危害的关系受到社会各界关注。中国医学科学院阜外医院牵头的研究团队发现，长期暴露于 $PM_{2.5}$ 污染可显著增加中国居民心血管疾病发病和死亡的风险。研究人员利用覆盖我国 15 个省市约 12 万城乡居民的长期随访队列（2000—2015年），发现大气 $PM_{2.5}$ 年均暴露浓度每增加 10 μg/m^3，心血管疾病发病和死亡风险分别增加 25% 和 16%，其中对急性冠脉综合征发病、急性心肌梗死死亡的影响最大，风险分别增加 38% 和 52%；大气 $PM_{2.5}$ 年均浓度每下降 10 μg/m^3，每年心血管疾病新发病例可减少 155.7 万例，心血管疾病死亡病例可减少 43.3 万例。

该研究为我国乃至全球 $PM_{2.5}$ 污染的慢性健康危害提供了强有力的证据。相关研究于 2020 年 2 月发表在 *Journal of the American College of Cardiology*[②]，并获得全球同行关注。美国凯斯西储大学 Sanjay Rajagopalan 教授等发表评论，"该研究填补了既往大气污染与心血管疾病风险在高浓度范围的证据空白，扩展了对 $PM_{2.5}$ 与心血管疾病暴露 - 反应关系曲线形态特征的认识"[③]。

① LU Y, XUE J, DENG T, et al. Safety and feasibility of CRISPR-edited T cells in patients with refractory non-small-cell lung cancer[J]. Nat Med, 2020, 26（5）: 732-740.

② LIANG F, LIU F, HUANG K, et al. Long-term exposure to fine particulate matter and cardiovascular disease in China[J]. J Am Coll Cardiol, 2020, 75（7）: 707-717.

③ RAJAGOPALAN S, Al-KINDI S. Getting in shape for the world's leading environmental risk factor[J]. J Am Coll Cardiol, 2020, 75（7）: 718-721.

21. 发现基因变异导致肥厚型心肌病的新机制

肥厚型心肌病（Hypertrophic Cardiomyopathy，HCM）是一种较为常见的遗传性心血管疾病，具有高猝死率、高遗传性等特点，是年轻人群心源性猝死的首要原因，也是导致心衰和心脏移植的重要病因。传统观点认为，肥厚型心肌病是一种由肌小节基因罕见变异导致的单基因遗传疾病，但约半数患者不属于该范畴。

中国医学科学院阜外医院的研究团队建立了肥厚型心肌病队列，对 2831 例肥厚型心肌病患者和 2113 例对照人群进行全外显子测序，发现并验证了 TNNI3 基因 p.Arg79Cys 变异（rs3729712）与 HCM 患病相关联，且排除了该变异单独致病或与其他致病基因突变连锁导致 HCM 的可能性。该研究颠覆了"肥厚型心肌病是由罕见基因变异致病"的理论，提示此常见基因变异通过非经典单基因的遗传模式也可能导致肥厚型心肌病。此外，研究人员还发现东西方肥厚型心肌病患者遗传背景上的差异，为基因检测和靶向用药等基础研究和临床应用提供了新理论、新视野。相关研究结果于 2020 年 11 月发表在 *Circulation*[①]。

22. 揭示我国心血管疾病的患病率与预防管理存在明显性别差异

虽然近年来心血管疾病（Cardiovascular Disease，CVD）的防治和干预措施有所改进，但我国不同性别的 CVD 预防是否存在差异未见报道。CVD 预防药物使用不足和危险因素控制不佳是一个全球性问题，识别不同性别之间预防差异及其原因对当前中国的预防策略至关重要，可为未来的治疗提供更有价值的参考和指导。

首都医科大学附属北京安贞医院基于 2014 年 6 月 1 日至 2016 年 12 月 31 日的患者信息，采用两阶段分层整群抽样的方法，在中国 7 个地理区域（东北、华北、西北、华东、华中、华南和西南）的 14 个城市和 25 个农村中招募了 64 893 例受访者，完成了 47 841 人的调查。结果显示，女性受访者中罹患 CVD 风险高于男性（CVD 高危人群：25.2% vs 16.7%，CVD 患者：34.2% vs 31.3%）；CVD 高危人群中，女性中具有高血压（56.6% vs 41.7%）和糖尿病（34.8% vs 15.1%）病史的比例更高。女性 CVD 危险因素的控制率更低，女性血压、低密度脂蛋白和体质指数（Body Mass Index，BMI）达标的比例较男性分别低了 54%、40% 和 45%。女性 CVD 二级

---

① WU G, LIU L, ZHOU Z, et al. East Asian-specific common variant in TNNI3 predisposes to hypertrophic cardiomyopathy[J]. Circulation, 2020, 142（21）: 2086−2089.

预防药物的使用率同样低于男性，女性使用降压、降脂和抗血小板药物的比例分别为 39.5%、16.4% 和 20.9%，而男性分别为 46.7%、22.5% 和 34.2%。此外，65 岁以上的 CVD 患者中女性患者对心血管药物的使用率更低，性别差异更为明显。该研究是我国首个从性别角度评价中国城市和农村 CVD 一级和二级预防策略的研究，弥补了我国 CVD 预防和长期管理方面性别差异的研究数据不足问题。相关研究结果于 2020 年 2 月发表在 *Circulation*①。

23. 发布我国心血管病风险和危险因素的地理特征

中国医学科学院阜外医院牵头开展的一项研究深入分析了中国 31 个省心血管疾病的人群风险和风险因素的地域分布特点。该研究是中国大陆最大规模的心血管疾病主要风险因素报告。

研究团队基于"中国以患者为中心的心脏事件评估 - 百万人项目"（PEACE MPP），对全国 252 个区县 983 476 名 35 ~ 75 岁成人的数据进行了分析，调查了 12 种心血管病常见危险因素（血压、血脂、血糖、体育锻炼、吸烟、饮酒、超重或肥胖等信息，以及水果、蔬菜、全谷类、豆类和红肉的摄入频率）数据。结果显示，对年龄和性别校准后，高风险人群比例为 10.3%，各地高风险人群比例为 3.1% ~ 24.9%，相差近 8 倍。东北（12.6%）和华北（11.4%）地区的高风险人群比例更高，其次是华中（10.7%）、西南（10.0%）、西北（9.6%）、华东（9.6%）和华南（8.0%）地区。对比发现，各地区心血管疾病的主要风险因素存在较大差异：华北地区最突出的风险因素是肥胖和高血压；东北地区副食不健康（红肉摄入量过多、水果和蔬菜摄入不足）的影响较大；华南地区的主食不健康（全谷类和豆类的摄入量不足）、血糖血脂异常和缺乏锻炼最为普遍。此外，心血管病危险因素的分布差异或与不同地区的气温、海拔等环境特征和人均国内生产总值等发展水平有关。心血管疾病的主要风险因素在中国的地域分布十分复杂，需要根据各地区特点，结合环境和社会经济因素来进行有针对性的干预。因此，该研究的发现对于我国因地制宜的心血管病防控策略的制定和实施具有重要的意义。相关研究成果于 2020 年 6 月发

———————————
① XIA S, DU X, GUO L, et al. Sex differences in primary and secondary prevention of cardiovascular disease in china[J]. Circulation, 2020, 141（7）：530−539.

表在 *The Lancet Public Health* [1]。

24. 发现非综合征型胸主动脉瘤致病基因新家族

胸主动脉瘤（Thoracic Aortic Aneurysm，TAA）是心血管急危重症，一旦发生夹层破裂，严重威胁患者生命。TAA 的发生与遗传因素高度相关，对于综合征型 TAA，约 90% 的病例可以被已知致病基因的突变所解释。然而，非综合征型 TAA（isolated TAA，iTAA）的发病率更高，遗传机制不明确。发现 iTAA 的遗传特征、鉴定 iTAA 的新致病基因和揭示其机制，将为 iTAA 临床防治提供潜在新靶点，具有重要科学意义及临床价值。

首都医科大学附属北京安贞医院通过对 551 例 iTAA 病例和 1071 例对照的全外显子测序，发现携带已知致病性突变病人比例仅为 5.08%。通过多维度生物信息整合分析，首次发现编码黏着斑蛋白的 Tes 基因为 iTAA 候选致病基因；小鼠试验明确了 Tes 缺失导致自发胸主动脉扩张；利用基因编辑 / 干扰技术，在人和小鼠主动脉平滑肌细胞确定了 Tes 维持平滑肌收缩基因表达；在 iTAA 患者中，发现存在黏着斑蛋白其他家族成员基因（TLN1，ZYX）变异的富集，并具有调控平滑肌收缩的功能。该研究首次发现非综合征型胸主动脉瘤致病基因新家族——黏着斑蛋白编码基因，为准确理解 iTAA 的发病机制、提供新的治疗靶标具有重要意义。相关研究成果于 2020 年 10 月发表在 *Circulation Research* [2]。

25. 提出脑干胶质瘤四种分型

脑干胶质瘤是一组起源于脑干、具有高度异质性的胶质瘤总称，目前已经超越白血病成为儿童死亡的首要原因，其中预后最差的亚型中位生存期仅 9 ~ 12 个月。目前世界卫生组织发布的《中枢神经系统肿瘤病理分型》中，脑干胶质瘤分子病理分型仍然处于空白。

首都医科大学附属北京天坛医院联合杜克大学等研究团队通过集成创新脑干胶质瘤诊疗关键技术，完成逾百例脑干胶质瘤多组学图谱的绘制及整合分析，提出了脑干胶质瘤的 4 种分型。研究人员发现，DNA 甲基化与肿瘤基因突变、转录组

---

① LI XI, WU C Q, LU J P, et al. Cardiovascular risk factors in China: a nationwide population-based cohort study[J]. The lancet public health, 2020, 5（12）: e672-e681.

② LI Y, GAO S, HAN Y, et al. Variants of focal adhesion scaffold genes cause thoracic aortic aneurysm[J]. Circulation research, 2020, 128（1）: 8-23.

学改变、临床特征及预后密切相关，据此将脑干胶质瘤分为 4 种甲基化亚型：H3-桥脑型（H3-Pons）、H3- 延髓型（H3-Medulla）、IDH 型及类毛细胞型（Pilocytic Astrocytoma-like，PA-like）。其中 H3- 桥脑型和 H3- 延髓型携带相同的 H3K27M 突变，但发病机制并不相同，前者主要表现为细胞周期信号通路异常，后者主要表现为免疫相关信号通路异常，两种脑干胶质瘤的预后存在显著差异。该研究在全球首次揭示 H3K27M 突变型延髓胶质瘤的分子病理特点，首次发现除 H3K27M 突变外，肿瘤起源部位及肿瘤微环境在脑干胶质瘤发生中具有重要作用，为理解脑干胶质瘤的发病机制、进一步推动脑干胶质瘤的精准诊疗提供了理论依据。相关研究成果于 2020 年 6 月发表在 *Nature Communications*[①]。

26. 发现正常衰老过程中的神经免疫调节机制

衰老过程中通常伴随着机体系统性炎症的增加，但尚未明确免疫系统是否参与正常的大脑衰老过程及发挥了何种作用。

天津医科大学总医院与首都医科大学附属北京天坛医院合作，比较了年轻人和老年人的脑组织免疫印记，首次发现自然杀伤细胞等免疫细胞随着年龄增长在人脑内逐渐增加。这些细胞大多位于脑内齿状回区域，邻近神经前体细胞。研究人员利用基因编码和谱系示踪方法，发现白介素 27 等免疫因子可以激活并扩增脑内聚集的免疫细胞，而这类免疫因子在衰老的神经前体细胞中高度表达。RNA 测序和免疫筛选等结果表明，衰老导致神经前体细胞表面的主要组织相容性复合体 I 类分子下调，造成免疫耐受缺失，从而在正常大脑衰老过程中激活免疫监视，损伤神经前体细胞。通过免疫干预清除衰老大脑内的免疫细胞，能够促进神经前体细胞的存活并改善认知功能。

该研究对深入理解正常衰老过程中的神经免疫调节机制，以及探索老年疾病神经修复、认知功能减退的预防及干预策略具有重要的临床意义。相关研究成果于 2020 年 11 月在线发表在 *Nature Neuroscience*[②]。

---

① CHEN L H, PAN C, DIPLAS B H, et al. The integrated genomic and epigenomic landscape of brainstem glioma[J]. Nat Commun, 2020，11（1）:3077.

② JIN W N, SHI K, HE W, et al. Neuroblast senescence in the aged brain augments natural killer cell cytotoxicity leading to impaired neurogenesis and cognition[J]. Nat Neurosci, 2021，24（1）:61−73.

27. 发现呼吸道合胞病毒复制相关宿主因子

呼吸道合胞病毒（Respiratory Syncytial Virus，RSV）是引起小儿细支气管炎和肺炎的主要病原体，堪称全球儿童"头号杀手"，目前尚无有效疫苗。在体内复制过程中，RSV 与宿主相互作用。病毒利用宿主细胞中的必需因子，逃避宿主免疫防御以完成其生命周期。

中国医学科学院北京协和医学院病原生物学研究所联合首都医科大学附属北京儿童医院等团队，利用人类 cDNA 文库，对 RSV 复制相关的宿主细胞因子进行功能获得性筛选，发现 9 个促进病毒复制和 49 个抑制病毒复制的宿主基因，其中趋化因子配体 4（Chemokine Ligand 4，CXCL4），又称血小板因子 4（Platelet Factor 4，PF4），呈现最强的抑制病毒复制表型。CXCL4 通过与 RSV 主要受体硫酸乙酰肝素结合，竞争性阻断病毒的吸附并抑制病毒复制。小鼠 RSV 感染模型中，经鼻预先给予 CXCL4 可抑制病毒复制，使肺部炎症水平明显下降。研究人员进一步分析 RSV 感染患儿的呼吸道样本和血液样本，发现 RSV 感染后患者血浆、鼻咽抽吸物中的 CXCL4 水平显著升高；血浆 CXCL4 水平与疾病严重程度呈负相关，气道 CXCL4 水平与病毒载量和疾病严重程度呈正相关，推测可能与病毒复制，以及气道炎症导致 CXCL4 及其分泌细胞向感染部位迁移有关。该研究发现提示 CXCL4 在预警 RSV 重症感染中的潜在标识作用。相关研究成果于 2020 年 9 月发表在 *American Journal of Respiratory and Critical Care Medicine*[①]。英国免疫学会前主席 Peter Openshaw 同期发表评述认为，"该研究将推动 CXCL4 在 RSV 感染导致的支气管炎中的应用，开启了新临床转化之路"[②]。

28. 揭示干燥综合征相关肺动脉高压的高危因素及预后

结缔组织病相关肺动脉高压（Pulmonary Arterial Hypertension，PAH）的临床特征隐匿，早期诊断困难，治疗效果不佳，是死亡的重要因素之一。干燥综合征（Sjögren's Syndrome，SS）是三大常见伴发 PAH 的结缔组织病之一，既往国际研究

---

① HAN Z, RAO J, XIE Z, et al. Chemokine （C-X-C Motif） ligand 4 is a restrictor of respiratory syncytial virus infection and an indicator of clinical severity[J]. Am J Respir Crit Care Med, 2020，202（5）：717-729.

② WISEMAN D J, THWAITES R S, OPENSHAW P J M. A new role for CXCL4 in respiratory syncytial virus disease[J]. Am J Respir Crit Care Med, 2020, 202（5）：648-649.

严重缺乏，规模最大的研究仅总结了 18 例病例。

中国医学科学院北京协和医院牵头开展了全国 SS-PAH 患者登记注册研究，构建全球首个多中心前瞻性临床队列，探索 SS-PAH 的危险因素、临床特征及预后相关信息。研究团队充分利用国家风湿病数据中心平台，面向全国推广 SS-PAH 诊治经验，目前已经建立 20 家结缔组织病相关肺动脉高压的诊治示范中心，入组并建成了全球规模最大的长期规律随访的多中心 SS-PAH 临床队列，入组 SS-PAH 患者 103 例，最长随诊近 8 年。基于多中心的前瞻性队列，研究人员验证了 SS 患者发生 PAH 的高危因素及长期预后情况，在国际上首次报道了中国人群 SS-PAH 的长期生存率，并建议 SS 患者合并抗 SSB 和抗 RNP 抗体阳性患者进行 PAH 的常规筛查，从而实现早期诊断和干预。相关研究成果于 2020 年 11 月发表在 *European Respiratory Journal* [1]。

29. 基于高深度全基因组测序揭示 2 型糖尿病遗传风险

基于大规模、代表性、全面性的中国人群队列研究，形成高质量的中国人群特异性数据和研究体系，将成为我国精准医学发展的重要基础。上海交通大学医学院附属瑞金医院依托转化医学国家重大科技基础设施（上海）和医学基因组学国家重点实验室，联合全国 29 家研究机构和医院实施了中国代谢解析计划 ChinaMAP（China Metabolic Analytics Project）。

ChinaMAP 一期研究对覆盖全国 27 个省、8 个民族、超过 1 万人的高深度全基因组测序数据和表型进行了系统性分析。研究人员使用国产高通量测序平台进行了 40X 深度全基因组测序，完成了高质量的中国人群遗传变异数据构建、中国人群体结构分析、基因组特征比较及变异频谱和致病性变异解析。基于 ChinaMAP 队列，研究人员对 2 型糖尿病遗传风险进行了多基因风险评分，显示 2 型糖尿病高风险和低风险的个体之间存在非常显著的血糖差异，高风险个体随着年龄的增加，空腹和餐后 2 小时血糖都显著高于中风险和低风险个体。这些结果提示基于中国人群数据对 2 型糖尿病及其他代谢性疾病进行精确风险评估的重要性，通过高深度全基因组数据和精细表型分析，可为疾病机制研究、预防、遗传咨询和公共卫生管理提供依据，也为中国人群的精准基因组学研究提供了参考数据。相关研究成果于 2020 年 9

---

① WANG J, LI M, WANG Q, et al. Pulmonary arterial hypertension associated with primary sjögren's syndrome: a multicentre cohort study from China[J]. Eur Respir J, 2020, 56（5）: 1902157.

月发表在 *Cell Research*①。

30. 揭示胰岛素抵抗与 β 细胞功能障碍对 2 型糖尿病的发病影响

我国关于胰岛素抵抗、β 细胞功能障碍、肥胖与糖尿病相互作用的全国性研究数量有限。上海交通大学医学院附属瑞金医院的研究团队使用中国心脏代谢疾病和癌症队列研究（China Cardiometabolic Disease and Cancer Cohort Study，4C），完成了胰岛素抵抗和 β 细胞功能障碍及二者的交互作用对 2 型糖尿病发病风险的作用研究，揭示了肥胖对糖尿病病因的影响。结果显示，与 β 细胞功能障碍相比，胰岛素抵抗可能导致更高的糖尿病发病风险，该关联性在肥胖人群中更加显著，提示肥胖是影响中国人胰岛素抵抗与糖尿病之间关联的重要因素，为重新审视中国糖尿病的病因特点提供了科学证据，对中国糖尿病的流行原因及潜在病因的认识也更加明晰。相关研究于 2020 年 2 月发表在 *Lancet Diabetes & Endocrinology*②。

31. 发现 HBV 相关性慢加急性肝衰竭预后标志物

乙型肝炎基础上的慢加急性肝衰竭（HBV-related Acute-on-Chronic Liver Failure，HBV-ACLF）是一种发生于慢性肝脏疾病患者并迅速恶化的肝衰竭综合征。HBV-ACLF 进展迅速，会在几周内出现高黄疸、凝血功能障碍、肝性脑病等并发症，平均死亡率为 40% 左右，临床亟须用于风险分层的预后生物标志物。

浙江大学医学院附属第一医院的研究人员对 10 例 HBV 相关的急性肝失代偿肝功能衰竭患者和 20 例 HBV-ACLF 患者进行了 TMT 标记的定量蛋白质组分析，发现差异表达蛋白 - 纤溶酶原（Plasminogen，Plg）是 HBV-ACLF 潜在的预后标志物，并在一个横断面队列（$n = 144$）中对其进行了初步验证。研究人员进一步在前瞻性 HBV-ACLF 队列（$n = 207$）中发现，死亡病例入院时的纤溶酶原水平明显低于幸存者；高纤溶酶原水平患者的累计生存时间明显长于低纤溶酶原水平患者；在住院期间，病情恶化组纤溶酶原水平逐渐下降，而病情改善组纤溶酶原水平显著升高。研究人员利用纤溶酶原水平、肝性脑病的发生与否、年龄、国际标准化比值

① CAO Y, LI L, XU M, et al. The ChinaMAP analytics of deep whole genome sequences in 10 588 individuals[J]. Cell Res, 2020, 30（9）：717–731.

② WANG T, LU J, SHI L, et al. Association of insulin resistance and β -cell dysfunction with incident diabetes among adults in China: a nationwide, population-based, prospective cohort study[J]. Lancet diabetes endocrinology，2020, 8（2）：115–124.

（International Normalized Ratio，INR）和总胆红素构建了 HBV-ACLF 预后评价指标（P5 值）。该指标显著优于现有的 Child-Pugh、MELD、CLIF-C ACLF、COSSH 和 HINT 等预后模型评分系统。该研究通过多中心前瞻性队列研究表明纤溶酶原可能成为 HBV-ACLF 的预后生物标志物，连续测量纤溶酶原可以评估 HBV-ACLF 的临床病程。相关研究成果于 2020 年 3 月发表在 *Journal of Clinical Investigation*[1]。

32. 发现 IgA 肾病发生发展新机制

IgA 肾病（IgA Nephropathy，IgAN）是最常见的原发性肾小球疾病，也是我国尿毒症的主要病因之一。IgAN 的发生和进展机制尚不明确，缺乏有效治疗手段，20% ~ 40% 患者在确诊 20 年内发展至终末期肾脏病。

中国人民解放军总医院联合北京大学研究团队，对 IgAN 肾脏和 CD14+ 外周血单个核细胞（Peripheral Blood Mononuclear Cell，PBMC）进行单细胞 RNA 测序和生物信息学分析。结果显示，IgAN 系膜细胞中 JCHAIN 表达显著上调。JCHAIN 是 IgA 二聚体和跨上皮转运的关键分子。系膜细胞中高表达的 JCHAIN 可能与骨髓来源的单体 IgA1 二聚化和系膜区特异性沉积有关。细胞配体 - 受体分析提示 IgAN 系膜细胞与其他肾实质细胞、免疫细胞间的交流增加，这一现象反映了肾脏病变从系膜区向整个肾脏扩散的过程。该研究绘制了 IgAN 肾脏和 PBMC 单细胞基因表达谱，发现一系列与 IgAN 发生和进展相关的差异表达基因，有助于更深入地理解 IgAN 的发展机制，为 IgAN 诊治提供潜在的干预靶点和预后评估的生物标志物。相关研究成果于 2020 年 12 月作为封面论文发表在 *Cell Reports*[2]。

33. 发现肠道微生物组成可用于鉴别重性抑郁障碍及双相情感障碍

重性抑郁障碍（Major Depressive Disorder，MDD）与双相情感障碍（Bipolar Disorder，BD）是两种常见的严重精神疾病，二者症状有很多相似之处（双相情感障碍患者也多表现为抑郁发作），但药物治疗策略不同，所以早期的鉴别诊断对治疗至关重要。这两种疾病的早期诊断准确性不理想，因此挖掘客观的诊断标志物是该领域的关键任务之一。肠道微生物组（Gut Microbiome）对维持人体健康具有不可

① WU D, ZHANG S, XIE Z, et al. Plasminogen as a prognostic biomarker for HBV-related acute-on-chronic liver failure[J]. J Clin Invest, 2020, 130（4）: 2069-2080.

② ZHENG Y, LU P, DENG Y, et al. Single-cell transcriptomics reveal immune mechanisms of the onset and progression of IgA Nephropathy[J]. Cell Rep, 2020, 33（12）: 108525.

或缺的作用，能够通过其代谢产物与宿主免疫系统、迷走神经通路等相互作用并影响脑功能，参与脑疾病发生。

重庆医科大学附属第一医院联合首都医科大学附属北京安定医院等研究团队研究了 MDD 和 BD 中肠道微生物组的变化。研究人员采用 16S rRNA 基因测序方法，比较 165 例 MDD 患者、271 例 BD 患者及 217 例健康对照的粪便微生物组成，发现三组人群的肠道微生物组成显著不同。三组人群中共鉴定出 26 个差异分类单元（Operational Taxonomic Units，OTU），主要属于毛螺菌科、拟杆菌科、假单胞菌科和瘤胃菌科。这些 OTU 组合后可以有效地区分三组人群，其中 4 个 OTU（主要属于毛螺菌科）还可反映抑郁或双相情感障碍的症状严重程度。与健康人相比，MDD 和 BD 患者的 4 个 OTU 出现一致改变。基因共表达网络分析显示，MDD 患者中上调的 5 个拟杆菌科 OTU 和 1 个瘤胃菌科 OTU 形成了一个正相关的共变网络；在 MD 患者中，变化的 OTU 构成相对复杂的共表达网络。该研究为进一步明确 MDD 与 BD 的关键致病菌及调控网络奠定了基础，有助于开发基于菌株的诊断与治疗新方法。相关研究成果于 2020 年 2 月发表在 *Advanced Science*[①]。

34. 揭示重性抑郁症与肠道微生物之间的关联性

重性抑郁障碍具有高患病率、高自杀率、高致残率的特点。根据世界卫生组织 2017 年的数据显示，全球患抑郁症的人数 1 亿～ 2 亿人，到 2022 年可能成为死亡和疾病的第二大原因，也是发展中国家最严重的疾病负担之一。

首都医科大学附属北京安定医院联合重庆医科大学附属第一医院和浙江大学附属第一医院，揭示了 MDD 肠道生态系统中不同噬菌体、细菌和粪便代谢产物的相互作用网络。研究人员采用宏基因组联合非靶向代谢组学的方法，比较了 MDD 患者和健康人的肠道细菌组、病毒组和粪便代谢组学特征，并阐明其相互作用。研究共纳入了 311 例受试者（其中 MDD 患者 156 例，健康受试者 155 例），发现：① MDD 患者和健康人群的 3 个噬菌体、47 个菌种和 50 个粪便代谢物存在明显差异，MDD 患者主要表现出拟杆菌属丰度增加、布劳特氏菌属（*Blautia*）和优杆菌属（*Eubacterium*）丰度减少等特征；②共表达网络分析显示细菌与粪便代谢产物形成了强烈而广泛的关联性，而噬菌体与细菌或粪便代谢产物之间只表现出轻度的相关

---

① ZHENG P, YANG J, LI Y, et al. Gut microbial signatures can discriminate unipolar from bipolar depression[J]. Adv Sci , 2020,7（7）: 1902862.

性；③氨基酸代谢紊乱与抑郁症的肠道生态系统密切相关，其中"精氨酸、脯氨酸和 GABA 代谢""苯丙氨酸代谢""色氨酸代谢"紊乱尤为突出；④选择差异菌种、噬菌体和代谢物中各 2 种代表性指标进行组合，可用于 MDD 诊断，AUC 为 0.98。该研究首次系统地描绘了 MDD 患者的肠道细菌组、病毒组和粪便代谢组学特征及相互作用网络，采用差异微生物组酶基因反映特定代谢通路的分析新策略，为解析 MDD 患者的肠道微生物紊乱机制提供了新的方向。相关研究结果于 2020 年 12 月发表在 *Sicence Advance*[①]。

35. 痴呆症研究领域取得系列成果

首都医科大学宣武医院研究团队在中国成人痴呆症、阿尔茨海默病（Alzheimer's Disease，AD）和轻度认知障碍（Mild Cognitive Impairment，MCI）的流行病学、易感基因、风险预测、精准诊断等领域取得了一系列重要研究成果。①统计出中国痴呆症造成的经济负担，揭示中国痴呆症患者人均年花费为 12 万元，年度总花费达 1 万多亿元。②更新中国轻度认知障碍和痴呆症流行病学数据：通过大规模流行病学调查发现，中国 60 岁以上人群中痴呆症患病率为 6.04%，两类疾病患病人数共计 5300 多万；系统探究了痴呆症及 MCI 的危险因素，发现 9 种可控和 3 种不可控的危险因素，为制定痴呆症干预策略提供了依据。③发现国人 AD 的新易感基因：通过对中国 11 506 例受试者的全基因组关联研究（Genome-Wide Association Study，GWAS），发现了 4 个新 AD 风险位点，并据此构建了 11 种风险预测模型，为 AD 的早期筛查提供了新的遗传标志物；同时，收集全国 15 000 余例受试者，开展了 APOE ε4 对不同亚型 AD 的风险预测效力，发现 APOE 单 ε4 和双 ε4 基因型携带者比非携带者发生 AD 的风险分别高出 5.72 和 22.95 倍，并提出相应的干预策略。④发现家族性 AD 的致病基因突变谱：首次通过对全国范围内收集的 404 个 AD 家系的基因测序，筛选出多个 AD 相关的致病基因（APP、PSEN1、PSEN2 等）的突变谱，并筛查出 11 个全新的致病基因新突变。⑤发现新的认知障碍早期诊断外周标志物：在国际上首次比较了 AD 同一患者血液和脑脊液外周标志物的诊断效力，发现外周血中外泌体 Aβ、Tau 的诊断效力等同于脑脊液，为 AD 的早期诊断提供了重要手段，且该方法可提前 5 ～ 7 年预测 AD，准确率达 87% ～ 89%。相关研究成果

① YANG J, ZHENG P, LI Y, et al. Landscapes of bacterial and metabolic signatures and their interaction in major depressive disorders[J]. Sci Adv, 2020, 6（49）:eaba8555.

先后发表在 *Alzheimer's and Dementia*[1][2] 和 *Brain*[3] 等期刊上。

36. 发现抗骨质疏松靶向药"地舒单抗"延迟给药 4 个月以上会增加骨折风险

我国居民面临较高的骨关节退行性疾病负担，50 岁以上人群骨质疏松症患病率达 19.2%。地舒单抗（denosumab）是首个应用于骨质疏松症的生物制剂，已被多个国际权威诊疗指南推荐，该药作用时间短，无法在体内蓄积，具有"快进快出"的药代动力学特性，因此存在疾病症状反弹的潜在风险。

中国人民解放军总医院联合中南大学湘雅医院、哈佛大学医学院附属布莱根妇女医院、麻省总医院等团队，采用观察性数据模拟随机对照试验，开展因果推断研究，利用真实世界证据发现地舒单抗延迟给药 4 个月以上可能显著升高腰椎骨折风险（升高 291%）。该研究发现为地舒单抗的合理使用提供了重要的科学证据，有望对国内外骨质疏松诊疗指南产生重要影响。相关研究成果于 2020 年 10 月发表在 *Annals of Internal Medicine*[4]。国际临床骨密度学会主席、明尼苏达大学 John Schousboe 教授同期发表专题评论[5]，充分肯定了该研究在治疗骨质疏松方面的重要价值。此外，该研究被收录于著名循证医学数据库 UpToDate，并先后被 NEJM Journal Watch 等国外医学专业媒体报道 18 次，产生了良好的国际反响。

37. 发现常染色体显性遗传性 IFAP 综合征的新致病基因

IFAP 综合征（Ichthyosis Follicularis with Atrichia and Photophobia Syndrome）是一种以毛囊性鱼鳞病、少毛及畏光为主要表现的遗传性疾病，既往观点认为 X 染色体上的膜结合转录因子蛋白酶位点 2（Membrane-Bound Transcription Factor Protease Site 2，MBTPS2）是其主要致病原因。然而，临床上仍有一部分散发或呈常染色体

---

① JIA L, XU H, CHEN S, et al. The APOE ε 4 exerts differential effects on familial and other subtypes of Alzheimer's disease[J]. Alzheimers Dement, 2020, 16（12）: 1613−1623.

② JIA L, ZHU M, KONG C, et al. Blood neuro-exosomal synaptic proteins predict Alzheimer's disease at the asymptomatic stage[J]. Alzheimers Dement, 2021, 17（1）: 49−60.

③ JIA L, LI F, WEI C, et al. Prediction of Alzheimer's disease using multi-variants from a Chinese genome-wide association study[J]. Brain, 2021, 144（3）: 924−937.

④ LYU H, YOSHIDA K, ZHAO S S, et al. Delayed denosumab injections and fracture risk among patients with osteoporosis: a population-based cohort study[J]. Ann Intern Med, 2020, 173（7）: 516−526.

⑤ ENSRUD K E, SCHOUSBOE J T. Delayed denosumab injections and fracture risk[J]. Ann Intern Med, 2020, 173（7）: 582−583.

显性遗传的患者，其 IFAP 综合征致病基因尚不清楚。

北京大学第一医院联合德国波恩大学团队，揭示固醇通路重要转录因子 SREBF1（Sterol Regulatory Element Binding Transcription Factor 1）可能是 IFAP 综合征的新致病基因。研究团队对 11 例散发或家族性 IFAP 患者进行全外显子组测序，确定了常染色体显性遗传性 IFAP 的新致病基因是胆固醇合成调控转录因子的编码基因 SREBP1（Sterol Regulatory Element Binding Protein-1）。SREBF1 是固醇通路上的关键转录因子，可通过感受环境固醇的浓度来调控一系列重要脂质的合成和表达。研究人员发现 IFAP 综合征患者的三个突变位点均位于 SREBP-1 的加工酶剪切的识别位点。体外功能学实验显示，携带突变位点的 SREBP-1 在缺乏固醇的情况无法被加工成活性形式，阻碍了 SREBP-1 进入细胞核内发挥转录活性，使得固醇通路相关底物无法被正常转录，影响 SREBP-1 在低胆固醇条件下调控脂质和胆固醇合成相关蛋白的转录，最终导致疾病。研究人员进一步对 4 例患者的头皮组织进行转录组测序后发现，组织中低密度脂蛋白等脂质合成下调，且特异性表达于毛囊外毛根鞘的特定角蛋白也出现了表达下调，表明患者表皮细胞出现大量早期凋亡，导致患者毛发脱落及皮肤角化异常。该研究提示脂质代谢调节可能是皮肤角化、脱毛及角膜疾病治疗的潜在靶向通路。相关研究成果于 2020 年 7 月发表在 *American Journal of Human Genetics*[①]。

38. 发现 P 选择素糖蛋白配体 -1 抗 HIV 病毒新机制

P 选择素糖蛋白配体 -1（P-selectin Glycoprotein Ligand-1, PSGL-1）是一种具有同源二聚体结构的跨膜糖蛋白，是 P、E 和 I 选择素的受体，主要存在于淋巴细胞和髓细胞表面，在炎症期间表达升高，能够调节白细胞在内皮细胞表面的黏附和滚动过程，促进其向炎症组织迁移。既往研究虽然发现 PSGL-1 的表达可抑制 HIV-1 复制，但其中的机制尚未阐明。

中国医科大学附属第一医院应用蛋白芯片筛选艾滋病毒（Human Immunodeficiency Virus，HIV）体外感染系统，首次发现整合入 HIV 病毒颗粒的 PSGL-1 分子可通过阻断病毒与靶细胞结合，从而抑制病毒感染。研究人员发现，过

---

① WANG H, HUMBATOVA A, LIU Y, et al. Mutations in SREBF1, encoding sterol regulatory element binding transcription factor 1, cause autosomal-dominant IFAP syndrome[J]. Am J Hum Genet, 2020, 107（1）: 34−45.

表达 PSGL-1 分子并不阻断 HIV-1 病毒颗粒的释放，但能够明显降低子代 HIV-1 病毒对靶细胞的感染能力。PSGL-1 的抑制作用最早出现于 HIV-1 病毒与靶细胞的结合阶段，其中 PSGL-1 胞外 N- 末端结构域对其抗 HIV-1 活性是必需的，其胞内区则主要起辅助作用。该研究解释了 PSGL-1 抗病毒机制及 PSGL-1 抑制病毒作用的功能区域，发现一种全新的宿主抗病毒模式，不仅从基础研究角度丰富了对人类免疫细胞抗病毒机制的认识，也为广谱的抗病毒药物研发提供了新型可用靶点。相关研究成果于 2020 年 4 月发表在 *Proceedings of the National Academy of Sciences of the United States of America*[①]。

39. 证实针灸可有效治疗无先兆性发作性偏头痛

无先兆偏头痛是最常见的偏头痛类型，大约占偏头痛的 80%。发作时没有明确的先兆，持续时间比先兆偏头痛更长（可以持续数天）。患者主要表现为一侧头部呈现发作性、搏动性头痛，通常会导致患者出现恶心、呕吐、出汗、畏光等症状。预防性治疗可以减少头痛发作的频率，只有 13% 的患者报告目前正在使用预防性药物，因为此类药物对大部分患者无效，头痛的诱发因素包括强烈的情绪刺激，以及进食奶酪、巧克力、红酒等食物。针灸是治疗包括偏头痛的潜在疗法，但针灸的科学证据还有待证实。

华中科技大学同济医学院研究人员在 7 家医院招募了 150 例未经针灸治疗的无先兆发作性偏头痛患者进行随机、单盲临床试验。在日常护理基础上，随机接受 20 次人工真针穴位针灸（针灸组）或 20 次非穿透假针模拟（对照组），部分患者需要接受 8 周以上的日常护理。研究的主要终点为每月偏头痛天数和偏头痛发作次数。结果显示，相比于对照组，针灸组患者偏头痛天数在第 13 ~ 20 周显著减少，发作次数在第 17 ~ 20 周显著减少。针灸组在 13 ~ 16 周的偏头痛天数平均减少 3.5 天，而对照组减少 2.4 天；17 ~ 20 周，针灸组减少 3.9 天，对照组减少 2.2 天。17 ~ 20 周，针灸组偏头痛发作次数减少 2.3 次，对照组减少 1.6 次，且未发生严重不适。该研究表明，与假针灸或常规护理相比，针灸能使偏头痛天数和发作频率显著降低，对无先兆发作性偏头痛患者具有一定的预防作用。英国国家医疗服务系统基金会的神经科学家 Heather Angus-Leppan 在同期发表评述文章认为，现在有充分的证据表明针

① FU Y, HE S, WAHEED A A, et al. PSGL-1 restricts HIV-1 infectivity by blocking virus particle attachment to target cells[J]. Proc Natl Acad Sci U S A, 2020, 117（17）: 9537 9545.

灸是一种治疗阵发性偏头痛的有效方法，这项研究有助于将针灸从辅助医学领域的一种未经证实的地位，转变为一种可接受的基于证据的治疗方法[①]。相关研究成果于2020年3月发表在 *British Medical Journal* [②]。

40.首次从单细胞水平全面分析人体胚胎和成年时期的细胞类型

正常成年人全身共有约37万亿个细胞，不同体细胞具有独特的基因表达特征，在不同发育阶段发挥多种功能，并可能导致不同的病变。随着测序技术的飞速发展，研究人员能够从单细胞水平了解细胞内的基因表达图谱。通过汇集生物学、医学、计算机、工程学等多学科力量，各国研究人员先后开启了"人类细胞图谱"的研究。

浙江大学医学院研究团队开发了 Microwell-seq 高通量单细胞测序平台，对中国汉族捐献者的60种人体组织进行了单细胞转录组分析，建立了70多万个单细胞的转录组数据库，鉴定了人体100余种细胞大类和800余种细胞亚类。研究人员在分析过程中发现一些细胞群具有特殊的表达特征，进而鉴定了多种分类上介于经典免疫细胞和非免疫细胞的内皮、上皮和基质细胞。通过比较人体数据和小鼠数据，研究人员发现人和小鼠之间有95%的细胞类型具有很强的相似性。

基于测序结果，研究人员开发了用于识别人体细胞类型的 scHCL 单细胞比对系统，并搭建了人类细胞蓝图网站（http://bis.zju.edu.cn/HCL）。该项工作首次从单细胞水平上全面分析了胚胎和成年时期的人体细胞类型，并形成探索细胞命运决定机制的资源库，开发了鉴定人体正常与疾病细胞状态的新方法。相关研究成果于2020年5月发表在 *Nature* [③]。

41.完成大规模食管鳞状细胞癌基因组图谱绘制

山西医科大学、中国医学科学院北京协和医学院、北京大学、深圳北京大学香港科技大学医学中心、百度公司等联合研究团队对508例食管鳞状细胞癌

① ANGUS-LEPPAN H. Manual acupuncture for migraineNew trial moves acupuncture from complementary therapy to evidence based treatment[J]. BMJ, 2020, 368: m1096.

② XU S B, YU L L, LUO X, et al. Manual acupuncture versus sham acupuncture and usual care for prophylaxis of episodic migraine without aura: multicentre, randomised clinical trial[J]. BMJ, 2020, 368: m697.

③ HAN X, ZHOU Z, FEI L, et al. Construction of a human cell landscape at single-cell level[J]. Nature, 2020, 581（7808）：303−309.

（Esophageal Squamous Cell Carcinoma，ESCC）患者进行全基因组测序，完成了迄今为止规模最大的 ESCC 基因组图谱绘制，发现 5 个与预后不良相关的关键分子特征。其中，NFE2L2 基因可能是 ESCC 中的一个抑癌基因，其发生突变与不良预后密切相关。研究人员还发现潜在的非编码基因突变，SLC35E2 基因启动子区域中的点突变与患者较差的生存率相关。约 5.9% 和 15.2% 的患者分别有较高的肿瘤突变风险或可操作的突变，免疫治疗或靶向治疗可能让他们获益。该研究发现了与 ESCC 临床相关的编码和非编码基因组改变，揭示了三种主要的亚型，对深入了解 ESCC 的分子机制、提高我国食管癌早期诊断和预防效率具有重要意义。相关研究成果于 2020 年 5 月发表在 *Cell Research*[①]。

42. 揭示我国小气道功能障碍的流行状况及危险因素

小气道通常定义为管腔直径 < 2 mm 的呼吸道，小气道阻塞早期难以发现，但在晚期疾病中会对肺功能造成极大影响。小气道功能障碍也是慢性阻塞性肺病（Chronic Obstructive Pulmoriary Disease，COPD）和哮喘的早期征兆。因此，小气道功能的测量有助于识别出肺部疾病早期阶段或高风险的人群。

中日友好医院联合中国肺部健康（China Pulmonary Health，CPH）研究团队基于"中国成人肺部健康研究"项目，完成规模最大的中国人群中小气道功能障碍患病负担评估工作，首次在具有良好全国代表性的人群中评估我国小气道功能障碍的流行状况及危险因素。结果显示，我国 43.5% 的 20 岁以上人群患有小气道功能障碍，总人数约 4.26 亿；在吸入支气管扩张剂前一秒用力呼气容积（Forced Expiratory Volume in One Second，FEV1）及第一秒用力呼气容积占用力肺活量比值（FEV1/FVC）正常的人群中，25.5% 存在小气道功能障碍，总人数约 2.53 亿；在吸入支气管扩张剂前后 FEV1 及 FEV1/FVC 均正常的人群中，11.3% 存在小气道功能障碍，总人数约 1.11 亿。此外，吸烟、大气污染和肥胖是小气道功能障碍的主要可预防风险因素，如吸烟者出现小气道功能障碍的风险是非吸烟者的 1.16 倍。该研究以严格的科学方法进一步证明了实施全面控烟对早期肺部健康的重要性。小气道功能障碍作为呼吸系统疾病的早期表现，针对其危险因素采取防控措施刻不容缓，其中推动

---

① CUI Y, CHEN H, XI R, et al. Whole-genome sequencing of 508 patients identifies key molecular features associated with poor prognosis in esophageal squamous cell carcinoma[J]. Cell Res, 2020, 30（10）: 902−913.

控烟工作应是重中之重，同时还应增强空气污染防护意识、控制体重、养成良好的生活习惯。相关研究成果于 2020 年 11 月发表在 *Lancet RespiratoryMedicine*[①]。

二、新技术新方法

2020 年，我国临床医学研究取得了一批突破性临床诊疗新技术新方法，光学诊断、液体活检、基因检测等新技术不断取得创新，多方位提升疾病防治水平。

1. 开发结直肠癌光学诊断深度学习模型

结直肠癌（Colorectal Cancer，CRC）是全球第二大癌症相关死亡原因，也是第三大常见癌症类型。结肠镜检查是筛查 CRC 最常用的工具，可直接对肠道肿瘤肿物进行活检和病理诊断，尽早发现癌前病变和 CRC 并进行手术切除，对于提高患者生存有积极意义。通过结肠镜检查准确鉴别病变的良恶性对于选择最佳的临床治疗方案、避免不适当的切除、提高成本效益等具有重要的临床意义。

天津医科大学肿瘤医院研究团队开展了结直肠光学诊断深度学习模型的评价研究，开发了名为 CRCNet 的 CRC 光学诊断深度学习模型，对中心 12 179 名患者的 464 105 张肠镜图像进行训练，并在三个独立数据集的 2263 名患者中进行验证。结果表明，CRCNet 可有效区分 CRC 良恶性。在患者层面，3 组数据集的精确度召回率曲线下面积（Area Under the Precision-Recall Curve，AUPRC）分别为 0.882（95% CI: 0.828 ~ 0.931）、0.874（95% CI: 0.820 ~ 0.926）和 0.867（95% CI: 0.795 ~ 0.923）；在图像层面，AUPRC 分别为 0.990（95% CI: 0.987 ~ 0.993）、0.991（95% CI: 0.987 ~ 0.995）和 0.997（95% CI: 0.995 ~ 0.999）。研究证实了 CRCNet 模型诊断结果的一致性。CRCNet 模型的表现可与熟练的内窥镜医师相媲美，在两个测试集的性能上超过了内窥镜医师的平均表现（91.3% vs 83.8%，p<0.001，96.5% vs 90.3%，p=0.006）。该研究是迄今为止囊括结肠镜数量最大的数据集，开发的模型有望提高内窥镜医师结直肠癌的光学诊断水平，尤其是在医疗水平欠发达地区，为基层医疗机构提供了一种快速、准确和便利的结直肠癌结肠镜诊断工具，并能大幅提高结直肠癌的检出

① XIAO D, CHEN Z, WU S N, et al. Prevalence and risk factors of small airway dysfunction, and association with smoking, in China: findings from a national cross-sectional study[J]. The Lancet Respiratory Medicine, 2020, 8（11）: 1081-1093.

率。相关研究成果于 2020 年 6 月发表在 *Nature Communications*[①]。

2. 开发基于 DNA 计算的肿瘤分子诊断技术

DNA 分子具有超大的数据平行计算容量和高密度信息储存能力，结合 DNA 的平行计算能力和分子识别能力，可实现精细、智能和复杂的分子计算，在需要借助多靶标多参数的复杂分子分型和疾病诊断中有着较大的应用潜力。然而，受限于生物样品中 DNA 浓度过低和背景环境复杂，DNA 计算很少进入到疾病的临床诊断中。

上海交通大学研究团队基于 DNA 计算开发了一种用于肿瘤分子诊断的技术，可同时分析血清样本中多个 miRNA 表达谱，在不需要人工干预和复杂仪器的情况下快速进行肺癌诊断，为肿瘤的无创分子诊断提供了新途径。研究人员利用 TCGA 数据库中肺癌 miRNA 表达谱进行机器学习模型训练，通过对数据库中 915 例非小细胞肺癌和 105 例健康人的 miRNA 表达谱进行差异表达分析和支持向量机训练，获得了一组非小细胞肺癌高度相关的特征 miRNA 及它们各自对应权重的分类模型：$\sum [c(miRNAn) * Wn]$。该模型在训练集中的准确率达到 98.7%，验证集准确率达到 98.3%，在理论计算层面实现精准非小细胞肺癌诊断。随后，通过设计 miRNA 的原位信号放大与信号转换方法，研究人员将血清中微量的特征 miRNA 通过线性扩增技术稳定等比例放大到纳米数量级，来满足 DNA 计算所需的序列设计空间。最后通过 DNA 计算来实现 SVM 模型中的乘法、加法和减法，在分子水平实现分类模型的计算公式 $\sum [c(miRNAn) * Wn]$。在 30 例合成样本的验证中，该方法灵敏度和特异性分别达到 100% 和 93.3%，准确率达到 96.7%，22 例临床实际样本检测中灵敏度和特异性分别达到 92.9% 和 86.7%，准确率达到 86.7%。该研究成功将 DNA 计算技术应用于临床疾病诊断，其快速、低成本、低误差及不依赖传统诊断方法的人工数据分析，为早期肿瘤无创诊断及复发监测提供了策略。相关研究成果于 2020 年 8 月发表在 *Nature Nanotechnology*[②]。

3. 创建眼部疾病医学图像密集标注技术

医学人工智能的发展面临优质数据提取困难、现有数据标注方法效率低等一系

---

① ZHOU D, TIAN F, TIAN X, et al. Diagnostic evaluation of a deep learning model for optical diagnosis of colorectal cancer[J]. Nature communications, 2020, 11（1）: 2961.

② ZHANG C, ZHAO Y, XU X, et al. Cancer diagnosis with DNA molecular computation[J]. Nature nanotechnology, 2020, 15（8）:709-715.

列问题，导致现有人工智能算法难以应对跨学科场景。如何利用一流医疗人才团队与海量循证医疗数据的优势，建立中国特色的医学人工智能发展模式，仍然是中国广大人工智能工作者们面临的重大科学问题。

中山大学中山眼科中心与西安电子科技大学的联合团队首创了医学图像密集标注技术 Visionome，能够智能、高效地诊断多种眼病。Visionome 基于解剖学和病理学特征对医学图像进行密集标注，与传统图片级分类标注方法相比，该技术可产生 12 倍的标签，这些标签训练的算法显示了更好的诊断性能。基于 Visionome，研究人员训练出可准确识别多种眼前段病变的裂隙灯图像智能评估系统，应用于大规模筛查、综合分诊、专家级评估、多路径诊疗建议等多个临床场景。在临床应用中，基于 Visionome 的"AI 眼科医生"可以诊断多种眼前段疾病，并且可以完成多项临床任务，准确率与眼科专家相似。在大规模筛查中，Visionome 对眼前段图像进行正常/异常判断时，准确率达 98.54%；在综合分诊，即定位眼前段图像病变所在解剖部位时，准确率为 93.75%；在针对特定解剖部位描述多项病理特征时，准确率超过 79.47%；在综合诊断结果及患者自报告的症状等信息时，Visionome 可进行诊疗方案建议。研究团队使用了 20 种系统未学习过的眼病（包括眼科十大急症及其他复杂眼病如圆锥角膜、虹膜囊肿、视网膜母细胞瘤等）对系统进行测试，在大规模筛查场景中准确率达到 84.00%。相关研究成果于 2020 年 8 月发表在 *Nature Biomedical Engineering*[①]。

4. 提出基于纳米变形器的肿瘤疫苗策略

癌症疫苗的免疫治疗效果受到肿瘤抗原的"溶酶体困境"和低免疫原性限制。清华大学和国家纳米科学中心的联合团队提出了一种由聚合物 - 多肽连接物的纳米变形器和其所负载抗原多肽组成的肿瘤疫苗。研究人员首先合成基于质子驱动的可变形纳米递送系统（纳米变形器），然后负载肿瘤抗原肽，制备成纳米疫苗。在偏酸性的溶酶体环境中，纳米变形器发生变化，将抗原肽释放到细胞质中。另外，该递送系统还具有佐剂效应，增强免疫反应，体内研究表明该递送系统能够有效地抑制小鼠肿瘤的生长。这种可变形纳米疫苗提供了一种高效、安全的肿瘤免疫治疗策

---

① LI WT, YANG YH, ZHANG K, et al. Dense anatomical annotation of slit-lamp images improves the performance of deep learning for the diagnosis of ophthalmic disorders[J]. Nature biomedical engineering, 2020, 4（8）: 767-777.

略。相关研究成果于 2020 年 12 月发表在 *Nature Nanotechnology*[①]。

5. 开发基于面部特征的冠心病早筛技术

在心脑血管疾病发生发展的漫长过程中，患者的面貌特征也受到了潜移默化的影响，表现出与常人不同的特征，包括头发稀疏或变白、皱纹、耳垂折痕、黄斑变性（通常在眼睑周围有小的黄色胆固醇沉积），以及角膜病变（脂肪和胆固醇沉积，在角膜外缘呈模糊的白色、灰色或蓝色不透明环）等。

中国医学科学院阜外医院与清华大学自动化系合作开发了一种通过人工智能深度学习技术分析面部图片以预测冠心病发病风险的系统，并开展一项共纳入 5796 名疑似冠心病患者的多中心横断面研究，验证了基于面部照片的冠心病风险模型预测效果。随后，研究人员在 2019 年 4-7 月收集了 9 家医院的 1013 名患者信息，并测试新算法。结果显示，验证组中，新算法在 80% 的病例中正确检测出心脏病（具有"敏感性"），并正确检测出 61% 的非心脏病的病例（"特异性"）。试验组的敏感性为 80%，特异性为 54%。该深度学习算法优于现有的预测心脏病风险的方法（Diamond-Forrester 模型和 CAD 联盟临床评分）。预测系统可极大提高临床中冠心病患者的诊断评估效率，可作为最终冠脉造影有创确证性诊断、冠脉严重病变且接受冠状动脉旁路移植术患者的上游筛查手段。相关研究成果于 2020 年 12 月发表在 *European Heart Journal*[②]。

6. 构建新型肿瘤示踪剂

复发转移是根治肿瘤的最大障碍。多数肿瘤患者在常规治疗下可达到临床痊愈的状态，然而，即使影像检查结果正常，部分患者体内仍存在微小潜伏癌灶，在适宜条件下就会复发、转移并危及生命。

华中科技大学同济医学院附属同济医院和中国医学科学院北京协和医学院的联合研究团队基于鞭毛体肽库筛选出针对 VEGFR-3 受体的靶向肽 TMVP1，靶向高转移肿瘤的原发灶及微小转移灶。研究人员对 TMVP1 进行结构改造，将 TMVP1 与放射性核素 ^{68}Ga 连接，构建出新型的肿瘤示踪剂 ^{68}Ga-DOTA-TMVP1，应用 PET-

① GONG N, ZHANG Y, TENG X, et al. Proton-driven transformable nanovaccine for cancer immunotherapy[J]. Nature nanotechnology, 2020，15（12）:1053-1064.

② LIN S, LI Z, FU B, et al. Feasibility of using deep learning to detect coronary artery disease based on facial photo[J]. European heart journal, 2020, 41（46）: 4400-4411.

CT 特异性的识别微小转移灶。动物实验发现，该示踪剂可对宫颈癌、卵巢癌等多种实体瘤显像，并对重要脏器无明显毒副作用。在进一步研究中，将 ^{68}Ga-DOTA-TMVP1 与传统的 ^{18}F-FDG 进行比较，探索其对妇科肿瘤转移灶的显像效能。结果显示，^{68}Ga-DOTA-TMVP1 安全性良好，能够显现大部分的肿瘤转移灶，与传统的 ^{18}F-FDG 效果相当，在 1 例复发性内胚窦瘤中，效果甚至优于 ^{18}F-FDG，提示此显像剂在 VEGFR-3 表达阳性的肿瘤中具有良好的应用前景。相关研究成果于 2020 年 3 月发表在 *Clinical Cancer Research*[1]。

7. 开发基于共价有机框架的大肠癌检测新方法

共价有机框架（Covalent-Organic Frameworks，COF）是以 C、O、N、B 等元素通过可逆缩合反应，以共价键连接形成的二维或三维多孔结晶聚合物，由于其结构和功能多样而受到越来越多的关注，其独特的理化性质在生物传感领域具有巨大的应用潜力。

南京大学与南京医科大学的联合研究团队合作设计、制造了一种基于 COF 的新型纳米探针，称为 HRP-pSC4-AuNPs@COFs。纳米探针中的球形 COF 被 Para-Sulfonatocalix4（pSC4）修饰的金纳米颗粒（Gold Nanoparticles，AuNPs）和辣根过氧化物酶（Horseradish Peroxidase，HRP）官能化，可以将其用于结直肠癌衍生的外泌体的电化学检测。在这种设计中，pSC4 作为具有亲和性的接头可以识别并结合外泌体表面上的各种氨基酸残基，具有出色电导率的 AuNPs 可以加速电荷载流子的迁移并改善生物传感器的响应。COF 的高孔隙度使它们可以负载大量 HRP，赋予 COF 高催化活性。同时，COF 的外骨骼可以显著提高稳定性来维持 HRP 的功能。通过这种设计，可在从 5×10^2 至 5×10^7 颗粒 / 微升的线性范围内检测 CRC 衍生外泌体，检测范围可低至 160 颗粒 / 微升。该方法已用于分析临床血清样本，可以成功区分 CRC 患者和健康人群。相关研究成果于 2020 年 12 月发表在 *Biosensors and Bioelectronics*[2]。

---

① LI F, ZHANG Z, CAI J, et al. Primary preclinical and clinical evaluation of ^{68}Ga-DOTA-TMVP1 as a novel VEGFR-3 PET imaging radiotracer in gynecological cancer[J]. clinical cancer Research, 2020, 26（6）: 1318-1326.

② WANG MH, PAN YH, WU S, et al. Detection of colorectal cancer-derived exosomes based on covalent organic frameworks[J]. Biosensors and bioelectronics, 2020, 169: 112638.

8. 开发基于荧光适体传感器的肿瘤液体活检技术

肿瘤来源外泌体的表面蛋白有望成为液体活检无创诊断标志物，但目前缺乏方便、经济的外泌体蛋白分析平台。

南方医科大学南方医院的研究人员开发了一种简便的荧光适体传感器来评估外泌体肿瘤相关蛋白，有望用于肿瘤的液体活检和早期诊断。研究人员将适体、TPE-TA 分子、氧化石墨烯（Graphene Oxide，GO）、荧光染料结合起来，在肿瘤来源的外泌体蛋白谱分析中引入一种"开启式"荧光适体传感器平台。TPE-TA 结合适体后迅速形成聚集体，从而产生放大的荧光信号。在没有肿瘤来源外泌体的情况下，GO 会吸收 TPE-TA/ 适体复合物，出现荧光猝灭。当引入靶外泌体时，适体优先与靶外泌体结合，TPE-TA/ 适体复合物从 GO 表面分离，随后"开启"荧光信号。该研究以外泌体表面蛋白前列腺特异性膜抗原（Prostate-Specific Membrane Antigen，PSMA）为模型，成功验证了该方法的分析性能和临床潜力，证明其在区分前列腺癌和健康个体方面的价值（AUC：0.979）。此外，研究人员将这种适体传感器应用于乳腺肿瘤人群，发现患者血浆样本中外泌体上的三种肿瘤相关蛋白表达发生变化：上皮细胞黏附分子（Epithelial Cell Adhesion Molecule，EpCAM）、表皮生长因子受体（Epidermal Growth Factor Receptor，EGFR）和人表皮生长因子受体 2（Human Epidermal Growth Factor Receptor 2，HER2）。结果显示，该传感平台具有高效（AUC：0.985）的乳腺肿瘤检测能力，对恶性乳腺癌表现出 97.37% 的敏感性，对 I 期病例的敏感性为 92.31%。因此，这种适体传感器提供了一种潜在的诊断策略，可分析肿瘤来源的外泌体蛋白谱系，在液体活检和早期诊断中具有应用价值。相关研究成果于 2020 年 11 月发表在 *Biosensors and Bioelectronics*[①]。

9. 开发肿瘤特异性纳米药物

恶性黑色素瘤是最具侵袭性的皮肤癌之一，严重威胁人类健康。酪氨酸酶在黑色素瘤细胞中过表达，是一种潜在靶点，可通过原位加速抗黑色素瘤前体药物的激活来增强黑色素瘤特异性治疗效果。

上海市第十人民医院和中国科学院上海硅酸盐研究所的联合研究团队合作开发

---

① LI B, LIU CC, PAN WL, et al. Facile fluorescent aptasensor using aggregation-induced emission luminogens for exosomal proteins profiling towards liquid biopsy[J]. Biosensors and bioelectronics, 2020, 168: 112520.

了一种酪氨酸酶触发的氧化应激放大器，以发挥协同化疗和放大氧化应激的作用，最终实现黑色素瘤特异性治疗的目的。研究人员将开发的酪氨酸酶触发的氧化应激放大器称为 APAP@PEG/HMnO$_2$。通过将无毒前药对乙酰氨基酚（Acetaminophen，APAP）封装到空心 PEG/HMnO$_2$ 纳米结构中，构建了 APAP@PEG/HMnO$_2$ 纳米系统。APAP@PEG/HMnO$_2$ 放大器在肿瘤积累后，通过 HMnO$_2$ 与肿瘤环境中过量的 H$_2$O$_2$ 反应产生大量的氧（O$_2$）。同时，APAP 在酸性肿瘤环境中被释放，在氧气存在下被过表达的酪氨酸酶激活，产生细胞毒性苯醌代谢产物（AOBQ）。在 HOBQ 与 AOBQ 触发的 ROS 生成和协同谷胱甘肽（Glutathione，GSH）耗竭的联合作用基础上，通过放大瘤内氧化应激使 APAP@PEG/HMnO$_2$ 的化疗疗效增强，从而诱导体外细胞凋亡并在体内抑制肿瘤生长。该研究所构建的前药纳米药物有望成为黑色素瘤的肿瘤特异性纳米药物。相关研究成果于 2020 年 11 月发表在 *Biomaterials*[①]。

10. 研发治疗恶性肿瘤的 CRISPR/Cas9 系统和小分子药物递送系统

CRISP/Cas9 系统在癌症基因治疗中具有广阔的应用前景。然而，由于肿瘤中复杂的信号网络和各种补偿机制，调节单个分子途径对癌症治疗的作用有限。

南开大学与天津医科大学的研究人员合作开发了一种病毒样纳米颗粒（Virus-Like Nanoparticle，VLN），作为多功能纳米平台，共同递送 CRISPR/Cas9 系统和小分子药物，可以有效治疗恶性肿瘤。VLN 具有核 - 壳结构，其中小分子药物和 CRISPR/Cas9 系统装载在核心中，核心进一步被包含 PEG 2000-DSPE 的脂质层封装。这种结构可使 VLN 在血液循环期间保持稳定，并保护核糖核蛋白免受体内酶降解影响。当到达肿瘤时，VLN 响应还原性微环境，释放 CRISPR/Cas9 系统和小分子药物，从而实现多种癌症相关途径的协同调节。通过共同递送酪氨酸激酶抑制剂阿昔替尼和靶向 PD-L1 的 sgRNA，VLN 能够激活 T 细胞并减少肿瘤微环境中的 Tregs，从而增强对黑色素瘤的生长抑制作用。相关研究成果于 2020 年 11 月发表在 *Biomaterials*[②]。

---

① PU YY, ZHOU BG, XIANG HJ, et al. Tyrosinase-activated prodrug nanomedicine as oxidative stress amplifier for melanoma-specific treatment[J]. Biomaterials, 2020, 259: 120329.

② LIU Q, WANG C, ZHENG YD, et al. Virus-like nanoparticle as a co-delivery system to enhance efficacy of CRISPR/Cas9-based cancer immunotherapy[J]. Biomaterials, 2020, 258: 120275.

11. 开发基于二维硅烯复合纳米材料的新型肿瘤治疗平台

硅烯作为新兴的二维材料（2D Materials，2DM），由于其突出的电子和物理特性而引起广泛的关注，但其在生物和医学领域的开发和应用还很欠缺。

中国科学院上海硅酸盐研究所和郑州大学第一附属医院的联合研究团队构建了一种 2D 硅烯基的治疗性纳米平台 MnOx@silicene-BSA（MS-BSA）。由于 2D 硅烯基质具有较高的光热转换效率，在近红外 II（Second Near-Infrared，NIR- II）激光照射下具有肿瘤微环境（Tumor Microenvironment，TME）响应和协同高热增强的催化活性。这种 MS-BSA 纳米片具有在酸性 / 还原性 TME 条件下与谷胱甘肽（Glutathione，GSH）反应生成 Mn^{2+} 和谷胱甘肽二硫化物（Glutathione Oxidized，GSSG）的能力。在 HCO_3^- 的辅助下，释放的 Mn^{2+} 通过 Fenton 样反应对内源 H_2O_2 表现出敏感的催化活性，从而产生高毒性的羟基自由基（•OH），最终产生强化的纳米催化治疗效果，配合外源性 NIR-II 激光照射，能够产生高热增强的催化活性。这些 MS-BSA 纳米片积聚到肿瘤组织中，能够出色地增强 TME 响应的 T1 加权磁共振成像（Magnetic Resonance Imaging，MRI）和光声成像（Photoacoustic Imaging，PAI）的对比度，在体内高效协同地消灭肿瘤。这种智能的光热增强型催化治疗药物可以实现外源 / 内源响应性和协同高热增强的肿瘤治疗，并能进行准确的肿瘤定位 / 监测。相关研究成果于 2020 年 10 月发表在 *Biomaterials*[①]。

12. 开发基于米托蒽醌智能纳米材料的肿瘤治疗平台

集成多模成像的医用纳米材料为肿瘤的非侵入性和精准化治疗提供了广阔的前景。然而，现有光疗纳米制剂存在生理代谢的不确定性，极大地阻碍了其临床应用。

南京工业大学与南京医科大学附属肿瘤医院合作，制备了一种基于临床化疗药物米托蒽醌（Mitoxantrone，MTO）的智能纳米平台，以实现超声 / 荧光成像引导的化疗 - 光热联合治疗。研究人员制备了包裹 MTO 和羰基锰（MnCO）的纳米平台（MCMA NPS），通过增强渗透和滞留（Enhanced Permeability and Retention，EPR）效应在肿瘤部位聚集，有效诱导细胞凋亡。近红外吸收（约 676 nm 波长）的 MTO 既可作为化疗药物，又可作为光热试剂，具有较高的光热转化率（η=42.2%）。尤其

① DUAN HC, GUO HY, ZHANG RF, et al. Two-dimensional silicene composite nanosheets enable exogenous/endogenous-responsive and synergistic hyperthermia- augmented catalytic tumor theranostics[J]. Biomaterials，2020, 256: 120206.

是肿瘤部位的 H₂O₂ 和 MTO 的光热效应可以触发 MnCO 生成 CO，使癌细胞对 MTO 更加敏感，从而显著减轻细胞耐药性。同时，肿瘤中释放的 CO 也可作为肿瘤超声成像的造影剂，为抗癌治疗提供准确的指导。此外，MCMA NPs 可进一步促进线粒体氧化应激损伤，保护正常细胞免受化疗作用的影响。相关研究成果于 2020 年 9 月发表在 *Biomaterials*[①]。

13. 提出新的肿瘤耐药解决方案

顺铂与 DNA 结合能够引起交叉联结，并破坏 DNA 的功能，抑制细胞复制。由于其良好的抗肿瘤活性和广谱抗癌特性，已经广泛应用于癌症治疗。然而，长期给药或肿瘤细胞突变所带来的顺铂耐药使其在治疗过程中失去活性，至今仍然是临床肿瘤治疗失败的主要原因之一。

针对肺癌细胞的顺铂耐药机制，上海市第十人民医院和安徽大学的研究人员提出了一种多功能纳米凝胶（丙戊酸 -D- 纳米凝胶），能够重新激活顺铂并促进肿瘤细胞早期凋亡。丙戊酸 -D- 纳米凝胶是通过羧甲基壳聚糖与二烯丙基二硫化物共聚，与丙戊酸盐结合来逆转人肺腺癌对顺铂的耐药性。丙戊酸通过诱导高水平的 G2/M 期阻滞而激活顺铂，可使 G2/M 期比例显著增加（最高提高 3.2 倍）。同时，二烯丙基二硫（ROS 高达 8 倍）和丙戊酸（P53 高达 18 倍）可上调细胞内 ROS-P53 串扰，促进细胞早期凋亡。使用丙戊酸 -D- 纳米凝胶治疗后，患者体内的肿瘤抑制效果显著增强（与游离顺铂相比高出 15 倍），并且全身毒性降低。该纳米凝胶为克服肿瘤治疗中的顺铂耐药提供了有效途径。相关研究成果于 2020 年 10 月发表在 *Biomaterials*[②]。

14. 开发高灵敏度的嗜铬细胞瘤生物标志物诊断传感器

目前大部分文献报道的生物传感器只能检测出大范围的生物标志物浓度变化，对微小的浓度变化不敏感，而正常状态和病理状态下的体液生物标志物仅出现有限的变化，这使检测的阳性和阴性结果不够准确。

---

① WAMG Y, ZHANG JY, LV XY, et al. Mitoxantrone as photothermal agents for ultrasound/fluorescence imaging-guided chemo-phototherapy enhanced by intratumoral H₂O₂-induced CO[J]. Biomaterials，2020, 252: 120111.

② SUN M, HE L, FAN Z, et al. Effective treatment of drug-resistant lung cancer via a nanogel capable of reactivating cisplatin and enhancing early apoptosis[J]. Biomaterials, 2020, 257: 120252.

华东理工大学的研究人员开发了一种新型的镧系金属有机框架（Eu-ZnMOF）生物传感器，能够精确测量特定生物标志物的微小浓度变化，用于嗜铬细胞瘤诊断。研究人员精心裁剪生物传感器的结构和表面积，开发可调节的 Eu-ZnMOF，在"优化的有用检测窗口"内的响应斜率显著增强。相比于以往的检测手段，通过结构改造的 Eu-ZnMOF 灵敏度增加了 87.2 倍，能够很好地检测尿液中香草扁桃酸（嗜铬细胞瘤早期病理信号）浓度的小范围变化。该研究不仅提供了一种简易的方法改变生物传感器的性能，同时还为未来临床疾病诊断提供了新的手段。相关研究成果于 2020 年 6 月发表在 *Advanced Materials*[①]。

15. 开发髓母细胞瘤血清代谢分子检测平台

髓母细胞瘤（Medulloblastoma，MB）是一类高发于儿童的恶性肿瘤。目前，代谢组学的研究手段受限于分析样本的复杂性和代谢物的低丰度等特点，远远无法满足临床使用需求。因此，想要实现基于代谢组学的床旁检测和实时疗效监测，需要依赖特殊检测技术及功能微纳材料进行分析测定。

上海交通大学生物医学工程学院和医学院附属新华医院的联合研究团队构建了一种基于 Pd-Au 壳层合金材料的基质辅助激光解吸电离质谱（MALDI-MS）平台，可以实现对代谢分子的快速、高通量检测，用于疾病诊断和疗效评估。研究人员设计并合成了核壳结构可控的磁性 Pd-Au 纳米颗粒平台，针对代谢小分子具有高选择离子化效率，实现了对血清等体液样本的代谢指纹图谱的提取。研究人员对健康对照组和不同状态髓母细胞瘤患者的血清代谢组指纹图谱进行采集，并结合机器学习方法实现了髓母细胞瘤患者和健康人群的精准分群，诊断灵敏度为 94%，特异性为 85%，准确性为 89%。使用该方法无须进行复杂的样本预处理，一次实验仅需 0.1μL 原始血清，即可在几秒内实现代谢组的生物信息提取。相关研究成果于 2020 年 6 月发表在 *Advanced Materials*[②]。

---

　　① HAO JN, NIU D, GU J, et al. Structure engineering of a lanthanide-based metal-organic framework for the regulation of dynamic ranges and sensitivities for pheochromocytoma diagnosis[J]. Advanced materials, 2020, 32（23）:e2000791.

　　② CAO J, SHI X, GURAY DD, et al. Metabolic fingerprinting on synthetic alloys for medulloblastoma diagnosis and radiotherapy evaluation[J]. Advanced materials, 2020, 32（23）:e2000906.

16. 验证机器人微创手术治疗胰腺癌的疗效优于开腹手术

上海交通大学医学院附属瑞金医院胰腺中心的团队总结了近 10 年来完成的机器人胰腺微创手术，重点分析了胰十二指肠切除术这一最高难度的普外科手术，通过配对比较了 450 例机器人和 634 例开腹胰十二指肠切除术，发现机器人胰腺手术能给患者带来明显的获益：手术时间更短、术中出血量更少、住院时间更短，同时该研究也证明了机器人微创手术的安全性，未增加胰漏、胆漏和胃排空障碍等手术并发症。

目前，瑞金医院胰腺中心每年收治胰腺癌患者超过 2500 例，机器人手术例数在全球排名第二，注重在确保规范的基础上不断创新治疗方法，并对每位患者在基因检测的基础上采用个体化精准综合治疗方案，目前采用机器人微创手术治疗的胰腺癌患者 5 年生存率达 40.4%。该研究证明了机器人微创胰腺手术在肿瘤根治性、术后恢复及免疫功能保存等方面的优势，为推广机器人胰腺手术提供了依据。相关研究成果于 2020 年 5 月发表在 *JAMA Surgery*[①]。

17. 首次将远端保护装置成功用于球囊肺动脉成形术

慢性血栓栓塞性肺高血压（Chronic Thromboembolic Pulmonary Hypertension，CTEPH）是由未溶解的血栓发生机化导致肺血管床阻塞，如果不进行治疗干预，预后较差。球囊肺动脉成形术（Balloon Pulmonary Angioplasty，BPA）是治疗 CTEPH 的有效方法，但球囊肺动脉成形术操作可致肺动脉病灶碎渣脱落，流向并堵塞远端肺循环，引起术后再灌注肺水肿，严重者甚至危及生命，运用远端保护装置可捕获 BPA 脱落的碎渣，避免暂时或永久性损害。

中国医学科学院阜外医院于 2020 年 9 月 3 日完成全球首例 BPA 联合远端保护装置治疗 CTEPH。研究团队在仔细评估一位 60 岁男性患者肺动脉状态后，选择完全闭塞的右下肺动脉分支，先在远端置入保护装置，再用球囊扩张开通血管。远端保护装置成功截获了球囊肺动脉成形术中脱落的碎渣。通过组织学检查发现，碎渣包含胶原纤维团块、成纤维细胞、纤维蛋白团块、红细胞和坏死片段等成分，这些物质大多不能自然消融，如果随着血液循环堵塞远端肺循环，可能增加急性肺水

---

① SHI Y, JIN J, QIU W, et al. Short-term outcomes after robot-assisted vs open pancreaticoduodenectomy after the learning curve[J]. JAMA surgery, 2020, 155（5）:389−394.

肿、残余肺高血压等短期或长期损害的风险。该研究提示肺血管远端保护或对 BPA 的安全性和疗效至关重要。相关研究成果于 2020 年 11 月发表在 *European Heart Journal* 的 "Cardiovascular Flashlight（心血管亮点）" 栏目中 [①]。

18. 创建脑血管病精准治疗技术体系

脑血管病具有死亡率高、成人致残率高、复发率高等特征。首都医科大学附属北京天坛医院团队历时 18 年，研发了脑血管病精准治疗技术，创立了适宜技术有效转化途径，创建了转化应用医疗管理平台，建成了国家脑血管病医疗质量改进体系，为降低脑血管病复发率、致残率和死亡率提供了有效途径。

该研究的主要科技创新包括：①研发了一套基于影像特征、生物标记物和基因新指标的脑血管病精准治疗技术，使脑血管病复发率相对下降 37% ~ 73%，研究成果成为美国指南最高级别 IA 推荐的重要依据；②创立了以精准治疗等适宜技术规范化应用为核心的医疗质量改进转化技术体系，经循证研究证实该体系可使脑血管病 1 年复发率相对下降 28%，致残率相对下降 26%，找到了医疗技术向临床转化的有效途径，被国家卫生健康委作为脑血管病医疗质量改进的国家行政规范向全国发布；③创建了集卒中单元 - 卒中中心组织化管理模式、国家、省级、市县层级化质控架构、国家数据库和信息化平台于一体的脑血管病医疗质量改进体系，使我国脑血管病医疗质量指标规范执行率相对提高 21%。基于上述研究成果，"脑血管病医疗质量改进关键技术与体系的建立和应用" 项目获得国家科学技术进步奖二等奖。

19. 开发非高密度脂蛋白胆固醇直接测定新方法

动脉粥样硬化性心血管病严重危害人类身体健康，尽早发现动脉粥样硬化风险是降低心血管病发生率和死亡率重要措施。大规模的流行病学前瞻性研究已证实非高密度脂蛋白胆固醇（non-High Density Lipoprotein Cholesterol，non-HDL-C）是动脉粥样硬化的重要生物标志物。non-HDL-C 包含所有致动脉粥样硬化脂蛋白胆固醇，相较于传统临床血脂指标，non-HDL-C 可以更全面、更准确地评估心血管病风险。目前亟待解决的问题是临床上缺乏能够直接测定 non-HDL-C 的方法。

北京医院研发了基于磁性纳米粒子免疫分离的 non-HDL-C 直接测定方法，突破

① GUO TT, TAN JS, WU Y, et al. Balloon pulmonary angioplasty with distal embolic protection device for chronic thromboembolic pulmonary hypertension [J]. European heart journal, 2020, ehaa932.

了超速离心、化学沉淀等现有传统脂蛋白分离方法限制。研究人员引入纳米材料、免疫识别和磁分离技术，制造了一种简单有效的磁核 / 抗体壳层结构复合物，以载脂蛋白作为切入点，将载脂蛋白 AI 抗体固定在纳米磁珠表面，形成具有免疫功能的磁性纳米粒子。利用免疫学特异性的优势，通过免疫反应捕获富集血清中的高密度脂蛋白，并利用快速磁分离技术进行纯化，从而获得单一纯组分的非高密度脂蛋白上清液，避免了离心沉淀模式的局限性，建立了血清 non-HDL-C 的直接测定方法。新方法结合了固定化抗体和磁性介质两者的优点，可快速、简便、准确反映人血清 non-HDL-C 水平，将为血脂异常和动脉粥样硬化风险评估提供具有潜在应用价值的新手段。相关研究成果于 2020 年 4 月发表在 *Chemical Engineering Journal* [1]。

20. 开发血小板相关疾病诊治新方法

出血性疾病机制复杂、诊断困难，难治性出血性疾病致死率超 80%，严重危害人类健康。目前我国的新发血栓事件达 390 万次 / 年，全国血栓医疗费用达 1301 亿元 / 年，造成巨大的社会经济负担。血小板是血栓与出血疾病发生的关键因子，其数量和功能异常是多种血栓与出血疾病发生的根本原因。

苏州大学附属第一医院的研究团队完成了"血小板调控机制及其相关血栓与出血疾病诊断治疗应用研究"，聚焦血小板数量和功能调控机制，发现新靶点，从而建立相关疾病诊断新方法和治疗新策略。研究团队从血小板数量调控、血小板功能调控、血栓与出血性疾病精准诊疗三个方向阐述了主要科学发现：①揭示了 PKA、RIP3 等调控血小板数量的重要作用，揭示了免疫性血小板减少症（Immunologic Thrombocytopenic Purpura，ITP）发病机制及药物等导致血小板减少的机制；②揭示了 Sema 4D、T2-TrpRS 等调控血小板血栓形成的机制，从而发现了抗血栓新靶点、新策略；③建立了血栓性血小板减少性紫癜、免疫性血小板减少症的诊断新方法、治疗新策略，相关方法已用于疾病诊断和诊疗并推广。该项目"ITP 流式微球诊断试剂"已在国内 30 余家三甲医院推广应用。7 项"抗血栓与出血药物"发明专利获得授权，3 项转化产品已完成临床前研究。相关成果被纳入《血栓性血小板减少性紫癜诊断与诊疗中国专家共识（2012 年版）》和《成人原发免疫性血小板减少症诊

---

① WANG S M, WANG S, YU X, et al. Magnetic nanoparticles functionalized with immobilized apolipoprotein antibodies for direct detection of non-high density lipoprotein cholesterol in human serum[J]. Chemical engineering journal, 2020, 385.

断与治疗中国专家共识（2016 年版）》。系列研究成果"血小板调控机制及其相关血栓与出血疾病诊断治疗应用研究"项目获得 2020 年江苏省科学技术奖一等奖。

21. 建立基于低氧与缺血适应技术体系的缺血性脑卒中防治新技术、新方法

首都医科大学宣武医院基于人体对缺血缺氧的适应本能，探索如何提高脑组织对缺血的耐受能力，历经 10 余年"基础 - 临床转化"研究，取得以下创新成果：①首次提出"低氧组织适应"学说，证实脑保护作用，在国际上率先提出"外界低氧刺激 - 内环境调控 - 组织耐受"学说，此学说作为独立章节被写入我国病理生理学领域专著《病理生理学进展》；②首创"肢体远隔缺血适应"新方法，证实其防治缺血性脑卒中的作用并揭示其机制，奠定临床转化基础。在低氧适应研究基础上，首次发现对肢体反复、短暂的血流阻断与恢复，可减小脑梗死体积、改善神经功能，起到防治缺血性脑卒中的作用；③研发"双上肢远隔缺血适应"专用设备，获医疗器械注册证和生产许可证，实现临床转化，通过啮齿类、非人灵长类动物等临床前研究，确定临床应用最佳方式，研发专用设备，国际上率先证实其用于缺血性脑卒中患者的安全性和可行性；④建立"双上肢远隔缺血适应防治缺血性脑卒中"临床应用新策略，制定缺血性脑卒中个体化防治方案，写入中国专家共识。基于上述研究成果，研究团队形成了低氧与缺血适应防治缺血性脑卒中新技术体系，显著提高了我国缺血性脑卒中的防治效果。"低氧与缺血适应防治缺血性脑卒中新技术体系的创研及推广应用"项目获得 2020 年国家科学技术进步奖二等奖。

22. 创建肾小球肾炎诊治新方法、新策略

慢性肾脏病严重危害人类健康，其中免疫性肾小球肾炎（以 IgA 肾病和狼疮性肾炎最为常见）是我国终末期肾脏病的重要病因。中国人民解放军东部战区总医院国家慢性肾病临床医学研究中心完成的"肾小球肾炎诊治策略和关键技术的创新与应用"研究项目，在国际上首创多靶点疗法和基于肾组织病理选择免疫抑制剂治疗等新方法和新策略，重塑了肾小球肾炎治疗模式，提高了疗效和个体化治疗水平；建立了基于人工智能方法的 IgA 肾病肾脏预后危险分层预测模型，发现了预测预后的新型生物标志物，确定了 IgA 肾病治疗达标值等预后判断新方法，推动了肾脏疾病精准诊疗模式；发现了肾小球肾炎的致病新分子，阐明了免疫抑制治疗新机制。研究成果在国家慢性肾病临床医学研究中心的 48 家核心单位、560 家网络单位、全

球 10 多个国家或地区推广应用，取得了巨大的社会效益。"肾小球肾炎诊治策略和关键技术的创新与应用"项目获得 2020 年国家科学技术进步奖二等奖。

23. 开发肾脏超声图像自动分割技术

目前，医学影像的半自动分析方法已经取得了很好的效果，但由于儿童肾小管形状和图像强度分布的不同，在临床超声图像中自动分割肾脏仍然具有挑战性。

华中科技大学与宾夕法尼亚大学的联合研究团队提出了后续边界距离回归和像素分类网络方法，用于自动分割肾脏。研究团队首先使用预先训练的自然图像分类的深度神经网络，从超声图像中提取高阶图像特征。利用边界距离回归网络特征来学习肾脏边界距离图，并采用端到端学习的逐像素分类网络将预测的边界距离图划分为肾脏像素和非肾脏像素。研究团队还采用基于肾脏形状配准的数据增强方法，从少量人工分割肾脏标签的超声图像中生成丰富的训练数据。实验结果表明，新方法能够实现肾脏影像的自动分割，具有良好的性能，明显优于基于深度学习的像素分类网络。该研究将边界检测引入超声图像肾分割任务中，取得良好效果，而且证明了使用配准进行数据增强对人工智能训练具有很好的提升作用。相关研究成果于 2020 年 2 月发表在 *Medical Image Analysis*[①]。

24. 研发可促进关节透明软骨重建的双分子支架

关节软骨或软骨下骨的缺损会破坏关节的结构完整性和功能。重建骨软骨缺损需要采用双功能支架同时诱导软骨和软骨下骨形态重建，但目前制备高性能的软骨重建支架仍然面临较大挑战。

上海交通大学医学院附属第九人民医院和华东理工大学的联合研究团队通过一种无溶剂尿烷交联和室温自发成孔的方法制备了一种交联度可控、具有分级的宏观和微观孔隙度的聚乙二醇化聚甘油癸二酸酯双分子 [PEGylated poly (glycerol sebacate), PEGS] 支架。研究表明，新支架具有较低交联程度的黏弹性，PEGS-12h 可以显著刺激软骨细胞分化和维持软骨细胞表型，并能够更好地提高软骨基质分泌以增强软骨再生。在此基础上，研究人员将 PEGS-12h 与介孔生物活性玻璃

---

① YIN S, PENG Q M, LI H M, et al. Automatic kidney segmentation in ultrasound images using subsequent boundary distance regression and pixelwise classification networks[J]. Medical image analysis. 2020, 60: 101602.

（Mesoporous Bioactive Glass，MBG）相结合，构建了一种双功能 PEGS/MBG 双层支架，并对其在体内治疗全层骨软骨缺损模型的效果进行了评价。结果显示，该 PEGS/MBG 双层支架可在 12 周内成功地重建完整的关节透明软骨及其软骨下骨。该黏弹性的 PEGS/MBG 双层支架是一种促进软骨和骨软骨再生的良好生物材料，并有望在未来实现临床转化。相关研究成果于 2020 年 9 月发表在 *Biomaterials*[①]。

25. 研发新型骨关节炎药物

人体关节软骨基质中的透明质酸、蛋白聚糖、润滑素等生物大分子与磷脂相互作用形成的表面水合润滑层，是关节保持良好润滑性的重要原因。清华大学与上海交通大学医学院的研究人员设计合成了（光聚合）聚甲基丙烯酰氧乙基磷酰胆碱的介孔二氧化硅纳米颗粒，可用作具有超润滑效果的纳米药物载体。研究人员通过光聚合制备了超润滑纳米球，即聚 2- 甲基丙烯酰氧乙基磷酰胆碱介孔二氧化硅纳米球（MSNs-NH2@PMPC）。仿生纳米球可以在聚合物刷（PMPC）的两性离子电荷周围形成一层坚韧的水化层，从而增强润滑性，并利用纳米载体（Mesoporous Silica Nanospheres，MSN）实现抗炎药物的局部释放。摩擦学和药物释放试验表明，纳米球的润滑性和缓释性良好。体外和体内实验表明，超润滑载药纳米球通过上调软骨合成代谢组分、下调分解代谢蛋白酶和疼痛相关基因，从而抑制骨关节炎的发生。综上所述，纳米球具有增强润滑和持续给药的综合特性，是治疗骨关节炎的有效关节内纳米药物。相关研究成果于 2020 年 2 月发表在 *Biomaterials*[②]。

26. 创建颞下颌关节相关疾病诊疗关键技术体系

颞下颌关节疾病是最常见的口腔疾病，发病早期常被忽视，晚期严重影响患者呼吸、进食、发音等，显著降低生存质量。颞下颌关节疾病的早期诊断、诊疗技术突破、关节功能重建、颜面重塑是颞下颌关节领域的国际前沿和难点。

历经 10 余年攻关，四川大学华西口腔医学院率先开展颞下颌关节疾病系列研究：创建并推广颞下颌关节疾病诊疗关键技术体系；创建颞下颌关节疾病治疗新模式，实现功能与颜面俱佳的治疗目标；建立颞下颌关节疾病数字化全流程诊疗新体

---

① LIN D, CAI B L, WANG L, et al. A viscoelastic PEGylated poly (glycerol sebacate) -based bilayer scaffold for cartilage regeneration in full-thickness osteochondral defect[J]. Biomaterials，2020, 253: 120095.

② CHEN H, SUN T, YAN Y F, et al. Cartilage matrix-inspired biomimetic superlubricated nanospheres for treatment of osteoarthritis[J]. Biomaterials, 2020, 242: 119931.

系，显著降低手术误差与风险；揭示颞下颌关节破坏与修复分子新机制，为关键技术突破提供理论支撑。研究团队主编专著《正颌及关节外科诊疗与操作常规》《牙和颌面畸形就医指南》、参编专著 5 部；获得授权发明专利 6 项、实用新型专利 1 项、计算机软件著作权 1 项；主办国家级继续教育班 19 次，手术示教 32 次；在国内外学术会议报告 132 次，特邀大会发言 14 次；培训人员 12 000 人次；培养专业人才 70 余人，其中研究生 32 名，包括"一带一路"国家和地区留学生 7 名；项目成果在全国多家省市医院推广应用，治疗患者 10 000 余例，取得显著的社会经济效益，极大地促进了我国颞下颌关节病的规范化诊疗，确立了我国在颞下颌关节疾病诊疗上的国际引领地位。研究项目"颞下颌关节疾病诊疗关键技术体系的创建与应用"获得 2020 年四川省科学技术进步奖一等奖。

27. 开发口腔用钛表面功能修饰关键技术

牙缺失等颌面损伤临床发病率高，危害大。钛材因其独特的理化和生物学优势，成为目前临床中治疗牙缺失等颌面损伤的主要金属修复材料，但也存在愈合时间长、发生感染、材料折断等问题。

空军军医大学第一附属医院牵头完成了"口腔用钛的表面功能修饰关键技术及应用"研究，突破了口腔用钛表面功能化修饰的关键技术难题，在提高骨形成能力、对抗细菌感染、力学性能适配等方面形成了一系列新技术和新方法，有效提高了口腔用钛的临床使用功效。主要包括：①率先在钛表面制备了模拟自然骨组织的微米孔／纳米管梯度涂层结构，阐明了其生物活性影响因素及调控机制，形成了钛表面仿生化结构制备的新策略；②首次将 RNA 干扰技术引入钛表面处理过程，突破了钛种植体表面加载 siRNA/miRNA 的关键技术瓶颈，为提升钛表面的骨诱导活性提供了新策略；③摸索出钛表面载银的新工艺，兼顾了抗菌、细胞活性、软组织封闭等多种临床需求，形成了钛表面抗菌涂层构建的新技术；④根据口腔用钛的环境力学特性，率先开发出力学性能与体内应用环境更为匹配的新型口腔用钛材及表面结构处理工艺，延长了修复体临床使用寿命。钛合金理论和技术在国内 7 家医院应用，有效性、安全性、可操作性、舒适性均得到有效验证，具有较高的经济效益和社会效益。"口腔用钛的表面功能修饰关键技术及应用"项目获得 2020 年陕西省科学技术进步奖一等奖。

28. 研制加速创面愈合的水凝胶

细菌感染对皮肤创面（尤其是难以愈合的糖尿病创面）构成了极大的威胁。伤口或细菌感染产生的活性氧（Reactive Oxygen Species, ROS）会进一步阻碍伤口愈合。创面愈合受损成为临床高血糖患者常见的困境。

苏州大学研究团队利用活性氧响应性交联剂交联的聚乙烯醇（Polyvinyl Alcohol, PVA），研制了一种清除活性氧的水凝胶。新型水凝胶可作为一种有效的 ROS 清除剂，通过降低创面周围 ROS 水平，上调 M2 型巨噬细胞水平，促进创面闭合。这种水凝胶在伤口中可以释放治疗药物，包括杀菌的莫匹罗星和加速伤口闭合的粒细胞 - 巨噬细胞集落刺激因子（Granulocyte Macrophage-Colony Stimulating Factor, GM-CSF），以响应伤口微环境中的内源性 ROS。该载药活性氧清除水凝胶可以有效地治疗各种类型的伤口，包括难以愈合的糖尿病合并细菌感染伤口。研究人员还针对金黄色葡萄球菌感染的糖尿病小鼠的创面愈合情况进行药物治疗，结果表明，新型水凝胶治疗可以显著加速感染伤口的愈合。该研究提供了一种可装载不同治疗成分的 ROS 响应型水凝胶，能够在多种复杂情况下有效地修复伤口，在糖尿病感染等难以愈合的伤口中具有广泛的应用前景。相关研究成果于 2020 年 11 月发表在 *Biomaterials*[①]。

29. 揭示补肺健脾方治疗慢性阻塞性肺疾病的机制

慢性阻塞性肺疾病（简称慢阻肺）在不同时期呈现不同特点和核心病机，稳定期患者肺功能下降快，重度患者急性加重率高、病死率高、预后差，急性加重患者住院率高且疾病快速恶化，导致疾病负担较重。

河南中医药大学第一附属医院的研究团队在符合伦理、知情同意、国际注册基础上，采用随机、双盲、安慰剂对照试验设计，开展机制研究和临床研究。结果显示：补肺健脾方能够延缓慢阻肺患者肺功能的下降速率；补肺益肾方能够减少重度患者急性加重次数；清肺化痰方能够缩短急性加重期时间。研究人员围绕补肺健脾方开展系统生物学研究，确立了体内外的化学物质组与基因组、蛋白组和代谢组等不同层面的网络关联，初步揭示了补肺健脾方发挥生物学效应的关键节点；整合药

① ZHAO H, HUANG J, LI Y, et al. ROS-scavenging hydrogel to promote healing of bacteria infected diabetic wounds[J]. Biomaterials, 2020, 258: 120286.

效物质基础与系统生物学研究结果，通过网络药理学手段，初步构建了补肺健脾方的调控网络，描绘出其改善慢阻肺"局部清晰、系统整合"的整体架构。相关研究成果在全国 12 家三级甲等医院，30 余家基层医院推广应用。研究项目"慢性阻塞性肺疾病分期分级中医诊疗方案的建立及作用机制"获得 2020 年河南省科学技术进步奖一等奖。

30. 证实中医药复方制剂可有效改善慢性乙型肝炎转归

中国中医科学院广安门医院的研究团队在中医辨证论治和治未病思想指导下，运用中医药复方制剂，针对慢性乙型病毒性肝炎（Chronic Hepatitis B，CHB）和乙肝相关性肝硬化、肝癌的防治，在小样本临床研究验证有效性的基础上，首创性开展全国多中心双盲前瞻性随机对照的高循证级别中西医结合方案临床研究，并通过第三方评价验证该方案能够截断慢性乙型肝炎—肝硬化—肝癌发展演变，且安全性良好。该研究旨在将慢性乙型肝炎患者肝硬化的年发生率由 2% ～ 10% 降至 1%，将乙肝相关性代偿期肝硬化患者原发性肝癌的年发生率由 3% ～ 6% 降至 1%，延缓肝硬化的发生，降低肝癌的发生率，同时建立可复制、可推广的中西医结合治疗模式和规范化方案。研究团队制定的研究方案已在全国近 20 家包括三级甲等医院、传染病专科医院在内的医疗机构推广应用，研究病例数多达 1604 例，填补了相关研究领域的空白。

31. 开发细菌药物的智能递送策略

细菌药物在向体内递送过程中很容易易位进入其他组织，给人体带来严重的不良反应。例如，肠道共生菌的易位，可能会破坏肠道上皮屏障，引起机体细菌感染。考虑到细菌的生命活性，对细菌进行定制以在正确的时间、地点进行诊断和治疗，避免潜在的安全问题具有重要意义。

细菌的表面修饰是一种调节细菌行为的通用方法。上海交通大学医学院附属仁济医院提出了细菌隐身策略，研究人员将细菌包裹在 FDA 批准的肠溶性聚合物中，使细菌暂时失活，同时也对细菌起保护作用。口服递送后，肠溶性聚合物能够识别周围环境，当到达肠道后，酸性的 pH 刺激使聚合物脱落，释放细菌并恢复其活性，发挥细菌在肠道的功能。这种方法大大提高了细菌在体内递送过程中的生物利用度及有效性，同时也被证明在治疗肠道致病菌感染及调控肠道菌群方面有非常明显的效果。在致病菌沙门氏菌感染的肠道炎症模型中，测序结果显示，通过口服包裹的益生菌能有效改善紊乱的肠道菌群，其中致病菌的种类和丰度显著降低，而有利于肠黏膜修复等的益生菌数量大幅提高。同时，由于所利用的辅料已被 FDA 批准，故该方法具有广泛的临床应用转化价值。相关研究成果于 2020 年 7 月发表在 *Advanced Materials*[①]。

三、临床转化与产品

2020 年，我国临床医学研究产出了一批具备国际影响力的创新产品。在肿瘤、心血管、呼吸系统等疾病领域，一批新型诊断试剂、医疗器械、药品相继上市，为实现相关疾病的高效、精准诊治创造了条件。

1. 全球首款胃癌 RS9 基因甲基化血清试剂盒获批用于临床

RNF180 和 Septin9 两个基因均是抑癌基因（肿瘤抑制基因），启动子区域的甲基化会导致 RNF180/Septin9 低表达或不表达，进而导致细胞增殖失控，甚至促进肿瘤形成。

空军军医大学第一附属医院联合博尔诚（北京）科技有限公司和香港中文大学研究团队成功研制出胃癌早诊液体活检试剂盒——RNF180/Septin9 基因甲基化检测试剂盒（PCR 荧光探针法）。该团队联合北京大学肿瘤医院、天津医科大学肿瘤医院等 6 家单位开展多中心临床试验，共纳入 1382 例（胃癌病例 680 例，非胃癌病例 702 例）受试者。结果显示，该试剂盒检测胃癌的灵敏度为 61.76%（420/680），特异性为 85.07%（456/536）。其中，试剂盒对 I 期胃癌患者的灵敏度为 50.00%，对 II 期胃癌患者的灵敏度为 62.32%。该试剂盒对病例组的检测灵敏度比传统蛋白肿瘤标志物高出约 40%。该试剂盒已获得 2 项中国发明专利和 1 项 PCT 专利。2020 年 4 月 29 日，药监局批准该试剂盒作为 III 类创新型医疗器械产品上市，成为国际上第一款用于胃癌早诊的基因甲基化血清检测试剂盒。

[①] FENG P, CAO Z, WANG X, et al. On-Demand bacterial reactivation by restraining within a triggerable nanocoating[J]. Advanced materials, 2020，32（34）：e2002406.

2. 研发系列血细胞单抗相关血液肿瘤抗体诊断试剂

中国医学科学院血液病医院（中国医学科学院血液学研究所）基于自主研发的血细胞系列单克隆抗体（HI 单抗），研发出 62 种流式诊断抗体试剂，其中，14 个产品获得国家Ⅲ类诊断试剂注册证，实现了流式诊断试剂国产化，突破了诊断抗体依赖进口、卡脖子的困境，显著提升了我国血液肿瘤精准分型水平。该团队还成功研制出血液肿瘤治疗性基因工程抗体，实现了血液肿瘤免疫技术的突破。基于 HI 单抗，该团队在国内率先研制出多种靶向血液肿瘤、具有自主知识产权的 CAR-T 技术，其中，CD19CAR-T 专利技术成功转化，开展了成人难治性复发性白血病和淋巴瘤的 I 期临床试验，疗效与国际同类产品相当，有望成为第一个国产上市 CAR-T 产品。凭借上述研究成果，"血细胞系列单抗关键技术及产品产业化"项目荣获 2020 年度天津市科学技术进步奖一等奖。

3. 国产 1 类创新药奥布替尼获批上市

布鲁顿酪氨酸蛋白激酶（Bruton's Tyrosine Kinase，BTK）是一种非受体酪氨酸激酶，在人体内由 BTK 基因编码，并在 B- 细胞和髓系细胞等造血细胞中表达。BTK 是 B- 细胞表面受体（B-Cell Receptor，BCR）信号通路的关键激酶，对于 B- 细胞的生长、发育、分化等起到重要作用。BTK 功能异常可能会导致 BCR 信号通路过度活跃，B- 细胞异常增殖，进而导致非霍奇金 B- 细胞淋巴瘤等恶性血液肿瘤的产生。

北京诺诚健华医药科技有限公司自主研发的 1 类创新药选择性 BTK 抑制剂——奥布替尼片（商品名：宜诺凯）适用于治疗：①既往至少接受过一种治疗的成人套细胞淋巴瘤（Mantle Cell Lymphoma，MCL）患者；②既往至少接受过一种治疗的成人慢性淋巴细胞白血病（Chronic Lymphocytic Leukemia，CLL）/ 小淋巴细胞淋巴瘤（Small Lymphocytic Lymphoma，SLL）患者。该产品为成人慢性淋巴细胞白血病、小淋巴细胞淋巴瘤患者提供了新的治疗选择，于 2020 年 12 月获药监局优先审评审批程序附条件批准上市。

4. 国产肺癌创新药阿美乐获批上市

肺癌的发病率在我国居于恶性肿瘤首位，其中，EGFR 基因突变的非小细胞肺癌患者占比超过 40%。对于 EGFR 敏感突变患者，目前主要使用第一 / 二代 EGFR

抑制剂（Epidermal Growth Factor Receptor-Tyrosine Kinase Inhibitor，EGFR-TKI）进行靶向治疗，较传统化疗优势明显，但约 1 年后会出现耐药性和病情恶化情况，其中，超过半数是由 T790M 突变所致。

江苏豪森药业集团有限公司自主研发的 1 类创新药阿美乐（甲磺酸阿美替尼片）是全球第二个三代 EGFR-TKI 创新药，也是全球首个中位无进展生存期超过 1 年（二线使用）的三代 EGFR-TKI，用于"既往经表皮生长因子受体（EGFR）酪氨酸激酶抑制剂（TKI）治疗，且 T790M 突变阳性的局部晚期或转移性非小细胞肺癌（NSCLC）成人患者"。经独立评审委员会评估，在注册的临床研究中，使用阿美乐单独治疗显示出优异的疗效和安全性，并且对脑转移患者有效，临床优势明显。Ⅱ期临床研究结果显示，阿美替尼二线治疗经治 EGFR T790M 突变阳性 NSCLC 患者的疗效确切、有效率高、安全性良好且无间质性肺炎发生。同时，Ⅲ期临床研究同样取得积极结果，达到预设的主要研究终点，为 EGFR 突变阳性晚期非小细胞肺癌患者的一线治疗提供了更多治疗选择。阿美乐于 2020 年 3 月获药监局批准上市。

5. 首个国产 BTK 抑制剂泽布替尼获批上市

百济神州自主研发的新一代 BTK 抑制剂泽布替尼胶囊（商品名：百悦泽）可用于治疗既往接受过至少一项疗法的成人套细胞淋巴瘤（MCL）患者、成人慢性淋巴细胞白血病（CLL）/ 小淋巴细胞淋巴瘤（SLL）。

泽布替尼是一种新型强效 BTK 抑制剂，经过分子结构的优化，能够对 BTK 靶点形成完全、持久的精准抑制。在一系列临床试验中，泽布替尼在 MCL、CLL 等多种 B 细胞淋巴瘤中显示出良好的疗效与安全性。2019 年 11 月，泽布替尼获得 FDA 批准，用于治疗经治一次的套细胞淋巴瘤患者，成为我国史上首个国内研发在美国获批的抗癌新药，实现了本土新药出海"零的突破"。泽布替尼在全球 Ⅰ / Ⅱ 期临床试验 BGB-3111-AU-003 中，实验组的中位随访时间为 18.8 个月，客观缓解率（ORR）为 84%，包括 22% 的完全缓解（Complete Response，CR）率及 62% 的部分缓解（Partial Response，PR）率。另一项在中国开展的单臂、关键性 Ⅱ 期临床试验（BGB-3111-206）中，实验组的中位随访时间为 18.4 个月，基于 Lugano（2014）分类标准评估的疗效结果显示，ORR 为 83.7%，其中，CR 率达 68.6%，PR 率达 15.1%。泽布替尼于 2020 年 6 月获得药监局批准上市，成为我国首个上市的国产 BTK 抑制剂。

6. 国产 PARP 抑制剂氟唑帕利获批上市

卵巢癌发病率虽然排在宫颈癌和子宫内膜癌之后，位居第三，但死亡率却位居妇科恶性肿瘤之首。近年来，多项研究显示，PARP 抑制剂可以有效延缓卵巢癌的复发时间，提升患者的总生存期。目前，全球已有多个 PARP 抑制剂（包括奥拉帕利、尼拉帕利等）获批用于治疗卵巢癌，成为卵巢癌维持治疗的标准方案。

江苏恒瑞医药股份有限公司自主研发的 PARP（聚腺苷二磷酸核糖聚合酶）抑制剂氟唑帕利胶囊，可用于既往经过二线及以上化疗的伴有胚系 BRCA 突变（gBRCAm）的铂敏感复发性卵巢癌、输卵管癌或原发性腹膜癌患者的治疗。该药物的疗效在四川大学华西第二医院、浙江省肿瘤医院开展的 II 期临床试验"氟唑帕利联合甲磺酸阿帕替尼片用于复发性卵巢癌的临床研究"，以及在中国医学科学院肿瘤医院开展的 III 期临床试验"氟唑帕利或联合阿帕替尼对比安慰剂治疗晚期卵巢癌"中得到验证。氟唑帕利胶囊于 2020 年 12 月获得药监局批准上市。

7. 我国首创生物安全可降解冠状动脉支架获批上市

传统冠状动脉药物支架存在晚期支架内血栓风险，可导致急性心肌梗死，死亡率高达 40%。为解决传统药物支架设计缺陷，国家放射与治疗临床医学研究中心（复旦大学附属中山医院）通过开展生物可降解新型涂层材料及以此为药物载体的国产化冠脉药物支架的研制，研发出我国首例完全可降解冠脉支架"Xinsorb"。该支架由高分子聚乳酸构建药物释放平台，有别于传统金属药物支架，植入体内 3 年左右将被完全降解吸收，血管结构及舒缩功能完全恢复至自然状态。该产品于 2013 年起应用于临床，先后完成了人体探索性研究和前瞻性随机对照及注册研究，共纳入1200 余例患者。

随机对照试验结果显示：Xinsorb 与国外同类产品疗效相近，Xinsorb 支架植入术后 3 年，支架内血栓（1.0%）和晚期靶病变失败（Target Lesion Failure，TLF）（4.1%）的发生率均与对照支架相似。与雅培公司的 Xience 支架相比，Xinsorb 毫不逊色（ABSORB III 研究 3 年结果显示，Xinsorb 的 TLF 为 13.4%，支架内血栓为 2.3%；Xience 支架的 TLF 为 10.4%，支架内血栓为 0.7%）。5 年部分患者随访显示支架已完全吸收。由于良好的安全性和有效性，2020 年 3 月，药监局正式批准 Xinsorb 上市。目前优化 Xinsorb 植入及术后药物应用的大型上市后临床研究即将启动，对原有支架进行大幅结构材料优化的第二代可吸收支架已完成临床前研究。

8. 研发中国首个血流储备分数测量系统

冠心病是全球首要的疾病死亡原因。经皮冠脉介入治疗（Percutaneous Coronary Intervention，PCI）植入支架是冠心病的主要治疗手段，受限于欧美对血流储备分数（Fractional Flow Reserve，FFR）测定技术的垄断，我国患者在接受 PCI 治疗之前缺乏精准诊断，导致部分支架植入不合理，增加了并发症风险和社会经济负担。

复旦大学附属中山医院联合中国科学院深圳先进技术研究院，基于"产学研医"的模式，历时 5 年多合作研发了中国首个金标准 FFR 测量系统。该产品通过药监局创新医疗器械特别审查程序，于 2020 年 9 月 30 日获批上市。该系统包含"血流储备分数测量设备"和"压力微导管"2 个部分，均具有自主知识产权，目前已有 8 项发明专利获得授权。其中，压力微导管部分是我国首个 FFR 压力微导管，也是目前世界上尺寸最小的压力微导管；除 FFR 测量功能以外，血流储备分数测量设备还集成了我国原创的非诱导充血性压力指数（constant Resistance Ratio，cRR）测定功能（目前仅可在欧盟地区使用），使患者可以免受血管扩张剂的不良反应而获得冠脉介入精准诊断结果。该产品的成功研发与临床应用，打破了欧美对冠脉精准介入诊断技术的长期垄断与封锁，为推动我国冠脉介入治疗水平的提升创造了积极的社会效益与经济效益。

9. 我国自主研发的"Bridge 椎动脉药物支架"获批上市

我国缺血性脑卒中发病率不断上升，由 2005 年的 1.12/1000 升高至 2017 年 1.56/1000。在缺血性脑卒中的人群中，后循环缺血性卒中占 25% ～ 40%，而 9% ～ 33% 的后循环缺血性患者有椎动脉起始部狭窄或闭塞。临床上，支架置入术已成为治疗椎动脉狭窄的主要方法。支架置入可以及时有效地改善脑血流，预防卒中再次发作，降低后循环缺血性损伤。目前广泛应用的金属裸支架和药物涂层支架存在血管再狭窄、症状复发、药物不良反应等问题。

微创神通医疗科技（上海）有限公司自主研发了用于治疗症状性椎动脉狭窄的 Bridge 椎动脉药物支架。Bridge 椎动脉药物支架为球囊扩张式药物支架系统，由预装的药物支架和输送系统组成。支架采用 L605 钴基合金作为金属支架平台，经激光切割而成，外表面刻有凹槽。药物涂层由雷帕霉素（Rapamycin）和可降解的外消旋聚乳酸（PDLLA）组成，并储存在凹槽内。输送系统为快速交换式的球囊扩张导管，在环氧乙烷灭菌后可一次性使用。首都医科大学附属北京天坛医院牵头联合全国多家大型临床试验中心开展了 Bridge 支架上市前临床试验，数据显示主要终点事件（术后 6 个月支架内再狭窄率≥50%）发生率为 3.7%，即刻支架植入成功率为 98%，器械相关严重不良事件（SAE）发生率为 0%，靶血管供血区相关死亡或卒中发生率为 2%。在长期随访的病例中，支架植入 4 年后复查未发现支架内再狭窄发生，证明了 Bridge 支架的长期有效性。该 Bridge 椎动脉药物支架于 2020 年 12 月获药监局批准上市。

10. 国产"Pul-stent 肺动脉支架"获批上市

自 1991 年以来，置入支架成为治疗肺动脉狭窄的首选方法，但目前国内外临床上应用于治疗肺动脉狭窄的支架存在一定的局限性。

北京迈迪顶峰医疗科技有限公司研发的 Pul-stent 肺动脉支架是目前全球唯一一款预期治疗先天性或获得性、非弥漫性的左、右肺动脉或肺动脉分支狭窄的支架，具有外径最小、短缩率最小、适应患者年龄最小、无分支遮挡等多项优点。Pul-Stent 支架是一种激光切割的钴基合金支架，相对于闭环设计的 Palmaz 支架、CP 支架，采用半开环设计的 Pul-Stent 支架具有良好的柔顺性、较小的轴向缩短率，有利于术中定位及释放；该支架产品有 S、M、L 3 个系列设计，每个系列的长度有 6 种型号，可以满足各种狭窄病变的需求。该支架在我国的率先获批，为肺动脉狭窄的患者（尤其是法洛氏四联症的婴幼儿）提供了创新产品和诊疗方案。该 Pul-stent 肺动脉支架于 2020 年 1 月获药监局批准上市。

11. 国产"心血管光学相干断层成像设备及附件"获批上市

心血管光学相干断层成像（Optical Coherence Tomography，OCT）是目前分辨率最高的腔内影像学技术，生成的图像更容易判读，可以有效识别薄纤维帽斑块、易损斑块、血栓和支架内再狭窄，弥补了传统影像学技术的缺陷。

深圳市中科微光医疗器械技术有限公司（简称微光医疗）开发的"心血管光学相干断层成像设备及附件"由主机和一次性血管内成像导管组成。该产品集成了光学干涉、数据采集、信号处理、GPU、PIU 控制、图像处理和分析等模块，将光学相干影像技术与激光扫描共聚焦技术相结合，获取组织的二、三维图像。其核心技术涉及"一体化超微型光学相干断层成像探头"和"一种心血管三维光学相干影像系统"2 个发明专利。微光医疗联合中国人民解放军总医院、首都医科大学附属北京安贞医院、复旦大学附属中山医院等医疗机构，开展了临床试验验证了该产品的安全性和功能。该产品于 2020 年 4 月获药监局批准上市，适用于冠状动脉的成像，以及需要进行腔内介入治疗的患者。目前国内市场上同类产品仅有 1 个国产产品和 1 个进口产品，该产品的获批上市可降低设备及其配套耗材的价格，有利于临床应用和推广，使更多的患者受益。

12. 缺血性卒中"取栓支架"获批上市

取栓治疗是用于治疗卒中的安全有效的新技术，其采用微创介入的方式，将取栓支架通过导管递送至血栓部位，将其从脑血管中取出，使得闭塞的血管再通。取栓治疗再通率可达 80% ~ 90%。但取栓治疗也存在风险高、禁忌证多、时间窗窄等不足，对大血管闭塞的再通效果有限。

珠海通桥医疗科技有限公司开发的"取栓支架"可用于治疗 8 小时内发作的缺血性卒中患者，通过移除堵塞在颅内大动脉内的血栓，达到恢复血流的治疗目的，适用于颈内动脉、大脑中动脉的 M1 和 M2 段、大脑前动脉的 A1 和 A2 段发生血栓的患者。该产品在结构上具有以下优点：①收缩后体积小，柔顺性好，能进入颅内较细的远端血管；②捕获率高，血栓夹持性好，在取栓回收过程中固定牢固，不易脱落；③径向支撑力小，对血管壁和周围血管损伤小。17 家临床机构联合开展了针对该取栓支架的临床试验，实际入组 217 例（试验组 107 例、对照组 110 例）患者，结果显示，与对照组相比，实验组患者取栓术后 24 小时症状性颅内出血发生率、24 小时蛛网膜下腔出血发生率、严重不良事件发生率、不良事件发生率、器械缺陷发生率、24 小时内非症状性颅内出血率、24 小时内死亡率、脑疝、实质性出血 I 型、实质性出血 II 型、症状性和非症状性脑出血无统计学差异。该取栓支架于 2020 年 9 月获药监局批准上市。

13. 欧洲药监局基于我国研究成果批准更新波立维适应证

2020 年 12 月，欧洲药品管理局（European Medicines Agency，EMA）发布公告，批准赛诺菲公司的心血管领域药物波立维的适应证拓展申请，批准波立维与阿司匹林联合应用治疗发病 24 小时内的轻型卒中（NIHSS ≤ 3）或中高危短暂性脑缺血发作（Transient Ischemic Attack，TIA）（$ABCD^2$ ≥ 4）患者。此次批准采用首都医科大学附属北京天坛医院发表的系列科研成果来支持适应证更新。

波立维（通用名：氯吡格雷）是临床常被用于心脑血管疾病二级预防的抗血小板用药，其适应证主要包括冠心病、卒中和外周血管疾病。在卒中二级预防领域，波立维的原适应证为近期缺血性卒中（发病 7 天到小于 6 个月）。2013 年，首都医科大学附属北京天坛医院牵头的中国人群 CHANCE 研究[①]成果表明，在发病 24 小时内的轻型卒中或高危 TIA 患者，氯吡格雷联合阿司匹林双抗治疗 21 天，相比阿司匹林单药，显著降低 90 天内卒中风险。该项里程碑研究首次突破双抗治疗在神经科的"禁区"，被列为近 10 年脑血管病领域的重大进展之一。2018 年，该医院 POINT[②] 研究成果的发布，以及 2019 年的 POINT 二次分析和 POINT&CHANCE 联合分析成果的发布，在全球范围再次验证了 CHANCE 方案的正确结论，美国、欧盟、英国、加拿大等世界主流指南均将双抗治疗推荐升级为 IA 级证据，并采用 CHANCE 研究的 21 天治疗方案。

自 2013 年 CHANCE 研究成果发布至今，波立维的药物说明书中的适应证并未更新。因此，轻型卒中或高危 TIA 人群的双抗治疗始终处于超适应证用药（off-labeluse）的状态。2019 年，赛诺菲公司与首都医科大学附属北京天坛医院合作，基于 CHANCE 研究、POINT&CHANCE 联合分析等高质量的 RCT 或荟萃分析，在全球范围申请适应证更新。获得 EMA 批准波立维的适应证更新申请后，该公司会在全球其他国家地区陆续申请更新。继推动各类指南修改后，CHANCE 研究又将在全球范围掀起新一轮的适应证更新大潮。此次 EMA 的批准表明中国脑血管病临床研究不仅在学术和指南水平上得到了认可，其研究结论和研究质量也得到了药监部门的认可。

14. 人工智能辅助诊疗设备"天医智"通过药监局三类医疗器械审批

2020 年 6 月 12 日，首都医科大学附属北京天坛医院、国家神经系统疾病临床医学研究中心和北京安德医智科技有限公司联合研发的 BioMind"天医智"颅内肿瘤磁共振影像辅助诊断软件通过了药监局三类医疗器械审批。该产品是首个药监局批准的，以"影像辅助诊断"命名的医疗 AI 软件，也是中国首个在 AI 影像辅助诊

---

① CHANCE 研究指氯吡格雷用于急性非致残性脑血管事件高危人群的疗效研究（Clopidogrel in High-risk patients with Acute Non-disabling Cerebrovascular Events，CHANCE）。

② POINT 研究由加州大学旧金山分校发起，全称为"血小板定向抑制新发短暂性脑缺血和轻度缺血性卒中"的研究（Platelet-Oriented Inhibition in New TIA and Minor Ischemic Stroke，POINT）。

断领域，基于深度学习技术而获批的三类医疗器械。

首都医科大学附属北京天坛医院与安德医智合作开发的"急性缺血性卒中多模态影像自动化分析系统（iStroke）"，为急性缺血性脑卒中患者提供多模态头颅影像的自动化分析，通过人工智能来判断梗死核心区和其周边低灌注的体积是否匹配来识别半暗带，辅助急性缺血性脑卒中的临床治疗决策。目前该研发团队已完成 iStroke 系统的后台服务集成及前端用户交互界面的联调开发。

15. 首个国产 13 价肺炎球菌多糖结合疫苗获批上市

肺炎球菌疾病是 5 岁以下儿童发病和死亡的主要原因之一。世界卫生组织将儿童肺炎球菌疾病列为需高度优先使用疫苗预防的疾病，并推荐接种 13 价肺炎结合疫苗。目前，全球已上市的 13 价肺炎球菌结合疫苗均为美国辉瑞公司生产，于 2016 年获批进入我国。

云南沃森生物技术股份有限公司自主研发的 13 价肺炎球菌多糖结合疫苗是我国首个自主研发生产的肺炎疫苗，也是全球第二个用于预防婴幼儿肺炎的疫苗。该疫苗主要用于 6 周龄至 5 岁（6 周岁生日前）的婴幼儿和儿童，预防肺炎球菌 1 型、3 型等 13 种血清型肺炎球菌引起的侵袭性疾病。河北省疾病预防控制中心、北京朝阳区疾病预防控制中心和山西省疾病预防控制中心开展的两项 III 期临床试验验证了该疫苗的安全性和有效性。该款 13 价肺炎球菌多糖结合疫苗的上市，可更好地为保护婴幼儿健康和预防相应血清型肺炎球菌引起的侵袭性疾病发挥重要作用。该 13 价肺炎球菌多糖结合疫苗于 2020 年 1 月获药监局批准上市。

16. 国产慢性丙肝治疗药物盐酸可洛派韦胶囊获批上市

丙肝是一种由丙型肝炎病毒（Hepatitis C Virus，HCV）感染引起的病毒性肝炎，尚无疫苗可预防，并且其发病率呈现急剧上升趋势。中国是"丙肝大国"，其中，基因 1 型、2 型、3 型及 6 型病例占所有丙肝病例的 96%。

北京凯因格领生物技术有限公司研发的 1 类创新药盐酸可洛派韦胶囊（商品名：凯力唯）是一种全基因型 NS5A 复制复合子抑制剂，可与索磷布韦联合用药治疗成人慢性丙肝。吉林大学第一医院和北京大学人民医院联合开展的"开放、多中心评价 KW-136 胶囊联合索氟布韦片治疗成人慢性丙型肝炎的疗效及安全性 III 期临床试验"的结果确定了该药物治疗丙肝的安全性，并且表明该药物与索氟布韦联用，可有效治疗初治或干扰素经治的基因1型、2型、3型、6型成人慢性丙型肝炎病毒感染。盐酸可洛派韦胶囊的研发上市增加了国内抗丙肝病毒药物可及性，有助于满足临床用药需求。该药物于2020年2月通过药监局的优先审评审批程序获批上市。

17. 国内首款降血糖天然药物桑枝总生物碱片获批上市

中国糖尿病患者数达到1.22亿，居全球首位。糖尿病具有患病周期长、对药物依赖度高的特征。目前，口服降糖药主要为各类化学药物，中药可以弥补长期使用单一靶点化学药存在的不足。

中国医学科学院、北京协和医学院药物研究所与北京五和博澳药业股份有限公司共同研发了治疗糖尿病的中药创新药桑枝总生物碱片。该药的主要成分为桑枝中提取到的总生物碱，是国内首个原创降血糖天然药物，也是我国近10年批准的首个糖尿病中药新药。北京协和医院牵头联合31家临床机构针对桑植总生物碱的临床疗效开展了长达10年的Ⅱ、Ⅲ期临床试验。该研究以主流口服降糖药物阿卡波糖作为阳性对照药，以国际公认的降糖金标准"糖化血红蛋白"为主要疗效指标，开展了随机双盲临床评价。试验结果表明，桑枝总生物碱对α-葡萄糖苷酶具有极强的抑制活性，单独使用该药或是用于二甲双胍控制不佳的联合治疗，均具有良好的降低糖化血红蛋白水平的疗效，可以与阿卡波糖相媲美。桑枝总生物碱片于2020年3月获药监局批准上市。

18. 两款"糖尿病视网膜病变眼底图像辅助诊断软件"获批上市

糖尿病视网膜病变（Diabetic Retinopathy，DR）是糖尿病最常见、最严重的并发症之一。进行眼底筛查并对早期糖尿病视网膜病变患者采取有效干预措施可显著降低糖尿病视网膜病变致盲率。

深圳硅基智能科技有限公司开发了"糖尿病视网膜病变眼底图像辅助诊断软件"。该软件适用于成年糖尿病患者的双眼彩色眼底图像分析，可辅助医生诊断Ⅱ期及以上糖尿病视网膜病变，协助判断是否需要进一步就医检查。中山大学中山眼科中心牵头开展的多中心前瞻性临床试验结果显示，该软件相关指标的敏感性为87.29%，特异性为95.51%，产品性能达到世界领先水平（FDA批准的全球首款AI糖网诊断软件IDx-DR敏感性为87.4%，特异性为89.5%）。

上海鹰瞳医疗科技有限公司开发了"糖尿病视网膜病变眼底图像辅助诊断软

件"，该软件适用于成年糖尿病患者的双眼免散瞳彩色眼底图像分析，可为辅助医生发现中度非增殖性（含）以上糖尿病性视网膜病变，协助判断是否需要进一步就医检查。

上述两款产品均采用基于卷积神经网络的自主设计网络结构，利用分类标注的眼底图像数据，对算法模型进行训练和验证。通过获取眼底相机拍摄的眼底彩色照片，利用深度学习算法对图像进行计算、分析，为医疗人员提供关于糖尿病视网膜病变的辅助诊断建议。2020 年 8 月，这两款"糖尿病视网膜病变眼底图像辅助诊断软件"获得药监局批准上市。

19. 中药 6.1 类新药连花清咳片获批上市

咳嗽、咳痰是气管-支气管炎从发病至恢复期的主要临床表现，症状较难改善，且持续时间长、严重影响肺的通气换气功能。中医药在呼吸系统疾病治疗方面具有疗效确切、不易产生耐药性、安全性高等优势。

连花清咳片是石家庄以岭药业股份有限公司以中医络病理论为指导，研制出的用于治疗急性气管 - 支气管炎的中药 6.1 类新药（中药 6.1 类新药系未在国内上市销售的从植物、动物、矿物等物质中提取的有效成分及其制剂），属于 2020 年版《药品注册管理办法》中药注册分类中的"中药创新药"。药效研究证实，连花清咳片具有阻断以气道炎症反应为核心的级联反应链的独特药效，以及广谱抗病毒、抑菌、镇咳化痰、解痉平喘、解热抗炎和免疫调节的作用。连花清咳片治疗急性气管 - 支气管炎的随机双盲、安慰剂对照、多中心临床研究结果显示，连花清咳片具有止咳化痰作用，可有效缓解患者咳嗽、咯痰、咽干口渴、心胸烦闷等症状，总有效率为 92.39%，且临床用药安全，研究期间未发现与该药相关的不良反应。连花清咳片于 2020 年 5 月获药监局批准上市，为急性气管 - 支气管炎患者提供了一种新的治疗选择。

20. 我国自主研发的静脉麻醉药环泊酚获批上市

丙泊酚是一种具有出色的药物代谢动力学性质和良好的安全性的麻醉药，自 1989 年被 FDA 批准上市以来就占据注射用麻醉药领域的主要地位，目前是国内市场第一大全麻药品种，但其是一种高脂溶性药物，不符合临床静脉给药的要求。

HSK3486（即环泊酚，商品名：思舒宁）是由海思科医药集团股份有限公司自主研发的、具有完全自主知识产权的 1.1 类创新药，同时也是我国首个自主研发的静脉麻醉药。环泊酚是一种 GABAA 受体激动剂，基于丙泊酚改良而得，其有效性和安全性显著高于丙泊酚。四川省医学科学院·四川省人民医院开展了环泊酚和丙泊酚的药效动力学评价、药代动力学和安全性比较的 I 期临床试验，以及与丙泊酚的头对头 II 期临床试验。结果显示，0.4 ~ 0.5 mg/kg 剂量的环泊酚与 2 mg/kg 的丙泊酚镇静效果基本一致（麻醉成功率、起效和苏醒的时间）。安全性方面，环泊酚的注射疼痛发生率为丙泊酚的 1/5（9.5% vs 45.2%），呼吸抑制不良反应也明显低于丙泊酚（11.1% vs 16.1%）。环泊酚于 2020 年 12 月通过药监局优先审批程序获批上市，未来有望成为广泛使用的静脉麻醉和镇静药。

四、临床标准规范与推广

2020 年，我国在心血管、呼吸系统、骨关节等疾病领域发布了若干指南和规范，构建了多个疾病管理平台和防治技术体系，为规范疾病防控、保障人民生命健康提供了实践标准。

1. 发布我国首部《中国心血管病一级预防指南》

2020 年 11 月，我国首部《中国心血管病一级预防指南》在中华医学会第二十二次全国心血管年会上正式发布。北京大学人民医院、北部战区总医院、上海交通大学医学院附属瑞金医院和首都医科大学附属北京安贞医院联合领域顶级专家，开展了指南的撰写工作。指南提出以下结论和建议：

①生活方式干预是心血管病一级预防的基石，合理膳食、身体活动、控制体重、戒烟限酒、保持健康睡眠和良好的心理状态有助于降低心血管病发病风险；

②总体风险评估是心血管病一级预防决策的基础，推荐基于"中国成人心血管病一级预防风险评估流程"，指导降压和降脂治疗及阿司匹林的使用；

③在可耐受的情况下，血压应严格控制，一般高血压患者最佳的血压控制目标为 <130/80 mmHg；

④五大类降压药物都可作为降压治疗的初始选择；

⑤空腹低密度脂蛋白（Low-Density Lipoprotein Cholesterol，LDL-C）及非高密度脂蛋白（Non-High-Density Lipoprotein Cholesterol，non-HDL-C）可作为降脂目标；

⑥糖尿病合并动脉粥样硬化性心血管疾病（ASCVD）高风险时 LDL-C 控制目标为＜ 2.6 mmol/L 或较基线下降＞ 50%；非糖尿病的 ASCVD 高危患者 LDL-C 控制目标为＜ 2.6 mmol/L；

⑦ ASCVD 中高危人群均需生活方式干预，中等强度他汀作为起始治疗，LDL-C 不能达标时应考虑联合降胆固醇治疗；

⑧ ASCVD 高危人群中等剂量他汀类药物治疗后，如果血脂＞ 2.3 mmol/L，应考虑降血脂药物治疗进一步降低 ASCVD 风险；

⑨ 2 型糖尿病患者管理、生活方式干预和二甲双胍仍是基石，新型降糖药物安心降糖，提供更多心肾保护；

⑩ ASCVD 高危险且出血低危险的一级预防患者，年龄在 40 ～ 70 岁，可考虑使用低剂量阿司匹林，且建立在医患良好沟通和个体化治疗的基础上。

该指南立足国情、服务国民，充分收集评估了有关临床研究证据，写作过程坚持公益性、科学性和实用性，发扬科学民主精神，开展充分讨论，达成共识；指南在重视 ASCVD 一级预防的同时，强调尽管我国出血性卒中死亡率已下降，但仍然面临严峻挑战，不可掉以轻心；指南的建议虽针对心血管病一级预防，但关于改变生活方式的建议也适用于该类疾病的康复与二级预防。

2. 发布《国家基层高血压防治管理指南 2020 版》和《国家基层高血压防治管理手册》

2020 年 12 月，中国基层高血压防控大会上，由国家心血管病中心国家基层高血压防治管理办公室组织修订更新的《国家基层高血压防治管理指南 2020 版》及编撰的《国家基层高血压防治管理手册》正式发布。

《国家基层高血压防治管理指南》（简称《指南》）依托国家基本公共卫生服务项目的高血压管理，在基层高血压防控方面起着重要作用。2020 版《指南》是对 2017 版的更新。本次更新保留了 2017 版通俗易懂、可操作性强的特色，并在管理要求、血压测量、降压目标值、综合干预管理等方面进行了更新，以保证《指南》的时效性和科学性。同时，2020 版《指南》首次加入了中医药相关内容，不仅丰富了内涵，更为广大基层中医医生提供了在高血压管理中应用中医药的实用指导。与《指南》配套发布的《国家基层高血压防治管理手册》，针对基层医疗卫生机构的服务特点，以科学的管理目标为宗旨，从对血压和高血压的认识开始，指导基层医务人员在居民健康教育、高血压筛查、高血压管理（包括治疗、随访和年度评估）等方面开展工作，是对《指南》内容的进一步补充和扩展，为基层医务人员提供更细化的培训和指导。

3. 制定《中国儿童阻塞性睡眠呼吸暂停诊断与治疗指南（2020）》

阻塞性睡眠呼吸暂停（Obstructive Sleep Apnea，OSA）作为儿童睡眠呼吸障碍疾病中危害最为严重的疾病，因其较高的患病率和严重的远期并发症，越来越受到家长和社会的重视。然而，目前儿童 OSA 的诊治涉及多个学科，且标准不一、规范缺乏的问题较为突出。

由首都医科大学附属北京儿童医院、中华医学会耳鼻咽喉头颈外科学分会等医疗机构和组织制定的《中国儿童阻塞性睡眠呼吸暂停诊断与治疗指南（2020）》已正式发布并在国际实践指南注册平台（International Practice Guidelines Registry Platform）注册（注册号 IPGRP-2018CN058）。

该指南依据严格的循证医学证据，囊括了临床上亟须解决的儿童阻塞性睡眠呼吸暂停诊断和治疗相关问题，为临床工作者在该病的诊断、治疗、随访等问题上提供强有力的证据及指导，不同层级医院医生可根据指南推荐意见，结合医院实际情况，完成儿童 OSA 的诊断、治疗及监测策略。该指南的发布有助于提升我国儿童睡眠呼吸疾病的整体综合诊疗能力，对推动分级诊疗有重要的意义。

4. 发布中国首部《口腔癌及口咽癌病理诊断规范》

上海交通大学医学院附属第九人民医院牵头制定了中国首部《口腔癌及口咽癌病理诊断规范》。该规范对口腔及口咽鳞状细胞癌患者手术切除标本的固定、大体描述及取材、病理诊断分类分级及分期方案、免疫组化及分子检测、病理报告等内容均进行了详尽的描述，特别强调根据 2017 年第 4 版世界卫生组织头颈肿瘤分类和第 8 版 AJCC TNM 分期的新标准，应检测口咽癌中的人类乳头瘤病毒（Human Papillomavirus，HPV）状态，将其分为 HPV 相关性口咽癌和非 HPV 相关性口咽癌；口腔癌的 T 分期需测量肿瘤侵袭深度；口腔癌和非 HPV 相关性口咽癌 N 分期中，需考量是否存在肿瘤的淋巴结外扩展。规范化的病理诊断必须提供肿瘤的组织学分级、切缘状况、有无神经侵犯、有无淋巴管血管侵犯等信息。此外，应尽可能提供肿瘤距切缘距离、是否存在最差侵袭方式等信息。

基于国内外规范及指南、循证医学证据、临床研究成果、专家意见,《口腔癌及口咽癌病理诊断规范》将各指标分为 I 级专家推荐和 II 级专家推荐,于 2020 年 3 月在《中华口腔医学杂志》公开发布,是中国首部关于口腔癌和口咽癌病理诊断的规范性文件,填补了国内该领域的空白,并已多次在国内各级学术会议、继教班上宣讲并推广。该规范的制定及实施将对中国的口腔癌及口咽癌病理报告规范起到示范性作用,并对此类肿瘤的临床治疗策略选择及预后评估发挥重要指导作用。

5. 发布国家卫生行业标准《中小学生屈光不正筛查规范》

上海市眼病防治中心、北京大学儿童青少年卫生研究所、上海交通大学附属第一人民医院编制的国家卫生行业标准《中小学屈光不正筛查规范》(WS/T 663—2020)于 2020 年正式发布。

此次出台的《中小学生屈光不正筛查规范》中规定了中小学生屈光不正筛查的基本要求、筛查方法、转诊建议及筛查后的要求。对于屈光不正筛查的筛查方法包括 5 个部分,分别为裸眼远视力检查、戴镜远视力检查、屈光检测、主要眼病的识别、筛查结果的记录。该标准对每一项筛查都做出了详细的规定,比如:检查时,筛查人员提示受检者不得眯眼、偷看、揉眼、斜视、身体前倾,或接受他人提示;对日常配戴框架眼镜或角膜接触镜(包括硬镜和软镜)的受检者,还应检查戴镜远视力,检查对夜间配戴角膜塑形镜者所查得的视力记为戴镜视力等。筛查过程中,筛查人员应同时积极识别中小学生远视、散光和其他眼部疾病,并及时将其转诊到具备有效医疗机构执业许可证的医疗机构复诊。同时,筛查人员应及时将筛查结果记录于《屈光不正筛查结果记录表》。标准强调,屈光不正的筛查结果不具有诊断意义,需到具备有效医疗机构执业许可证的医疗机构进一步检查以确诊。此外,还分别给出了裸眼远视力、戴镜远视力、非睫状肌麻痹状态下验光进行筛查后的转诊建议。此外,该标准要求及时将检查结果反馈给所有受检学生及家长,并按照要求给出转诊建议;筛查人员应整理、保存相关资料,建立和更新学生视力健康档案;有条件地区宜建立电子健康档案。

6. 发布《2020 中国系统性红斑狼疮诊疗指南》

由国家皮肤与免疫疾病临床医学研究中心、国家风湿病数据中心、中国系统性红斑狼疮研究协作组(Chinese SLE Treatment and Research Group,CSTAR)联合中华医学风湿病学分会制定的《2020 中国系统性红斑狼疮诊疗指南》于 2020 年正式发布。

该指南以临床问题为导向，以循证医学为依据，对系统性红斑狼疮的分类诊断、治疗原则和目标，以及如何选择评估系统性红斑狼疮疾病活动和脏器损害程度的工具、如何使用糖皮质激素、羟氯喹等药物进行规范，可供风湿免疫、皮肤、肾内、妇产、影像诊断等科室的医师使用。该指南为广大风湿免疫科医师提供了系统性红斑狼疮的规范诊治建议，以期整体提高我国风湿免疫科对系统性红斑狼疮的诊治水平，推进早期诊断，达标治疗，最终改善患者的长期预后。

第四章 2020 年临床医学研究热点浅析 ——mRNA 疫苗研究进展

mRNA 疫苗是一种将编码病毒、肿瘤等特定抗原的 mRNA 导入人体细胞，借助人类细胞系统表达抗原蛋白，进而引起特异性体液免疫和细胞免疫的疫苗。与传统疫苗相比，mRNA 疫苗具有保护效果好、无须细胞培养、研发速度快、生产工艺简单、生产成本低、产能可迅速放大、安全性高等优势。mRNA 疫苗的应用前景也很广阔，不仅能用于传染性疾病的预防，还可用于免疫疾病、遗传病、罕见病、肿瘤等疾病的治疗。因其在医学领域引发的巨大变革，mRNA 疫苗排在《麻省理工科技评论》发布的 2021 年"全球十大突破性技术"榜首[1]。

为了应对新冠肺炎，美国辉瑞制药有限公司和德国生物新技术公司（BioNTech）合作开发的 BNT162b2、美国制药公司 Moderna 开发的 mRNA-1273 两种 mRNA 疫苗相继获得紧急使用授权，全球接种数量超过 3 亿剂。我国军事科学院军事医学研究院与苏州艾博生物公司合作开发的 mRNA 疫苗产品 ARCoVax 也进入国际Ⅲ期临床试验阶段。

一、简 介

（一）定义与内涵

mRNA（Messenger Ribonucleic Acid，信使核糖核酸）是一种携带遗传信息的单链 RNA 分子，最早由诺贝尔生理学或医学奖获得者 Sydney Brenner 等于 1961 年发

---

① MIT Technology Review.10 breakthrough technologies 2021[EB/OL].（2021-02-24）[2021-08-20]. https://www.technologyreview.com/2021/02/24/1014369/10-breakthrough-technologies-2021/.

现。随着体外转录技术的发展，1990 年研究人员开始关注 mRNA 的治疗潜力[1]。由于分子结构简单、基因改变风险低、可诱导机体免疫反应等特点，mRNA 技术逐渐成为疫苗开发的创新技术。

mRNA 疫苗参照了 mRNA 的主要生物学功能，通过体外转录技术合成能够编码病毒、肿瘤等特定抗原的 mRNA 分子，并依托脂质纳米颗粒等技术将 mRNA 分子递送到宿主细胞中，在体内借助"自身细胞"系统翻译产生通常由病原体感染或癌细胞突变而引入的靶标抗原，刺激宿主机体产生获得性免疫反应，特异性地识别并摧毁病原体或癌细胞[2]。

以病毒性传染病疫苗为例，mRNA 疫苗借助宿主细胞合成病毒抗原。合成的抗原或被细胞蛋白酶等分解成较小的多肽片段，或通过高尔基体等转运至细胞外部。细胞内的抗原多肽片段与主要组织相容性复合体（Major Histocompatibility Complex，MHC）的 I 类蛋白形成复合物并递呈至细胞表面上，被杀伤性 T 细胞识别并激活细胞的免疫清除途径（图 4-1 左侧所示，被病毒感染的细胞被特异性清除）；细胞外的抗原分子可通过免疫细胞吞噬、胞饮等方式被分解成多肽片段，与 MHC-II 类蛋白形成复合物并递呈至细胞表面上，被辅助性 T 细胞识别或刺激 B 细胞分泌抗原中和性抗体（图 4-1 右侧所示，中和抗体将使病毒无法感染宿主细胞）。

mRNA 疫苗根据其分子结构特征，主要分为：非复制性 mRNA 疫苗（如 Moderna 公司的 mRNA-1273、BioNTech 公司的 BNT162b2、CureVac 公司的 CVnCoV）和病毒衍生的自扩增 mRNA 疫苗。此外，环状 RNA 等新技术也开始被引入 mRNA 疫苗领域。

非复制性 mRNA 疫苗一般由 5' 帽结构（Cap）、非翻译区（Untranslated Region，UTR）、开放阅读框区（Open Reading Frame，ORF）和多聚腺苷酸尾 [Poly（A）tail] 构成。ORF 为 mRNA 的核心区域，用于编码靶标抗原，可通过设计和筛选最优序列来提高靶标抗原的表达；ORF 两侧 UTR 的长度和结构影响着 mRNA 的稳定性和 ORF 的翻译效率，对抗原编码序列的筛选优化至关重要；5' 帽结构影响着 mRNA 的结构稳定性和免疫原性，该结构可保护 mRNA 免遭 5'→3' 核酸外切酶的降解，

———————

[1] WOLFF J A, MALONE R W, WILLIAMS P, et al. Direct gene transfer into mouse muscle in vivo[J]. Science, 1990, 247(49):1465-1468.

[2] CHAUDHARY N, WEISSMAN D, WHITEHEAD K A. mRNA vaccines for infectious diseases: principles, delivery and clinical translation[J]. Nature reviews drug discovery, 2021, 25:1-22.

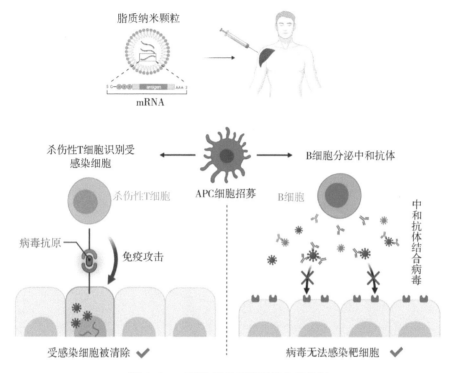

图 4-1　mRNA 疫苗示意及其免疫机制

[以病毒性疫苗为例，参考 BioRender.com 网站（https://biorender.com/）制作]

同时作为翻译起始位点招募翻译起始因子，促进 mRNA 的高效翻译；Poly（A）尾的长度影响 mRNA 疫苗的寿命和翻译效率，可在载体上预先克隆或转录后添加碱基[①]。

自扩增 mRNA 疫苗一般由甲病毒基因组改造而来，其在非复制 mRNA 的序列基础上还增加了编码 RNA 聚合酶（RNA-Dependent RNA Polymerase，RDRP）复合物的序列（图 4-2），该复合物用于启动 mRNA 的自扩增步骤，增加了 mRNA 翻译的幅度和持续时间，从而提高靶标抗原的产量。与非复制性 mRNA 疫苗相比，自扩增 mRNA 疫苗产生的靶标抗原更多，免疫反应更强，持续时间更长。

环状 RNA（circRNA）是一种呈闭合环状结构的单链 RNA，缺少被核酸外切酶识别所需的末端基序，不易被核酸外切酶降解，较线性 RNA 疫苗稳定性更高，有望

---

① LINARES-FERNÁNDEZ S, LACROIX C, EXPOSITO J Y, et al. Tailoring mRNA vaccine to balance innate/adaptive immune response[J]. Trends Mol Med, 2020, 26(3): 311-323.

克服线性 mRNA 的技术局限，凭借其制备、递送等方面的优势，可改善传染病的预防和癌症的治疗（图 4–3）。

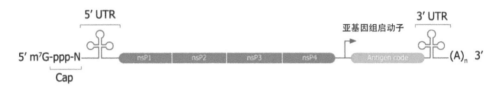

图 4-2　自扩增 mRNA 疫苗示意 [1]

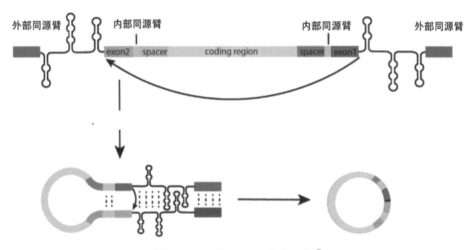

图 4-3　环状 mRNA 合成示意 [2]

  mRNA 疫苗需要合适的递送材料将 mRNA 递送至靶标细胞内，而包裹 mRNA 的递送材料对于 mRNA 疫苗的有效性产生较大的影响。首先，mRNA 单链的特征导致其自身稳定性不佳，容易被体内的核酸酶降解；其次，mRNA 的分子量较大，远远超过能够自由扩散进入细胞的小分子；最后，mRNA 分子上密集的负电荷使它无法突破细胞膜屏障。目前，脂质纳米颗粒（Lipid Nanoparticle，LNP）是 mRNA 疫

  ① BLAKNEY A K, IP S, GEALL A J. An Update on Self-Amplifying mRNA Vaccine Development[J]. Vaccines, 2021, 9(2):97−123.

  ② WESSELHOEFT R A, KOWALSKI P S, ANDERSON D G. Engineering circular RNA for potent and stable translation in eukaryotic cells[J]. Nature communications, 2018, 9(1):2629−2639.

苗开发中最高效也是唯一通过临床验证的 mRNA 递送材料[①]。

总体而言，mRNA 疫苗的核心优势主要表现为：① 与其他疫苗在体外表达抗原蛋白不同，mRNA 疫苗进入机体后，利用宿主自身细胞生产候选抗原，结构上包含更多的修饰，更接近体内真实的抗原结构，能够激发体液与细胞的双重免疫；② mRNA 疫苗理论上可以表达任意候选蛋白，如生理因子、治疗抗体、病毒蛋白等，产品研发不受毒株、菌株等方面的限制；③ mRNA 疫苗可以同时表达多个候选蛋白，有望开发多价疫苗、联合疫苗等；④ mRNA 疫苗研发可以构建通用型平台技术，基于同一系统快速开发出更多系列产品；⑤ mRNA 疫苗的生产工艺相对简单且生产周期较短，3 ~ 4 个月内即可按照 GMP 认证和质量控制要求完成生产，有助于更及时地应对新突发传染病；⑥ mRNA 疫苗的标准化生产和场地要求较低，可以共线生产所有产品，生产过程既不涉及病原体，也不涉及细胞培养或发酵体系[②]。

（二）发展历程

mRNA 的研究已有 50 多年的历史（图 4-4）。1961 年，Sydney Brenner 首次发现 mRNA 是一种细胞内遗传信息传递的载体；1990 年，Jon Wolff 等将体外合成的 mRNA 经肌内注射至小鼠骨骼肌内，发现在骨骼肌细胞内有特定蛋白质的表达，这是 mRNA 疫苗的雏形；2005 年，Drew Weissman 和 Katalin Karikó 发现尿苷修饰的 mRNA 能够逃避免疫传感器的信号识别，避免外源 mRNA 被免疫系统直接清除，解决了 mRNA 疗法应用研究中的一大难题，极大地推动了 mRNA 疫苗的研究与发展。

经过 30 年的研究和发展，全球研发团队已开发了各类 mRNA 候选疫苗并相继投入临床试验。从 Cortellis 数据库看，全球在研的 RNA 疫苗及药物已有 113 种，主要针对传染病、肿瘤等，大多数还处于开发早期或临床试验阶段。

新冠肺炎疫情暴发后，mRNA 疫苗等创新疫苗的优势迅速凸显。在中国科学家公布新冠病毒基因序列后，国内外迅速开展了 mRNA 疫苗的研发。2020 年 3 月 16 日，美国 Moderna 公司研发的 mRNA-1273 获批开展临床试验，再次凸显了 mRNA 疫苗平台的高效性。2020 年 6 月 19 日，由我国军事科学院军事医学研究院与苏州

---

① KOWALSKI P S, RUDRA A, MIAO L, et al., Delivering the messenger: advances in technologies for therapeutic mRNA delivery[J]. Molecular therapy, 2019. 27（4）：710-728.

② 广发证券 . 疫苗行业专题报告之 mRNA 疫苗：通用的平台型技术，未来大有可为 [EB/OL].（2020-07-19）[2021-08-27]. https://www.vzkoo.com/doc/15234.html.

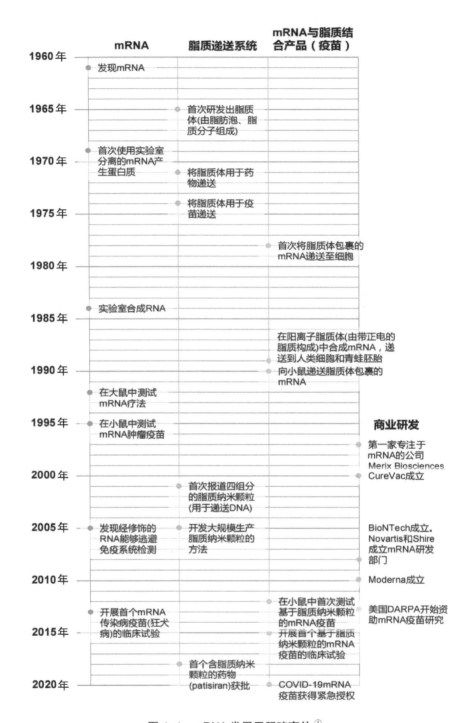

图 4-4 mRNA 发展里程碑事件 [1]

---

① DOLGIN E. The tangled history of mRNA vaccines[J]. Nature, 2021, 597, 318–324.

艾博生物科技有限公司及云南沃森生物技术股份有限公司共同研制的新型冠状病毒 mRNA 疫苗（ARCoVax）获批进入临床研究，是我国首个进入临床研究阶段的 mRNA 疫苗品种。2020 年 12 月 2 日，辉瑞与 BioNTech 合作研发的 BNT162b2 疫苗在英国获得紧急使用授权，是全球首款获得使用授权上市的 mRNA 疫苗；2020 年 12 月，BNT162b2 和 Moderna 公司研发的 mRNA-1273 先后获得美国 FDA 批准的紧急使用授权；2021 年 8 月，美国 FDA 正式批准了辉瑞与 BioNTech 公司合作研发的新型冠状病毒 mRNA 疫苗 BNT162b2 的注册上市。

二、主要国家 mRNA 疫苗的研发部署

疫苗的研究和开发一直是全球各国医药卫生领域关注的重点。例如，美国联邦机构通过国家健康战略、欧盟委员会通过"研究与创新框架计划"和"创新药物计划"部署传染病疫苗的研发工作，中国发布《疫苗管理法》并资助多项科技项目，加强疫苗产品研发与应用的综合管理，以应对高危传染病、癌症等健康威胁。2020 年前，各国政府针对流感疫苗研发提出了相应的科技规划和指南。新冠肺炎疫情加速了疫苗产品的研发进展，驱动各类新型疫苗的研发和应用。本节重点介绍美国、加拿大、欧盟委员会和中国在 mRNA 疫苗领域的主要研发布局。

（一）美国长期资助疫苗技术以应对高危传染病和生物因子威胁

早在 2006 年，根据"国家大流感战略"（National Strategy for Pandemic Influenza）的要求，美国卫生与人类服务部（HHS）设立了生物医学高级研究与发展局（Biomedical Advanced Research and Development Authority，BARDA），专门负责应对化学、生物、放射性和核辐射等突发公共卫生事件，为疫苗、药物、疗法和诊断工具的开发提供综合系统的资助 [1]。"流感疫苗研发项目"（Influenza Vaccine Development Programs）是 BARDA 的六大工作内容之一，mRNA 疫苗是其重点部署的课题。2006 年至今，BARDA 已向辉瑞、Moderna 等公司拨款数亿美元，支持疫

---

[1]　U.S. Department of Health & Human Services. Influenza vaccine development programs [EB/OL]. （2015-03-16）[2021-08-20]. https://www.medicalcountermeasures.gov/barda/influenza-and-emerging-infectious-diseases//influenza-vaccine-development-programs/.

苗生产等基础设施建设。2016 年，HHS 分别启动"国家疫苗计划"[①] 和"国家成人免疫计划"[②]，鼓励创建新型疫苗研发路线，支持疫苗递送系统的基础研究和创新。据 HHS 2017 年发布的疫苗创新分析报告《鼓励疫苗创新：促进疫苗开发以减少 21 世纪的传染病负担》（Encouraging Vaccine Innovation: Promoting the Development of Vaccines that Minimize the Burden of Infectious Diseases in the 21st Century）[③] 显示，美国研发企业在 2017 年 12 月前已经启动针对基孔肯雅热、流感、寨卡等病毒的 mRNA 疫苗研发工作。2019 年，特朗普总统签署行政命令要求研发机构和企业改善流感疫苗开发工艺，针对鸡蛋生产流感疫苗的免疫效价低、生产周期长等问题，利用重组技术开发创新疫苗（包括核酸疫苗），进而降低生产成本，提高生产效率[④]。

美国国立卫生研究院（NIH）长期支持疫苗的研发。2001—2019 年，NIH 针对冠状病毒、寨卡、埃博拉和登革热等大流行威胁为疫苗研究提供至少 172 亿美元的研发资金，其中 mRNA 疫苗研究的经费为 9.43 亿美元[⑤]。根据 NIH RePORT（https://reporter.nih.gov/）统计的信息，2018—2021 年，NIH 资助了 524 项 mRNA 疫苗研发项目，资助经费约 4.10 亿美元。截至 2020 年 7 月底，美国至少公布了 22 种在研的 mRNA 疫苗。

美国国防部高级研究计划局（DARPA）通过专项课题加强 mRNA 疫苗技术研发的前瞻性部署。2012 年，DARPA 启动"自主诊断以实现预防与治疗：应对环境与传染性威胁的预防措施"项目（Autonomous Diagnostics to Enable Prevention and Therapeutics: Prophylactic Options to Environmental and Contagious Threats，ADEPT: PROTECT），旨在开发能够安全应用且快速部署的平台技术，在出现新型传染病和

① Office of Infectious Disease and HIV/AIDS Policy. U.S. national vaccine plan[EB/OL]. （2020−11−17）[2021−08−20]. https://www.hhs.gov/vaccines/national-vaccine-plan/index.html.

② Office of Infectious Disease and HIV/AIDS Policy. Adult immunization plans[EB/OL]. （2019−06−10）[2021−08−20]. https://www.hhs.gov/vaccines/national-adult-immunization-plan/index.html.

③ U.S. Department of Health and Human Services. Encouraging vaccine innovation: promoting the development of vaccines that minimize the burden of infectious diseases in the 21st century[EB/OL]. （2017−12−01）[2021−08−11]. https://www.hhs.gov/sites/default/files/encouraging_vaccine_innovation_2018_final_report.pdf.

④ MAXMEN A. Trump signs order to improve flu-vaccine development[EB/OL]. （2019−09−19）[2021−08−20]. https://www.nature.com/articles/d41586−019−02831-x/.

⑤ KISZEWSKI A E, CLEARY E G, JACKSON M J,et al. NIH funding for vaccine readiness before the COVID-19 pandemic[J]. Vaccine, 2021, 39（17）:2458−2466.

生物武器时提供及时的保护手段。ADEPT: PROTECT 项目最初的目标是应对当时流行的基孔肯雅病毒，经历了动物模型的概念验证（2013—2016 年）、临床前研究与 GMP 制造（2017—2018 年）、核酸疗法安全性与人类表达验证（2019—2020 年）3 个阶段，构建了应对新型传染病的研究体系，并为 2020 年新冠肺炎疫情应对奠定了基础[1]。2018 年 6 月，DARPA 启动"保护性等位基因和响应原件预表达"（PReemptive Expression of Protective Alleles and Response Elements，PREPARE）计划，5 个科研团队参与了 PREPARE 计划。例如，佐治亚理工学院试图通过向肺部输送 mRNA 编码的可编辑基因调节剂来增强人体或动物模型对多种流感病毒的自我保护能力[2]。2020 年 10 月，Moderna 公司从 DARPA 获得 5600 万美元，用于疫苗生产及研发小型化 mRNA 疫苗制造设备[3]。

新冠肺炎疫情暴发后，美国于 2020 年 5 月启动"曲速行动"（Operation Warp Speed），开展医疗保健和疫苗研发工作，目标是在 2021 年 1 月前开发、生产、分发 3 亿剂新冠病毒疫苗，mRNA 疫苗是"曲速行动"支持的三大技术平台之一[4]。新冠肺炎疫情期间，强生、Moderna、赛诺菲和阿斯利康从联邦政府获得超过 27 亿美元，用于支付与人体试验相关的费用。同时，美国政府利用预先购买承诺合同，降低制药公司的研发风险。例如，与强生签署 10 亿美元的合同，购买 1 亿剂疫苗；与 Moderna 签署 49.5 亿美元的合同，购买 3 亿剂疫苗；与辉瑞签署 59.7 亿美元的合同，购买 3 亿剂疫苗[5]。

[1] DARPA. ADEPT : PROTECT[EB/OL]. （2013−10−02）[2021−08−21]. https://www.darpa.mil/attachments/ADEPTVignetteFINAL.pdf.

[2] TOON J. $21.9 million gene modulation research effort targets influenza pandemics[EB/OL].（2019−06−28）[2021−08−20]. https://ibb.gatech.edu/news/219-million-gene-modulation-research-effort-targets-influenza-pandemics.

[3] HUSSEY C. DARPA awards Moderna up to $56 million to enable small-scale, rapid mobile manufacturing of nucleic acid vaccines and therapeutics[EB/OL]. （2020−10−08）[2021−08−20]. https://investors.modernatx.com/node/10081/pdf.

[4] U.S. Government Accountability Office. Operation warp speed: accelerated COVID-19 vaccine development status and efforts to address manufacturing challenges[EB/OL]. （2021−02−11）[2021−08−20]. https://www.gao.gov/products/gao-21-319.

[5] FRANK R G, DACH L, LURIE N. It was the government that produced COVID-19 vaccine success[EB/OL]. （2021−05−14）[2021−08−20]. https://www.healthaffairs.org/do/10.1377/hblog20210512.191448/full/.

中国临床医学研究发展报告

（二）加拿大资助 RNA 技术平台和生产能力建设

加拿大政府关注疫苗研发技术平台和生产能力建设，在新冠肺炎流行以来，依托各类国家项目为企业研发提供资金，推动创新疫苗的研发工作。

2020 年 3 月起，加拿大政府通过"组织科学计划"（Plan to Mobilize Science）分别向新冠病毒研究和新冠肺炎疫苗试验提供 1.92 亿和 6 亿加元，在 mRNA 疫苗研发方面，向 Precision NanoSystems 公司提供 5020 万加元，支持其 RNA 平台建设，提高加拿大在 RNA 疫苗和基因药物领域的生产制造能力；向 Resilienc 生物技术公司提供 1.99 亿加元，用于提高 mRNA 疫苗的生产能力，预计每年将生产 1.12 亿～ 6.4 亿剂 mRNA 疫苗。"加拿大下一代制造生产超级集群"（Next Generation Manufacturing Canada Supercluster）项目向生物技术企业提供产品研发资助，例如，向 Providence Therapeutics 公司和 Northern RNA 公司提供 500 万加元，用于 mRNA 疫苗的设计和制造。加拿大国家研究理事会则与国内外顶尖生物医药公司合作，支持疫苗产品早期研发，例如，向 Providence Therapeutics 公司提供 490 万加元，支持 PTX-COVID19-B mRNA 候选疫苗的 I 期临床试验；与美国辉瑞公司签署战略合作协议，购买至少 2000 万剂 BNT162 疫苗，向 Moderna 公司购买 5600 万剂 mRNA-1273 疫苗。此外，加拿大政府计划在 2021—2027 年拨款 22 亿加元以支持疫苗生产，其中，5 亿加元用于大学和研究型医院基础建设，10 亿加元将资助最具发展前景的生物科技创新企业[1]。

为加速传染病预防与治疗产品的创新与应用，加拿大政府于 2021 年 7 月启动《加拿大生物制造和生命科学战略》（Canada's Biomanufacturing and Life Sciences Strategy），面向整个流行病领域，支持今后的防疫工作，预计在 2021 年之后的 7 年内投入 22 亿加元，用于建立生命科学研究部门和基础设施，构造人才培养管道和研究系统，促进生命科学公司的发展[2]。其中，构建的 mRNA 等新型技术平台具有更

① Government of Canada. Backgrounder – government of Canada investments in biomanufacturing, development of COVID-19 vaccines and therapeutics, and research[EB/OL].（2021-08-10）[2021-08-20]. http://www.ic.gc.ca/eic/site/151.nsf/eng/00010.html.

② Innovation, Science and Economic Development Canada. Government of Canada announces agreement with leading COVID-19 vaccine developer Moderna, Inc. to build mRNA vaccine facility in Canada[EB/OL].（2021-08-10）[2021-08-20]. https://www.canada.ca/en/innovation-science-economic-development/news/2021/08/government-of-canada-announces-agreement-with-leading-covid-19-vaccine-developer-moderna-inc-to-build-mrna-vaccine-facility-in-canada.html.

强的灵活性和适应性，能够加速疫苗研发，快速提升群体免疫力。

（三）欧盟委员会及欧洲国家资助 mRNA 疫苗基础研究及技术开发

欧洲创新药物计划（Innovative Medicine Initiative，IMI）2 期（2014—2020）将"疫苗的免疫反应、疫苗与宿主的相互作用"列为优先研究领域之一，支持研发新一代疫苗（包括 mRNA 疫苗）及新型佐剂、载体和装置等[①]。欧盟委员会通过"地平线2020"等科技创新框架计划资助重大科研项目，先后资助多项 mRNA 相关的基础研究和产品开发。

基础研究是欧盟委员会资助项目的关注重点，旨在提出新型理论和知识，评估疫苗产品的转化潜力和应用范围。例如，资助英国帝国理工大学研发新一代复制性 RNA 疫苗项目，使疫苗分子在体内诱导级联反应，提升疫苗效价；资助瑞士艾德根诺西切科技公司的 NEWmRNA 项目，将利用合成生物学方法制造 mRNA，探讨其在疫苗、诊断等方面的用途；资助欧洲分子生物学实验室的流感核糖核蛋白（Influenza Ribonucleoprotein，Influenza RNP）项目，关注核糖核蛋白的生理代谢过程，评估其中的病毒蛋白 -RNA 复合物结构，为流感疫苗研发寻找靶点。

欧盟委员会资助的 mRNA 疫苗研究项目涉及肿瘤、传染病、免疫缺陷疾病等领域，例如，比利时 eTheRNA 公司牵头开发的复发性 HPV16 阳性宫颈癌 TriMix mRNA 疫苗；英国伯明翰大学牵头的 SupraRNA 项目，旨在开发 H1N1 病毒株 mRNA 的递送系统。欧洲 AIDS 疫苗计划（EAVI2020）汇集了欧洲、澳大利亚、加拿大和美国 HIV 领域的研究人员和生物技术企业，旨在开发保护和治疗性的 HIV 疫苗，BioNTech 公司是项目参与单位之一，计划利用其 mRNA 技术开发和生产 HIV 和新冠肺炎候选疫苗。

新冠肺炎疫情发生后，欧盟委员会及欧洲国家紧急批准新冠肺炎疫苗研发项目。欧盟委员会 2021 年 2 月向"冠状病毒全球应对行动计划"（Coronavirus Global Response initiative）投资 10 亿欧元，其中 3.5 亿欧元用于 mRNA 疫苗等新一代疫

---

① EFPIA Brussels Office. The right prevention and treatment for the right patient at the right time–Strategic Research Agenda for Innovative Medicines Initiative 2[EB/OL]. （2014–03–01）[2021–08–20]. https://www.imi.europa.eu/sites/default/files/uploads/documents/About-IMI/research-agenda/IMI2_SRA_March2014.pdf.

苗的开发 ①。德国联邦教育和研究部向 BioNTech 公司提供 3.75 亿欧元的资金，支持其 mRNA 疫苗 BNT162 的开发及上市工作 ②。欧洲投资银行和欧盟委员会向德国 CureVac 公司提供 7500 万欧元的资金，加快在德国图宾根建设第四个生产基地，供应 mRNA 疫苗 ③。

（四）中国重视新型疫苗的分子机制和应用研究

疫苗创新是我国科学技术和产业创新政策的关注重点。《国家创新驱动发展战略纲要》提出要研发创新药物、新型疫苗、先进医疗装备和生物治疗技术 ④。《战略性新兴产业重点产品和服务指导目录》也提出发展包括新型疫苗、生物技术药物等在内的生物医药产业 ⑤。《中国制造 2025》《"十三五"生物产业发展规划》《医药工业发展规划指南》等政策文件都提出，鼓励发展多联多价疫苗、基因工程疫苗、病毒载体疫苗、核酸疫苗等新型疫苗，实现部分免疫规划疫苗的升级换代。2019 年 6 月，第十三届全国人民代表大会常务委员会第十一次会议表决通过《中华人民共和国疫苗管理法》。作为全球首部综合性的疫苗管理法案，《疫苗管理法》明确规定了最严格的疫苗管理制度，同时关注疫苗创新发展，支持疫苗基础研究和应用研究，将预防、控制重大疾病的疫苗研制、生产和储备纳入国家战略，根据疾病免疫情况、人群免疫情况等制定研发规划，支持多联多价和新型疫苗的研制，对创新疫苗实行优先审批。

国家自然科学基金长期资助免疫 / 疫苗应答机制等基础研究，2016—2020 年资

① European Union. EU research and innovation supporting vaccine development for COVID-19[EB/OL]. （2021-02-01）[2021-08-20]. https://ec.europa.eu/info/sites/default/files/research_and_innovation/research_by_area/documents/ec_rtd_cc-vaccine-development_factsheet.pdf.

② TERRY M. BioNTech receives €375 million german grant to help fund COVID-19 vaccine effort [EB/OL]. （2020-09-15）[2021-08-20]. https://www.biospace.com/article/biontech-receives-375-million-grant-from-german-federal-ministry-of-education-and-research/.

③ BALFOUR H. CureVac recieves €75 million loan for vaccine development and manufacturing expansion [EB/OL]. （2020-07-08）[2021-08-20]. https://www.europeanpharmaceuticalreview.com/news/123096/curevac-recieves-e75-million-loan-for-vaccine-development-and-manufacturing-expansion/.

④ 新华社. 中共中央　国务院印发《国家创新驱动发展战略纲要》[EB/OL]. （2016-05-19）[2021-09-18].http://www.gov.cn/xinwen/2016-05/19/content_5074812.htm.

⑤ 发展改革委.《战略性新兴产业重点产品和服务指导目录》(2016 版) 征求修订意见 [EB/OL]. （2018-09-22）[2021-08-20].http://www.gov.cn/xinwen/2018-09/22/5324533/files/dcf470fe4eac413cabb686a51d080eec.pdf.

助的 mRNA 疫苗相关研究项目有 5 项，其中 2020 年有 4 项，涉及传染病（新冠肺炎）疫苗和癌症疫苗研发（表 4–1）。

表 4–1　2016—2020 年国家自然科学基金资助的 mRNA 疫苗项目

项目题名	承担机构	批准年度	资助金额 / 万元
基于 mRNA-LNP 疫苗技术应对新发 / 突发冠状病毒疫情的应急病毒疫苗开发基础研究	中国医学科学院医学生物学研究所	2020	150
基于 LNP-mRNA 技术的流感 / 新冠病毒通用疫苗的设计与免疫保护评价	中国人民解放军军事科学院军事医学研究院	2020	100
基于 EB 病毒新抗原靶点 mRNA 疫苗的增效设计及其治疗鼻咽癌的研究	中国科学院深圳先进技术研究院	2020	24
DC 和 TAMs 双靶向共载 mRNA/siRNA 脂质纳米疫苗水凝胶激活适应性免疫和天然免疫治疗肝癌研究	上海大学	2020	55
CTLA-4 单抗增强 mRNA 纳米疫苗抗小鼠三阴型乳腺癌免疫应答的机制研究	贵州医科大学	2017	33

新冠肺炎疫情发生后，核酸疫苗成为科技部重点部署的 5 条新冠肺炎疫苗技术路线之一。我国科研机构与生物技术企业之间密切合作，加快了 mRNA 疫苗的研发攻关。中国人民解放军军事科学院军事医学研究院与苏州艾博生物科技有限公司及云南沃森生物技术股份有限公司共同研制的新型冠状病毒 mRNA 疫苗（ARCoVax）、斯微（上海）生物科技有限公司与上海市东方医院和国家疾病预防控制中心共同研制的 mRNA 疫苗，被纳入抗击新冠肺炎疫情科研攻关应急项目；并先后于 2020 年 6 月、2021 年 1 月通过药监局临床试验批准①。珠海丽凡达生物技术有限公司、上海复星医药产业发展有限公司等企业也先后宣布其 mRNA 疫苗临床试验计划。

三、mRNA 疫苗的主要研究进展

按照应用领域，mRNA 疫苗主要分为传染病疫苗和肿瘤疫苗。传染病 mRNA 疫苗通过编码某种病原体的特异性抗原，在输入人体细胞后表达抗原蛋白并诱导机体

---

① 新华社 . 我国首个新冠 mRNA 疫苗获批启动临床试验 [EB/OL].（2020–06–25）[2021–08–30]. http://www.gov.cn/xinwen/2020–06/25/content_5521943.htm.

特异性免疫应答；肿瘤 mRNA 疫苗则是编码患者肿瘤细胞的新生抗原，进入人体细胞或能表达抗原蛋白诱导机体的特异性免疫应答，或能表达免疫调节因子以改善肿瘤微环境。此外，递送系统也是 mRNA 疫苗发挥免疫效果的关键因素。本节重点介绍传染病 mRNA 疫苗、肿瘤 mRNA 疫苗和 mRNA 疫苗递送系统近年来的主要研究进展。

（一）传染病 mRNA 疫苗

mRNA 疫苗通过刺激免疫系统产生 B、T 细胞免疫应答等多种效应机制，发挥传染病预防的效果。随着新冠肺炎疫情在全球范围内暴发和蔓延，mRNA 疫苗研发技术作为一种平台型技术，具备研发应急性疫苗的潜力，相关传染病疫苗研究快速，并不断向临床应用发展。

1. 基础研究

（1）传染病 mRNA 疫苗的免疫学特性

mRNA 疫苗通过接种进入宿主细胞后，借助细胞翻译机制在 mRNA 分子的引导下组装氨基酸序列，经过翻译后修饰和恰当的三维折叠后形成功能性蛋白质，进而模拟病毒感染，诱导机体的免疫保护反应[1]。

接种 mRNA 疫苗后，主要可通过 3 种途径激活适应性免疫应答：① mRNA 疫苗进入给药部位的非免疫细胞，如肌肉细胞和表皮细胞[2]。非免疫细胞通过内吞作用导入外源 mRNA，mRNA 从内体逃逸到胞质并翻译成蛋白，被转移至抗原递呈细胞，然后与 MHC-I 结合呈递至 CD8+ T 细胞，诱导细胞免疫。例如，肌细胞在转染 mRNA 疫苗后，抗原被转移并激活树突状细胞（DC 细胞），随后激活 CD8+ T 细胞[3]。② mRNA 疫苗进入给药部位附近的免疫细胞，主要是 DC 细胞和巨噬细胞等

---

① DE BEUCKELAER A, POLLARD C, VAN LS, et al. Type I interferons interfere with the capacity of mRNA lipoplex vaccines to elicit cytolytic T cell responses[J]. Molecular therapy, 2016, 24:2012–2020.

② PARDI N, TUYISHIME S, MURAMATSU H, et al. Expression kinetics of nucleoside-modified mRNA delivered in lipid nanoparticles to mice by various routes[J]. J Controlled Release, 2015, 217:345–351.

③ LAZZARO S, GIOVANI C, MANGIAVACCHI S, et al. CD8 T-cell priming upon mRNA vaccination is restricted to bone-marrow-derived antigen-presenting cells and may involve antigen transfer from myocytes[J]. Immunology, 2015, 146:312–326.

抗原呈递细胞（Antigen-presenting cells，APC）[1]。例如，通过胃肠外给药，mRNA 疫苗可将免疫细胞募集到给药部位，激活局部免疫反应[2]。mRNA 表达的抗原可能与 MHC Ⅰ类复合物结合，诱导 CD8$^+$ T 细胞成熟，也可能与 MHC Ⅱ类复合物结合，因此 APC 转染 mRNA 后可以激活表达 CD4 的 T 辅助细胞，并通过淋巴系统运送到邻近的淋巴结。[3]进入次级淋巴组织中的免疫细胞，包括淋巴结和脾脏。淋巴结（lymph Node，LN）是各种免疫细胞（包括单核细胞和初始 T 细胞和 B 细胞）驻留的部位，这些次级淋巴器官中的抗原能够启动机体的适应性免疫反应。mRNA 疫苗转染进入 LN 驻留细胞（如 APC 和内皮细胞）后，可以启动 T 细胞和 B 细胞，诱导体液免疫和细胞免疫应答，以抵御外来微生物的入侵[3]。

（2）传染病 mRNA 疫苗的分子设计

常规 mRNA 疫苗包括编码目标抗原的开放阅读框（ORF）、5' 和 3' 的 UTR 区、5' 端的帽子和 3' Poly（A）尾。帽子结构、UTR 和 Poly（A）尾对于 mRNA 分子的稳定性及与翻译过程非常重要，研究人员通过优化 RNA 结构元件来提高抗原表达量和延长抗原表达时间[4]。

5' 端的帽子能够保护 mRNA 不被核酸外切酶快速降解，被真核起始因子（eIF）4E 识别结合来启动翻译过程，在 mRNA 逃避固有免疫系统识别方面发挥作用[5]。5' 和 3' 的 UTR 区负责调节细胞核的 mRNA 输出及其翻译效率，协调 mRNA 分子的亚细胞定位，例如，研究人员在 mRNA 中加入 α- 珠蛋白 3' 端 UTRs 以增加其稳定，或加入 β- 珠蛋白 5' 和 3' 端 UTRs 以提高翻译效率[6]。3' Poly（A）尾在 mRNA 翻

① LINDSAY K E, BHOSLE S M, ZURLA C,et al. Visualization of early events in mRNA vaccine delivery in non-human primates via PET-CT and near-infrared imaging[J]. Nature biomedical engineering, 2019, 3:371−380.

② LIANG F, LINDGREN G, LIN A,et al. Efficient targeting and activation of antigenpresenting cells in vivo after modified mRNA vaccine administration in rhesusmacaques[J]. Mol Ther, 2017, 25:2635−2647.

③ FIRDESSA−FITE R, CREUSOT R J. Nanoparticles versus dendritic cells as vehicles to deliver mRNA encoding multiple epitopes for immunotherapy[J]. Molecular therapy, 2020, 16:50−62.

④ RICHNER J M, HIMANSU S, DOWD K A,et al. Modified mRNA vaccines protect against zika virus infection[J]. Cell, 2017, 168（6）:1114−1125.

⑤ ROERS A, HILLER B, HORNUNG V. Recognition of endogenous nucleic acids by the innate immune system[J]. Immunity, 2016, 44（4）: 739−754.

⑥ KOLUPAEVA V G, PESTOVA T V, HELLEN C U. Ribosomal binding to the internal ribosomal entry site of classical swine fever virus[J]. RNA, 2000, 6（12）: 1791−1807.

译和 mRNA 酶结合中发挥着重要作用，结合多聚腺苷酸结合蛋白（Polyadenylate-binding protein，PABP），同时与 5' m7G 帽协同工作以调节翻译[1]。研究表明，增加 Poly（A）尾长度可提高多聚体产生的效率，从而影响蛋白质表达水平[2]，当 mRNA Poly（A）尾长度逐渐增加到 120 个碱基，蛋白质表达量随之增加。Poly（A）尾可以在 DNA 模板中添加，或者使用重组 Poly（A）聚合酶在转录后延伸添加到 mRNA 中。密码子的优化对于 mRNA 翻译的影响不大，但通过密码子优化，调节 G+C 含量能够在一定程度上提高 mRNA 的稳定性和翻译效率[3]。

碱基修饰已被证明能够提高 mRNA 的稳定性，核苷碱基修饰因此被大量用于 mRNA 疫苗的制备。例如，核苷碱基修饰可减少固有模式识别受体（PRR）的激活来提高 mRNA 效力[4]。尽管 mRNA 疫苗诱导的免疫应答需要先天免疫系统的参与，但一些研究表明，含假尿苷的 mRNA 能减少 Toll 样受体（Toll-like receptor，TLR）、视黄酸诱导基因－Ⅰ（Retinoic acidinduced gene Ⅰ, RIG-I）、蛋白激酶 R（Protein Kinase R，PKR）的识别，提高 mRNA 的翻译活性，增加体内稳定性，并抵抗 RNase L 介导的降解。研究人员利用高效液相色谱（High Performance Liquid Chromatography，HPLC）或快速蛋白质液相色谱（Fast Protein Liquid Chromatography，FPLC）纯化核苷修饰的 mRNA，去除双链 RNA，提高 mRNA 纯度后，能够观察到 mRNA 翻译效率提高，蛋白质表达量增加[5]。除核苷碱基修饰外，mRNA 的序列优化还能确保蛋白质的正确表达，并提高免疫原性[6]。

① GOSS D J, KLEIMAN F E. Poly（A）binding proteins: are they all created equal? [J]. Wiley Interdiscip Rev RNA, 2013, 4:167–179.

② MUNROE D, JACOBSON A. mRNA poly（A）tail, a 3' enhancer of translational initiation[J]. Molecular and cellular biology, 1990, 10（7）:3441–3455.

③ LIU Q. Comparative analysis of base biases around the stop codons in six eukaryotes[J]. Biosystems, 2005, 81（3）:281–289.

④ NALLAGATLA S R, HWANG J, TORONEY R,et al. 5'-Triphosphate-dependent activation of PKR by RNAs with short stem-loops[J]. Science, 2007, 318:1455–1458.

⑤ PARDI N, HOGAN M J, NARADIKIAN M S, et al. Nucleoside-modified mRNA vaccines induce potent T follicular helper and germinal center B cell responses[J]. The journal of experimental medicine, 2018, 215:1571–1588.

⑥ MAURO V P, CHAPPELL S A. A critical analysis of codon optimization in human therapeutics[J]. Trends in molecular medicine, 2014, 20:604–613.

2. 临床研究

采用 mRNA 技术平台研发的传染病疫苗，已经在预防多种病毒、细菌、寄生虫感染方面取得进展。目前，关注较多的是抗病毒 mRNA 疫苗，由于病毒结构相对较小、病原靶点比较清晰、患者生活史相对简单，单一或较少抗原诱导的免疫应答就能充分发挥保护作用等，抗病毒 mRNA 疫苗研究进展较快，已有狂犬病毒、塞卡病毒、流感病毒等产品进入临床评价阶段（表 4-2）。

表 4-2　国外开发的 mRNA 预防型疫苗

药物	研发公司	阶段	适应证	疫苗种类	临床登记号
mRNA-1647	Moderna	I/ II 期	巨细胞病毒	非复制 mRNA	NCT03382405 NCT04232280
mRNA-1893	Moderna	I 期	塞卡病毒	非复制 mRNA	NCT04064905
mRNA-1325	Moderna	I 期	塞卡病毒	非复制 mRNA	NCT03014089
mRNA-1944	Moderna	I 期	基肯孔雅病毒	非复制 mRNA	NCT03829384
mRNA-1653	Moderna	I 期	人间质肺炎病毒和人副流感病毒 3 型	非复制 mRNA	NCT03392389 NCT04144348
mRNA-1345	Moderna	I 期	呼吸道合胞病毒	非复制 mRNA	NCT04528719
VAL-506440	Moderna	I 期	甲型 H10N8 流感病毒	非复制 mRNA	NCT03076385
VAL-339851	Moderna	I 期	H7N9 流感病毒	非复制 mRNA	NCT03345043
mRNA-1010	Moderna	I 期	H1N1 和 H3N2，乙型流感病毒株 Yamagata 和 Victoria	非复制 mRNA	NCT04956575
CV7201	CureVac	I 期	狂犬病毒	非复制 mRNA	NCT02241135
CV7202	CureVac	I 期	狂犬病毒	非复制 mRNA	NCT03713086
GSK3903133A	GlaxoSmithKline	I 期	狂犬病毒	自扩增 mRNA	NCT04062669

与抗病毒的 mRNA 疫苗相比，抗寄生虫和细菌性传染病的 mRNA 疫苗进展较慢。抗寄生虫病 mRNA 疫苗开发面临的主要问题包括：①寄生虫相对病毒、细菌，其基因组更大、结构更复杂，存在很多不同的蛋白，通常需要多个联合抗原；②寄生虫通常具有多个不同的生活史状态，例如恶性疟原虫，疫苗诱导的免疫反应需要

作用于特定的生活史阶段，才能发挥作用。

抗细菌性传染病 mRNA 疫苗研究面临的问题包括：①常见细菌引起的疾病大多非急性传染病，未受到足够重视；②抗生素的广泛使用，为细菌性疾病提供了很多有效的治疗方法，疫苗并非唯一有效的防控手段；③细菌的变异频率比病毒更快，因为疫苗所用菌株的差异，抗细菌性疫苗保护效力也存在很大差别。

（1）狂犬病毒疫苗

CureVac 公司针对编码狂犬病病毒糖蛋白（Rabies Virus Glycoprotein, RABV-G）采用鱼精蛋白递送的 mRNA 疫苗 CV7201 进行了开放、非对照、前瞻性的 I 期临床试验[①]。无狂犬病疫苗接种史的健康男性和女性参与者（18 ～ 40 岁）使用常规注射或无针注射接种了 3 剂 80 ～ 640 µg 的 mRNA 疫苗 CV7201，其中一个人群队列在 1 年后接受加强剂量注射。接种 7 天内，60 名（94%）皮内接种者和 36 名（97%）肌内注射者报告了注射部位反应，50 名（78%）皮内接种者、29 名（78%）肌内注射者报告了全身性不良事件，包括 10 次 3 级不良反应事件。通过无针皮内或肌内注射接种 mRNA 疫苗，32 名（71%）皮内注射 80 µg 或 160 µg 及 6 名肌内注射 200 µg 或 400 µg 的受试者体内抗体滴度达到 0.5 IU/mL 以上。通过常规针头注射的疫苗均未能诱导产生足够抗体，在无针注射法接种的受试者体内，疫苗虽诱导出更高的抗体反应，但 1 年后受试者体内免疫反应显著下降。后续还需要优化给药系统来提升免疫的持续时间。

作为 CV7201 的升级产品，采用 LNP 递送的 CV7202 疫苗能够以极低剂量（1 µg）诱导足够的中和抗体（＞ 0.5 IU/ml）[②]。在比利时和德国进行的多中心对照 I 期临床试验中，55 名 18 ～ 40 岁的健康受试者分别接受 5 µg（n=10）、1 µg（n=16）、2 µg（n=16）的 CV7202；对照组（n=10）在第 1、第 8 和第 29 天接受狂犬病疫苗 Rabipur。结果表明，1 µg 或 2 µg 剂量的 CV7202 耐受性良好。5 µg 的 CV7202 剂量引起了不可接受的高反应原性，1 µg 或 2 µg 剂量耐受性更好，没有发生与疫苗相

① ALBERER M, GNAD-VOGT U, HONG H S, et al. Safety and immunogenicity of a mRNA rabies vaccine in healthy adults: an open-label, non-randomised, prospective, first-in-human phase 1 clinical trial[J]. The lancet, 2017, 390（10101）:1511–1520.

② ALDRICH C, LEROUX-ROELS I, HUANG K B, et al. Proof-of-concept of a low-dose unmodified mRNA-based rabies vaccine formulated with lipid nanoparticles in human volunteers: a phase 1 trial[J]. Vaccines, 2021, 39（8）: 1310–1318.

关的严重不良事件。在接受两次 1 μg 或 2 μg 剂量疫苗注射后,所有受试者在第 43 天时的中和抗体滴度超过了 0.5 IU/mL。

此外,葛兰素史克公司运用阳离子纳米孔技术递送、针对狂犬病毒的自扩增 mRNA 疫苗已进入 I 期临床研究[①],其临床结果未见报道。

(2)寨卡病毒疫苗

寨卡病毒(ZIKV)是一种由蚊子传播的病毒,可能引起若干神经系统并发症。目前尚未开发出针对 ZIKV 的有效治疗或预防措施,相关疫苗研发具有较大的市场需求和发展潜力。

Richner 等[②] 研究了一种编码寨卡病毒 prM-E 抗原的核苷修饰、脂质纳米颗粒(LNP)封装的 mRNA 疫苗,并在小鼠中测试了免疫原性和保护作用。两剂疫苗产生高中和抗体效价(EC_{50} 约为 1/100 000),可预防孕妇和胎儿感染寨卡病毒。为了减少寨卡疫苗诱导与登革热病毒(DENV)交叉反应抗体的问题,研究人员设计了修饰的 prM-E RNA 编码突变,破坏了 E 蛋白中保守的融合环表位。该突变减少了细胞或小鼠中因 DENV 感染而产生的抗体。改良的 mRNA 疫苗可以预防 ZIKV 感染,并降低个体接触 DENV 后的感染风险。研究人员在小鼠和非人类灵长类动物中测试了编码 ZIKV H/PF/2013 的膜前和包膜(prM-E)糖蛋白、用脂质纳米颗粒包裹的核苷修饰 mRNA(mRNA-LNP),证明了单次低剂量皮内免疫能够引发有效和持久的中和抗体反应:接种 30 μg ZIKV mRNA-LNP 可在接种后 2 周或 5 个月保护小鼠免受 ZIKV 攻击,单剂量接种 50 μg 足以保护非人类灵长类动物在接种后 5 周免受 ZIKV 攻击[③]。

Moderna 公司在研的寨卡病毒 mRNA-1893 疫苗正处于 I 期临床试验阶段,中期数据显示,4 个队列均已接种,耐受良好,没有疫苗相关的严重不良事件或特殊关注的不良事件。接种 10 μg 和 30 μg 剂量疫苗后,血清抗体产生率分别为 94% 和

① ANDERLUZZI G, LOU G, GALLORINI S, et al. Investigating the impact of delivery system design on the efficacy of self-amplifying RNA vaccines[J]. Vaccines(Basel), 2020, 8(2):212−234.

② RICHNER J M, JAGGER B W, SHAN C, et al. Vaccine mediated protection against zika virus-induced congenital disease[J]. Cell, 2017, 170(2):273−283.

③ PARDI N, HOGAN M J, PELC R S, et al. Zika virus protection by a single low-dose nucleoside-modified mRNA vaccination[J]. Nature, 2017, 543(7644):248−251.

100%[①]。

（3）流感病毒疫苗

Lutz 等[②]首次证明了单次肌内注射 10 μg 编码血凝素蛋白的 mRNA 疫苗可以在非人类灵长类动物中诱导产生保护性抗体，且抗体滴度与已上市的灭活病毒疫苗相似或更高。再次接种疫苗可以增强疫苗应答反应，并使抗体滴度保持稳定的时间超过一年。研究报道了使用 LNP 载体递送编码 H10N8 和 H7N9 流感病毒的首批 mRNA 流感疫苗人体试验的安全性和免疫原性[③]。2015 年 12 月至 2017 年 8 月，两项随机、单中心、安慰剂对照、双盲的 I 期临床试验在德国（H10N8）和美国（H7N9）进行。参与 H10N8 的健康成人的年龄范围为 18～64 岁，H7N9 为 18～49 岁。参与者间隔 3 周以 2 剂接种疫苗或安慰剂。结果显示，肌内注射 H10N8 和 H7N9 mRNA 疫苗后显示出良好的安全性和免疫原性。对于 H10N8（n=201），在 100 μg 的肌内注射剂量时，全部受试者的血凝抑制（Hemagglution Inhibition，HAI）滴度高于 1：40，87.0% 的受试者微量中和（Microneutralization，MN）滴度高于 1：20。25 μg 皮内注射组中 64.7% 的受试者的 HAI 滴度高于 1：40，而肌内注射组中为 34.5%。对于 H7N9（n=156），肌内注射剂量分别为 10 μg、25 μg 和 50 μg 的参与者中，HAI 滴度高于 1：40 比例分别为 36.0%、96.3% 和 89.7%。10 μg 和 25 μg 组中全部受试者的 MN 滴度高于 1：20，50 μg 组中为 96.6%。100 μg H10N8 疫苗肌内注射组的血清阳转率为 78.3%（HAI）和 87.0%（MN），50 μg H7N9 组的血清阳转率为 96.3%（HAI）和 100%（MN）。两项临床研究均未检测到明显的细胞介导反应，也未报告与疫苗相关的严重不良事件。报告的轻度至中度不良反应包括注射部位疼痛、头痛、疲劳和发冷等。综上所述，针对 H10N8 和 H7N9 流感病毒的 mRNA 疫苗具有良好的耐受性，能够引发强大的体液免疫反应。

此外，Moderna 研发的季节性流感 mRNA 疫苗 mRNA-1010 于 2021 年 7 月在 18 岁以上人群中开展 I／II 期临床试验，受试者将按照试验设计接种 1 剂的 3 个剂

---

① Moderna. Zika vaccine （mRNA-1893）[EB/OL].（2021-08-05）[2021-8-30]. https://investors.modernatx.com/static-files/c48da72a-e775-402e-9441-2085b91cf069.

② LUTZ J, LAZZARO S, HABBEDDINE M, et al. Unmodified mRNA in LNPs constitutes a competitive technology for prophylactic vaccines[J]. NPJ Vaccines, 2017, 2:29.

③ BAHL K, SENN J J, YUZHAKOV O, et al. Preclinical and clinical demonstration of immunogenicity by mRNA vaccines against H10N8 and H7N9 influenza viruses[J]. Molecular therapy, 2017, 25（6）:1316-1327.

量或生理盐水①。

（4）巨细胞病毒疫苗

Moderna 研发的巨细胞病毒（Cytomegalovirus，CMV）疫苗 mRNA-1647 共包含 6 段 mRNA，其中 5 段编码 CMV 与细胞膜结合的五聚体复合物亚基，第 6 段编码糖蛋白 B（gB），两者均具有高度免疫原性。五聚体和 gB 蛋白对于 CMV 进入上皮细胞都是必不可少的。接种 mRNA-1647 疫苗后，机体会对五聚体和 gB 抗原产生免疫反应，以防止 CMV 感染。

mRNA-1647 疫苗耐受性良好，未发现与疫苗相关的严重不良事件，最常见的局部不良反应为注射部位疼痛（给定治疗组的发生率为 54%～100%）②。0～55% CMV 血清阴性治疗组和 8%～67% CMV 血清阳性治疗组中报告有发热等症状。在 CMV 血清反应阳性的参与者中，最常见的 3 级不良反应包括疲劳（给定治疗组的 0～27%）、发冷（给定治疗组的 0～27%）和发热（给定治疗组的 0～33%）。

在 CMV 血清阴性组中，中和抗体滴度在接种 7 个月后继续增加。第三次接种 90 µg 和 180 µg 剂量疫苗后，抗上皮细胞感染的中和抗体滴度比基线滴度高出 10 倍以上，而第二次疫苗接种后中和抗体滴度仅高出 3～5 倍。在第三次疫苗接种 90 µg 和 180 µg 剂量疫苗后，抗成纤维细胞感染的中和抗体滴度比基线滴度高 1.4 倍，而第二次疫苗接种后，中和抗体滴度与 CMV 血清阳性基线滴度相当。在 CMV 血清反应阳性组中，中和抗体滴度在接种 7 个月后继续增加。第三次疫苗接种后，抗上皮细胞感染的中和抗体滴度比基线水平高 22～40 倍，第二次疫苗接种后的水平较基线仅高出 10～19 倍。第三次疫苗接种后，抗成纤维细胞感染的中和抗体滴度比基线水平高 4～6 倍，而第二次疫苗接种后的中和抗体的水平比基线高 2～4 倍。

mRNA-1647 已在美国开展随机、盲法、安慰剂对照、剂量确认的 II 期临床试验，研究 3 种 mRNA-1647 剂量在 252 名美国健康成年人中的安全性和免疫原性，最终为疫苗接种剂量选择提供依据。

---

① TARANTOLA A. Moderna enters clinical trials for its mRNA-based flu vaccine[EB/OL].（2021-07-07）[2021-08-30]. https://www.engadget.com/moderna-submits-its-m-rna-based-flu-vaccine-for-clinical-trials-172548543.html.

② Moderna. Moderna announces positive interim results from phase 1 cytomegalovirus（CMV）vaccine（mRNA-1647）study and progress toward phase 2 and pivotal trials[EB/OL].（2019-09-12）[2021-08-25]. https://investors.modernatx.com/news-releases/news-release-details/moderna-announces-positive-interim-results-phase-1.

（5）艾滋病病毒疫苗

研究人员正在尝试使用 mRNA 技术平台研发艾滋病病毒疫苗。国际艾滋病疫苗倡议协会和美国斯克里普斯研究所合作开展了艾滋病病毒疫苗的临床 I 期试验，48 人参与了临床试验，半数受试者接受了安慰剂治疗，半数接受了两剂艾滋病病毒疫苗。初步临床试验结果表明，接受两剂疫苗的 24 人中，23 人产生中和抗体，疫苗有效性达到 97%。目前的研究数据仅表明 mRNA 艾滋病疫苗能够提供免疫原性，能否真正抵抗艾滋病病毒仍待验证[①]。

3. 临床与上市产品研发

（1）新型冠状病毒 mRNA 疫苗的研发

截至 2021 年 7 月，全球已有 2 款 mRNA 疫苗获得紧急使用授权上市，另有 15 款处于各期临床试验阶段。这些疫苗主要使用 LNP 递送系统。Moderna、BioNTech、CureVac 等国外企业，以及艾博生物、斯微生物、珠海丽凡达等国内企业正在进行新型冠状病毒 mRNA 疫苗的研发。此外，辉瑞、赛诺菲、葛兰素史克、拜耳等制药企业也通过合作进入该领域（表 4-3）。

表 4-3　国内外上市及临床试验阶段的新型冠状病毒 mRNA 疫苗

药物	研发机构	临床阶段	递送系统	临床登记号
mRNA-1273	Moderna	IV期， 紧急使用授权	LNP	NCT04470427 NCT04405076 NCT04283461
BNT162b2	BioNTech; Pfizer	IV期， 紧急使用授权	LNP	NCT04368728 EudraCT2020-001038-36 NCT04368728
CVnCoV	CureVac; Bayer; PETI	II/III 期	LNP	EudraCT2020-004066-19 EudraCT2020-003998-22 NCT04652102 NCT04449276 NCT04515047

① Scripps Research Institute. First-in-human clinical trial confirms new HIV vaccine approach: the experimental vaccine primed the immune system as the first stage in the production of broadly neutralizing antibodies[EB/OL].（2021-02-03）[2021-08-30]. https://www.sciencedaily.com/releases/2021/02/210203162249.htm.

续表

药物	研发机构	临床阶段	递送系统	临床登记号
ARCoV	艾博生物，沃森生物，军事科学院军事医学研究院	Ⅲ期	LNP	NCT04847102
mRNA-1273.211	Moderna	Ⅱ期 Ⅲ期	LNP	NCT04927065
ARCT-021	Arcturus	Ⅱ期	LNP	NCT04480957 NCT04668339 NCT04728347
mRNA-1273.351	Moderna	Ⅱ期	LNP	NCT04785144 NCT04405076
SW0123	斯微生物，东方医院，中国疾控中心	Ⅰ期	LPP	CTR20210542
BNT162b1	复星医药，辉瑞，BioNTech	Ⅰ期	LNP	ChiCTR2000034825
LVRNA009	珠海丽凡达	获批临床	LNP	
LNP-nCovsaRNA	英国帝国理工学院	Ⅰ期	LNP	ISRCTN17072692 EUCT2020-001286-36
ChulaCov19	泰国朱拉隆功大学	Ⅰ期	LNP	NCT04566276
PTX-COVID19-B	Providence Therapeutics	Ⅰ期	LNP	NCT04765436
CoV2 SAM	GlaxoSmithKline	Ⅰ期	LNP	NCT04758962
mRNA-1273.351	Moderna & NIAID	Ⅰ期	LNP	NCT04785144 NCT04405076
MRT5500	Sanofi Pasteur and Translate Bio	Ⅰ/Ⅱ期	LNP	
DS-5670a	Daiichi Sankyo Co., Ltd.	Ⅰ/Ⅱ期	LNP	NCT04821674

Moderna 公司研发的 mRNA-1273 疫苗基于编码 SARS-CoV-2 S 蛋白抗原的 mRNA，通过 LNP 递送系统进入体内。mRNA-1273 疫苗需要 2 剂接种，间隔 28 天，剂量为 100 μg。mRNA-1273 在 2 ～ 8℃ 条件下保存能够保持稳定 30 天，在 −20℃ 下保持稳定 6 个月，室温下的稳定性较差，可储存约 12 小时。辉瑞与 BioNTech 公司研发的 BNT162b2 同样使用 LNP 递送系统，需要 2 剂接种，间隔 21 天，剂量为

30 μg。BNT162b2 须在 −70 ℃的条件下运输和保存，在 2 ~ 8℃可以放置 5 天，室温下最多可储存 6 小时。与 mRNA-1273 疫苗相比，BNT162b2 的使用剂量更低，生产更加快速，成本更加低廉。

我国研究机构和科技企业也积极投入 mRNA 疫苗的研发工作，目前已有多款产品进入临床试验阶段。例如，军事科学院军事医学研究院联合苏州艾博生物科技有限公司、云南沃森生物技术股份有限公司共同研制的新型冠状病毒 mRNA 疫苗（ARCoVax），于 2020 年 6 月正式通过药监局的药物临床试验审批，成为我国首个进入临床试验阶段的 mRNA 疫苗，Ⅲ期临床试验已于 2021 年 7 月启动，旨在评价该疫苗在 18 周岁及以上人群中保护效力、安全性和免疫原性。

斯微（上海）生物科技有限公司的新型冠状病毒 mRNA 疫苗于 2021 年 1 月获得药监局核准签发的《药物临床试验批件》，成为我国第二个获批临床试验的新型冠状病毒 mRNA 疫苗。斯微生物使用了具有自主知识产权的脂质多聚物纳米载体技术平台（LPP/mRNA）。

珠海丽凡达生物技术有限公司研制的新型冠状病毒 mRNA 疫苗于 2021 年 3 月获得药监局核准签发的《药物临床试验批件》，成为我国第三个获批临床试验的自主研发的 mRNA 疫苗。

（2）新型冠状病毒 mRNA 疫苗的安全性和有效性验证

Moderna 公司于 2020 年 7 月初启动 mRNA-1273 疫苗的Ⅲ期临床试验，辉瑞与 BioNTech 于 2020 年 4 月底启动 BNT162b2 疫苗的Ⅱ/Ⅲ期临床试验，结果如表 4-4 所示。

表 4-4　两款已经上市 mRNA 疫苗的临床试验结果对比

评价项目		Pfizer-BioNTech（BNT162b2）	Moderna（mRNA-1273）
有效性		95.0%	94.1%
不良反应	注射部位反应	84.1%	91.6%
	疲劳	62.9%	68.5%
	头痛	55.1%	63.0%
	肌肉痛	38.3%	59.6%
	寒战	31.9%	43.4%
	关节痛	23.6%	44.8%
	发热	14.2%	17.4%

随着两款 mRNA 在世界多国的大规模接种，多项真实世界研究陆续开展，结果表明，接种两剂 mRNA 疫苗能够有效预防新冠病毒感染（包括有症状和无症状感染）及感染后遗症（包括严重疾病、住院和死亡）。以色列分析对比了近 60 万人接种和未接种 BNT162b2 疫苗的效果，发现两剂接种后对于预防有症状的新冠肺炎的效力为 94%[1]。接种 BNT162b2 后，感染 SARS-COV-2 患者的病毒载量显著低于未接种疫苗的人[2]。此外，其他多个真实世界的研究结果表明接种两剂 mRNA 疫苗的有效率都在 90% 左右（表 4-5）。总之，目前的研究显示，接种 mRNA 疫苗能有效保护接种者免遭病毒感染，即使患者感染了新冠肺炎，其传播病毒的风险也会降低，症状的严重程度及持续时间有明显改善[3]。

表 4-5　mRNA 疫苗在普通成年人中预防新冠病毒感染和有症状疾病的有效性

国家	人群	疫苗	指标	疫苗效力
美国[4]	普通成年人	Pfizer-BioNTech 或 Moderna	感染	89%
美国[5]	普通成年人	Pfizer-BioNTech 或 Moderna	感染	86%
美国[6]	普通成年人	Pfizer-BioNTech 或 Moderna	住院	96%

① DAGAN N, BARDA N, KEPTEN E, et al. BNT162b2 mRNA Covid-19 vaccine in a nationwide mass vaccination setting[J]. New England Journal of medicine, 2021, 384(15):1412−1423.

② MCELLISTREM M C, CLANCY C J, BUEHRLE D J, et al. Single dose of a mRNA SARS-CoV-2 vaccine is associated with lower nasopharyngeal viral load among nursing home residents with asymptomatic COVID-19[J]. Clinical infectious diseases, 2021, 73(6): e1365−e1367.

③ HARRIS R J, HALL J A, ZAIDI A, et al. Impact of vaccination on household transmission of SARS-COV-2 in England[J]. New England journal of medicine, 2021, 385(8): 759−760.

④ PAWLOWSKI C, LENEHAN P, PURANIK A, et al. FDA-authorized COVID-19 vaccines are effective per real-world evidence synthesized across a multi-state health system[J]. Med (N Y), 2021, 2(8):979−992.

⑤ ANDREJKO K, PRY J, MYERS J F, et al. Early evidence of COVID-19 vaccine effectiveness within the general population of California[J]. medRxiv, 2021, doi: https://doi.org/10.1101/2021.04.08.21255135.

⑥ VAHIDY F S, PISCHEL L, TANO M E, et al. Real world effectiveness of COVID-19 mRNA vaccines against hospitalizations and deaths in the United States[J]. medRxiv, 2021, doi: https://doi.org/10.1101/2021.04.21.21255873.

续表

国家	人群	疫苗	指标	疫苗效力
以色列 [1]	健康人	Pfizer-BioNTech	感染	89%
以色列	普通成年人	Pfizer-BioNTech	感染	92%
以色列 [2]	≥16 岁的普通成年人	Pfizer-BioNTech	感染	93%
以色列 [3]	≥16 岁的普通成年人	Pfizer-BioNTech	感染症状	>97%
瑞典 [4]	普通成年人	Pfizer-BioNTech	感染	86%

高感染风险的医务人员的真实世界研究结果表明，mRNA 疫苗（BNT162b2 和 mRNA-1273）部分接种后，预防新冠病毒感染的有效率为 81%；完全接种后，预防感染的有效率为 91%。未接种疫苗的感染者中，病毒载量为 3.8 $\log_{10}$ 拷贝 /mL，至少接种过一剂疫苗的感染者为 2.3 $\log_{10}$ 拷贝 /mL。感染病毒时间为 1 周以上的感染者中，未接种疫苗的感染者比例为 72%，至少接种过一剂疫苗的感染者比例仅 25%。63% 未接种疫苗的感染者中出现发热症状，而接种过至少一剂疫苗的感染者中仅 25% 出现发热症状。未接种疫苗的病毒感染者症状平均持续时间为 16.7 天，接种过至少一剂疫苗的感染者为 10.3 天。多个 mRNA 疫苗在医务人员中预防新冠病毒感染和有症状疾病的有效性研究结果表明有效性约 90%（表 4-6）。

---

① ZACAY G, SHASHA D, BAREKET R, et al. BNT162b2 vaccine effectiveness in preventing asymptomatic infection with SARS-CoV-2 virus: a nationwide historical cohort study[J]. Open forum infectious diseases, 2021, 8(6): ofab262.

② GOLDBERG Y, MANDEL M, WOODBRIDGE Y, et al. Protection of previous SARS-CoV-2 infection is similar to that of BNT162b2 vaccine protection: a three-month nationwide experience from Israel[J]. medRxiv, 2021, doi: https://doi.org/10.1101/2021.04.20.21255670.

③ HAAS E J, ANGULO F J, MCLAUGHLIN J M, et al. Impact and effectiveness of mRNA BNT162b2 vaccine against SARS-CoV-2 infections and COVID-19 cases, hospitalisations, and deaths following a nationwide vaccination campaign in Israel: an observational study using national surveillance data[J]. Lancet, 2021, 397(10287): 1819−1829.

④ BJÖRK J, INGHAMMAR M, MOGHADDASSI M, et al. Effectiveness of the BNT162b2 vaccine in preventing COVID-19 in the working age population: first results from a cohort study in Southern Sweden[J]. medRxiv, 2021, doi: https://doi.org/10.1101/2021.04.20.21254636.

表 4-6　mRNA 疫苗在医务人员中预防新冠病毒感染和有症状疾病的有效性

国家	人群	疫苗	结果	疫苗效力
美国 [1]	医务人员	Pfizer-BioNTech	感染	97%
		Moderna	感染	99%
美国 [2]	医务人员	Pfizer-BioNTech	感染	96%
美国 [3]	医务人员	Pfizer-BioNTech 或 Moderna	感染症状	94%
美国 [4]	医务人员	Pfizer-BioNTech	感染症状	87%
英国 [5]	医务人员	Pfizer-BioNTech	感染	86%
以色列 [6]	医务人员	Pfizer-BioNTech	感染	93%
以色列 [7]	医务人员	Pfizer-BioNTech	感染症状	>97%
以色列 [8]	医务人员	Pfizer-BioNTech	感染症状	>90%

[1]　SWIFT M D, BREEHER L E, TANDE A J, et al. Effectiveness of messenger RNA coronavirus disease 2019 (COVID-19) vaccines against severe acute respiratory syndrome coronavirus 2 (SARS-CoV-2) infection in a cohort of healthcare personnel[J]. Clin Infect Dis, 2021, 73(6): e1376-e1379.

[2]　TANG L, HIJANO D R, GAUR A H, et al. Asymptomatic and symptomatic SARS-CoV-2 infections after BNT162b2 vaccination in a routinely screened workforce[J]. JAMA: Journal of the American Medical Association, 2021, 325(24): 2500−2502.

[3]　PILISHVILI T, FLEMING-DUTRA K E, FARRAR J L, et al. Interim estimates of vaccine effectiveness of Pfizer-BioNTech and Moderna COVID-19 vaccines among health care personnel: 33 U.S. Sites, January–March 2021[J]. MMWR: Morbidity and mortality weekly report, 2021, 70(20): 753−758.

[4]　CAVANAUGH A M, FORTIER S, LEWIS P, et al. COVID-19 outbreak associated with a sars-cov-2 r.1 lineage variant in a skilled nursing facility after vaccination program : Kentucky, March 2021[J]. MMWR：Morbidity and mortality weekly report, 2021, 70(17): 639−643.

[5]　HALL V J, FOULKES S, SAEI A, et al. COVID-19 vaccine coverage in health-care workers in England and effectiveness of BNT162b2 mRNA vaccine against infection (SIREN): a prospective, multicentre, cohort study[J]. The Lancet, 2021, 397(10286): 1725−1735.

[6]　ANGEL Y, SPITZER A, HENIG O, et al. Association between vaccination with BNT162b2 and incidence of symptomatic and asymptomatic SARS-CoV-2 infections among health care workers[J]. JAMA: Journal of the American Medical Association, 2021, 325(24): 2457−2465.

[7]　REGEV-YOCHAY G, AMIT S, BERGWERK M, et al. Decreased infectivity following BNT162b2 vaccination: a prospective cohort study in Israel[J]. Lancet Reg Health Eur, 2021:100150.

[8]　FABIANI M, RAMIGNI M, GOBBETTO V, et al. Effectiveness of the Comirnaty (BNT162b2, BioNTech/Pfizer) vaccine in preventing SARS-CoV-2 infection among healthcare workers, Treviso province, Veneto region, Italy, 27 December 2020 to 24 March 2021[J]. Eurosurveillance, 2021, 26(17): 2100420.

续表

国家	人群	疫苗	结果	疫苗效力
意大利[1]	医务人员	Pfizer-BioNTech	感染症状	>95%
丹麦[2]	长期护理机构人员	Pfizer-BioNTech	感染	90%

（3）新型冠状病毒 mRNA 疫苗对新冠病毒突变株预防效力的研究

目前，SARS-CoV-2 病毒已经出现多种变异病毒株，如 Alpha（B.1.1.7 谱系）、Beta（B.1.351 谱系）、Gamma（P.1 谱系）和加利福尼亚（B.1.427/B.1.429 谱系）等。卡塔尔的研究表明，BNT162b2 在全程免疫 14 天后对 Alpha 株和 Beta 株感染的保护效力分别为 90% 和 75%，且对严重、危重或致命患者的保护效力达到 100%[3]。真实世界研究显示，两剂 BNT162b2 在抵御 Alpha 株的有效性超过 85%。英格兰公共卫生署（Public Health England，PHE）的调查报告显示，mRNA 疫苗对 Delta 株保持较高的有效率，完整接种两剂 BNT162b2，对预防 Delta 株有症状感染的有效率为 88%，预防住院的有效率为 95%[4]。

Moderna 开发的单价 mRNA-1273.351、1∶1 混合的 mRNA-1273 及 mRNA-1273.351、多价 mRNA-1273.211 均可用于预防突变株感染。采用单次 50 μg 加强疫苗接种方式，mRNA-1273.211 和 mRNA-1273.351 均具有可接受的安全性和免疫原性。加强疫苗接种两周后，针对野生型经典毒株、Beta 株和 Gamma 株，疫苗产生中和抗体的滴度甚至高于最初疫苗接种后的峰值滴度[5]。

[1] MOUSTSEN-HELMS I R, EMBORG H D, NIELSEN J, et al. Vaccine effectiveness after 1st and 2nd dose of the BNT162b2 mRNA Covid-19 vaccine in long-term care facility residents and healthcare workers: a Danish cohort study[J]. medRxiv, 2021, doi: https://doi.org/10.1101/2021.03.08.21252200.

[2] ARAN D. Estimating real-world COVID-19 vaccine effectiveness in Israel using aggregated counts[J]. medRxiv, 2021, doi: https://doi.org/10.1101/2021.02.05.21251139.

[3] ABU-RADDAD L J, CHEMAITELLY H, BUTT A A. Effectiveness of the BNT162b2 Covid-19 vaccine against the B.1.1.7 and B.1.351 variants[J]. New England journal of medicine, 2021, 385(2): 187−189.

[4] Public Health of England. COVID-19 vaccine surveillance report Week 20[EB/OL].(2021−05−21) [2021−08−15]. https://assets.publishing.service.gov.uk/government/uploads/system/uploads/attachment_data/file/990089/Vaccine_surveillance_report_-_week_20.pdf.

[5] WU K, CHOI A, KOCH M, et al. Variant SARS-CoV-2 mRNA vaccines confer broad neutralization as primary or booster series in mice[J]. BioRxiv, 2021, 2021.04.13.439482.

（4）新型冠状病毒 mRNA 疫苗对特殊人群预防效力的研究

在老年人群中，mRNA-1273 对 65 岁以上人群的有效性约为 86.4%[1]，BNT162b2 的有效性约为 94.7%[2]。真实世界评估显示，老年人接种第 2 剂 BNT162b2 疫苗 7 天后，因 SARS-COV-2 感染导致的住院或死亡率分别减少 75% 和 89%。对于 80 ～ 83 岁人群，接种疫苗后 21 ～ 27 天的急诊住院率降低了 51.0%，SARS-COV-2 检测阳性率降低了 55.2%（表 4-7）。

表 4-7　新型冠状病毒 mRNA 疫苗在老年人中的效力

国家	人群	疫苗	结果	疫苗效力
美国 [3]	≥ 65 岁住院人群	Pfizer-BioNTech 或 Moderna	住院治疗	94%
美国 [4]	≥ 80 岁	Pfizer-BioNTech	感染症状	85%
以色列	≥ 60 岁卫生系统人员	Pfizer-BioNTech	感染	92%
以色列	≥ 60 岁	Pfizer-BioNTech	感染	95%
以色列	60 ～ 69 岁	Pfizer-BioNTech	感染	92.4%
	70 ～ 79 岁			92.2%
	≥ 80 岁			85.6%

在青少年人群中，Moderna 公司 2021 年 5 月公布的信息显示，mRNA-1273 针对 12 ～ 17 岁人群的 Ⅱ / Ⅲ 期临床试验已达到主要免疫原性终点，接种组的保护效

① U.S. Food and Drug Administration. Full emergency use authorization(EUA) prescribing information moderna COVID-19 vaccine[EB/OL].(2020-12-20)[2021-08-15]. https://guardianconsulting.com/wp-content/uploads/2020/12/Moderna-COVID-19-vaccine_FULL_EUA.pdf.

② U.S. Food and Drug Administration. Emergency use authorization(EUA) of the pfizer-biontech COVID-19 vaccine to prevent coronavirus disease 2019(COVID-19)[EB/OL].(2021-08-23)[2021-08-29]. https://www.fda.gov/media/144413/download.

③ TENFORDE M W, OLSON S M, SELF W H, et al. Effectiveness of Pfizer-BioNTech and moderna vaccines against COVID-19 among hospitalized adults aged >/=65 Years: United States, January-March 2021[J]. MMWR：Morbidity and mortality weekly report, 2021, 70(18): 674-679.

④ BERNAL J L, ANDREWS N, GOWER C, et al. Effectiveness of the Pfizer-BioNTech and Oxford-AstraZeneca vaccines on COVID-19 related symptoms, hospital admissions, and mortality in older adults in England: test negative case-control study[J]. BMJ: British medical journal, 2021, 373: n1088.

力并不亚于成人组^①，接种过 2 剂 mRNA-1273 的青少年未出现新冠病毒感染，安全性与耐受性良好。一项在 2260 名 12 ～ 15 岁青少年中注射 BNT162b2 的Ⅲ期临床试验显示，对照组有 18 例患者出现新冠肺炎感染症状，而疫苗组中未出现新冠肺炎感染症状的患者。在接种第 2 剂疫苗一个月之后，BNT162b2 疫苗激发中和抗体的平均几何滴度为 1239.5，高于 16 ～ 25 岁人群的 705.1。同时，BNT162b2 在青少年中表现出良好的耐受性，不良反应与 16 ～ 25 岁人群中观察到的结果相当。2021 年 5 月，美国 FDA 批准 BNT162b2 紧急使用授权的使用范围扩展至 12 ～ 15 岁青少年。

在孕妇中，美国疾病控制与预防中心 v-safe 项目报告了孕妇新型冠状病毒 mRNA 疫苗安全性的初步结果。35 691 名年龄为 16 ～ 54 岁的孕妇参与了 v-safe 项目。结果显示，与非孕妇相比，孕妇注射部位疼痛的报告频率更高，而头痛、肌痛、寒战和发热的报告频率较低。初步结果表明，未发现 mRNA 疫苗接种对孕妇产生明显的不安全信号，研究人员强调需要进行更多的随访，以充分评估 mRNA 疫苗在孕妇中的安全性^②。

（二）肿瘤 mRNA 疫苗

肿瘤疫苗是当前快速发展的肿瘤免疫疗法之一，mRNA 疫苗因其合成工艺简便、基因编辑风险低等特点而备受关注。与其他肿瘤免疫疗法（如 CAR-T 疗法）不同，肿瘤疫苗能够利用患者的免疫系统激发更高、更具靶向性的免疫反应，具有较高的发展价值和应用潜力。

1. 基础研究

（1）肿瘤 mRNA 疫苗的免疫学特性

肿瘤 mRNA 疫苗主要通过 mRNA 编码肿瘤抗原，激发人体的抗肿瘤免疫反应。根据编码抗原的类型，肿瘤 mRNA 疫苗被分为通用型肿瘤 mRNA 疫苗和个性化肿

---

① Business Wire. EMA committee for medicinal products for human use(CHMP) adopts positive opinion recommending authorization for the use of the moderna COVID-19 vaccine in adolescents(12–17 years of age) in the European Union[EB/OL].(2021–07–23)[2021–08–15]. https://www.businesswire.com/news/home/20210723005309/en/EMA-Committee-for-Medicinal-Products-for-Human-Use-CHMP-Adopts-Positive-Opinion-Recommending-Authorization-for-the-Use-of-the-Moderna-COVID-19-Vaccine-in-Adolescents-12–17-Years-of-Age-in-the-European-Union.

② SHIMABUKURO T T, KIM S Y, MYERS T R, et al. Preliminary findings of mrna covid-19 vaccine safety in pregnant persons[J]. New England journal of medicine, 2021, 384(24): 2273–2282.

瘤 mRNA 疫苗。被包裹在脂质纳米颗粒中的编码新生抗原的 mRNA 进入人体细胞的细胞质，与核糖体结合，进入翻译过程，经过氨基酸脱水缩合再结合，最终形成肽链，盘曲折叠形成蛋白质链。经过蛋白酶体降解形成的新生抗原表位由 MHC 呈递到肿瘤细胞表面，促使活化的 T 细胞通过其表面的 T 细胞受体（T-Cell Receptor，TCR）对肿瘤细胞进行特异性识别和杀伤，从而抑制肿瘤进展[①]。

近年来，肿瘤新生抗原的研究进展使肿瘤 mRNA 疫苗找到了最合适的发展方向。肿瘤新生抗原是一类能够被免疫系统识别，由癌细胞基因突变产生的异常蛋白质，是目前肿瘤免疫领域关注的重点之一。每个肿瘤患者的突变情况都有细微的差别，这样的差别使得每个患者都有特异性的肿瘤新生抗原。因为每个患者的肿瘤新生抗原组都各不相同，肿瘤新生抗原的应用需要为患者定制个性化治疗药物。针对上述情况，肿瘤 mRNA 疫苗的设计思路大致如下：首先，对肿瘤新生抗原进行分析，根据其氨基酸序列设计相应的 mRNA 序列，再通过标准化的 mRNA 合成和脂质体包装技术完成疫苗生产；其次，肿瘤 mRNA 疫苗可以同时表达 20 ～ 50 个抗原，足够覆盖单个患者的肿瘤新生抗原数量；最后，肿瘤 mRNA 疫苗的抗原生产过程完全在患者体内进行，由患者自身的细胞生产的抗原蛋白基本不会引起非特异性的肿瘤免疫反应。

Moderna 公司在 2019 年美国临床肿瘤学会（American Society of Clinical Oncology，ASCO）年会上公布其个性化肿瘤 mRNA 疫苗的 I 期临床试验中期数据：肿瘤 mRNA 疫苗单独使用或与 Keytruda 联用，在所有剂量中患者耐受性良好，并且能引起肿瘤新生抗原－T 细胞反应。采用疫苗单一疗法的试验组中未出现疫苗相关严重不良事件。因此，靶向肿瘤新生抗原的个性化肿瘤 mRNA 疫苗在肿瘤治疗领域备受期待。

树突状细胞（DC 细胞）处于激活抗原特异性免疫应答的起始阶段，其主要功能是递呈抗原，激起抗原特异性免疫应答，因此 DC 细胞常常被用于疫苗研究。1996 年，Boczkowski 等使用 DC 细胞研制的 mRNA 疫苗，能够引起有效的肿瘤抗原特异性免疫反应[②]，展示出良好的治疗效果。除了编码肿瘤抗原外，基于 DC 细胞

① WANG Y, ZHANG Z Q, LUO J W, et al. mRNA vaccine: a potential therapeutic strategy. Molecular cancer, 2021, 20(1): 33.

② BOCZKOWSKI D, NAIR S K, SNYDER D, et al. Dendritic cells pulsed with RNA are potent antigen-presenting cells in vitro and in vivo[J]. The journal of experimental medicine, 1996, 184: 465–472.

的 mRNA 疫苗也可以编码刺激分子，如肿瘤坏死因子受体超家族成员 4（TNFRSF4；也被称为 OX40）和 4-1BB 配体（4-1BBL），还可以通过使用 mRNA 编码促炎性细胞因子，如 IL-12 或其他细胞因子[①]。

（2）肿瘤 mRNA 疫苗的分子设计

肿瘤 mRNA 疫苗与传染病 mRNA 疫苗的基本结构和分子元件类似，包含有编码靶标抗原的开放阅读框（ORF）、5' 和 3' 的 UTR 区、5' 端的帽子和 3' Poly（A）尾，仅编码区域的蛋白质不同。研发人员通过优化各个分子元件，提高蛋白表达量和表达时间。

通用型肿瘤 mRNA 疫苗的 ORF 区编码的靶标抗原比较明确，即在某些或某类肿瘤上表达的抗原，或是通用的免疫调节因子。个性化肿瘤疫苗设计时主要考虑 ORF 区如何个性化编码患者的肿瘤新生抗原，研发人员需要利用生物信息学方法分析并预测患者的新生抗原，筛选出反应性强、应答率高的新生抗原序列，将其组装到 mRNA 中。由于每个肿瘤患者的肿瘤新生抗原不同，不同患者对新生抗原的应答反应也不一致，这成为序列设计的主要难题[②]。

2. 临床与上市产品研发

截至 2021 年 7 月 28 日，全球处于临床研究阶段的肿瘤 mRNA 疫苗有 17 个，其中 11 个处于临床 Ⅱ 期，6 个处于临床 Ⅰ 期。肿瘤疫苗的研发公司分别位于美国（13 个）、中国（6 个）、德国（5 个）、奥地利（3 个），澳大利亚（2 个）、加拿大（2 个）、英国（2 个）、比利时（1 个）、荷兰（1 个）和韩国（1 个）等国家[③]；肿瘤疫苗的适应证主要包括乳腺癌、非小细胞肺癌、胰腺癌、晚期黑素瘤、结直肠癌等（表 4-8）。

① BONTKES H J, KRAMER D, RUIZENDAAL J J, et al. Tumor associated antigen and interleukin-12 mRNA transfected dendritic cells enhance effector function of natural killer cells and antigen specific T-cells[J]. Clinical immunology, 2008, 127(3): 375–384.

② KESKIN D B, ANANDAPPA A J, SUN J, et al. Neoantigen vaccine generates intratumoral T cell responses in phase Ib glioblastoma trial[J]. Nature, 2019, 565(7738): 234–239.

③ 因同一种药物可由多个机构合作开发，这些机构分属于不同的国家和地区，因此不同国家之间的数据有重复统计。

表 4-8　处于临床阶段的肿瘤 mRNA 疫苗

药物名称	研究机构	临床阶段	适应证	给药方式	临床登记号
dendritic cell vaccination （active specific immunotherapy）	University Hospital, Antwerp Zwi Berneman	Ⅱ期	多发性骨髓瘤	瘤内	NCT00965224
		Ⅱ期	急性髓系白血病		NCT01686334
		Ⅰ/Ⅱ期	脑多形性胶质母细胞瘤		NCT02649582
		Ⅰ/Ⅱ期			NCT02649829
AGS-003	Argos Therapeutics	Ⅱ，Ⅲ期	肾细胞癌	瘤内	NCT00678119 NCT01582671
GRNVAC1	Asterias Biotherapeutics, Inc.	Ⅱ期	急性髓系白血病	瘤内	NCT00510133
Autologous DC vaccine	Baylor College of Medicine	Ⅰ期	胰腺癌	瘤内	NCT04157127
therapeutic autologous dendritic cells	Duke University	Ⅰ期	脑恶性肿瘤	瘤内	NCT00639639
		Ⅱ期	胶质母细胞瘤		NCT02366728
		Ⅱ期	胶质母细胞瘤		NCT03688178
mRNA transfected dendritic cell	Herlev Hospital	Ⅱ期	前列腺肿瘤	瘤内	NCT01446731
Vaccination with IKKb matured Dendritic Cells	Hasumi International Research Foundation	Ⅰ期	葡萄膜黑色素瘤	静脉	NCT04335890
BNT-111	BioNtech	Ⅱ期	晚期黑色素瘤	瘤内	NCT02410733 NCT04526899
BNT112/W_pro1	BioNtech	Ⅰ/Ⅱ期	前列腺癌	瘤内	NCT04382898
BNT113	BioNtech	Ⅱ期	头颈癌	瘤内	NCT04534205
BNT114	BioNtech	Ⅰ期	三阴乳腺癌		NCT02316457
BNT122/RO7198457/ RG-6180	BioNtech GENETECH	Ⅱ期	黑色素瘤/晚期或转移实体瘤	静脉	NCT04486378 NCT03815058 NCT03289962 NCT04267237
mRNA-4157	Moderna Merck	Ⅱ期	实体瘤	静脉	NCT03313778 NCT03897881
mRNA-5671	Moderna Merck	Ⅰ期	NSCLC/结肠直肠癌/胰腺癌	肌内	NCT03948763

续表

药物名称	研究机构	临床阶段	适应证	给药方式	临床登记号
CV9202/ BI1361849	CureVac BI	Ⅰ／Ⅱ期	非小细胞肺癌 NSCLC	—	NCT03164772
RBL001/RBL002	BioNtech	Ⅰ期	黑色素瘤	淋巴结内	NCT01684241
IVAC_W_bre1_uID/ IVAC_M_uID	BioNTech	Ⅰ期	乳腺癌	瘤内	NCT02316457

数据来源：Cortellis 数据库。

　　mRNA 疫苗有多种给药途径，包括皮内、肌内、皮下或鼻内等常见途径和静脉内、脾内或肿瘤内等非常规途径。例如，裸露 mRNA 淋巴结内给药是一种非常规但有效的疫苗接种方式，直接将裸露的 mRNA 注射到次级淋巴组织中，使抗原直接被抗原呈递细胞（Antigen-Presenting Cells，APC）递呈并激活 T 细胞。研究表明，在结节内注射裸露的 mRNA 可以被 DC 细胞选择性地摄取，从而引起有效的抗肿瘤 T 细胞反应[1]。

（1）国际代表性机构及其产品

　　Moderna、BioNTech 和 CureVac 等国外公司正在利用其技术平台，研发预防和治疗不同肿瘤的产品。

　　Moderna 的 mRNA 技术平台包含 mRNA 设计系统（mRNA Design Studio）和 mRNA 研究引擎（mRNA RESEARCH ENGINE™）等，能迅速将基础研究成果转变成候选产品。Moderna 拥有能快速生产 mRNA 疫苗的基础设施，支持临床试验的快速开展。截至 2021 年 8 月初，Moderna 利用该技术平台开发了 20 多个 mRNA 疫苗产品。

　　BioNTech 的 mRNA 技术平台包括 FixVac 候选产品平台、个性化的新生抗原特异性免疫疗法（individualized Neoantigen Specific Immunotherapy，iNeST）平台、肿瘤内 mRNA 平台、RiboMabs 平台、RiboCytokines 平台、传染病疫苗平台、罕见病蛋白替代平台等，BioNTech 已经开发的 mRNA 疫苗产品有 28 个。

　　CureVac 的技术平台可以定制 5' 和 3' 非翻译区、开放阅读框，提高 mRNA 稳定

---

① DIKEN M, KREITER S, SELMI A, et al. Selective uptake of naked vaccine RNA by dendritic cells is driven by macropinocytosis and abrogated upon DC maturation[J]. Gene therapy, 2011, 18(7): 702−708.

性和翻译效率，确保 mRNA 序列在体内产生预期的蛋白质抗原，形成个性化的、适用于不同适应证的产品，再利用分子载体进行递送。CureVac 公司已利用该平台研发出多个预防性疫苗、癌症免疫疗法和抗体等。

下面重点介绍 4 个上述企业开发的比较具代表性的肿瘤 mRNA 疫苗。

1）mRNA-4157

Moderna 的 mRNA-4157 是一种封装在脂质纳米颗粒中的个性化肿瘤新生抗原癌症疫苗，可编码 34 种新生抗原。

Ⅰ期临床试验评估了 mRNA-4157 单药在已切除实体瘤或联合 Keytruda 在不可切除实体瘤患者中的安全性、耐受性和免疫原性。结果显示，单药治疗组中 11 例患者保持 75 周无疾病状态；联合治疗组的 20 例患者中，完全缓解、部分缓解、疾病稳定和疾病进展的人数分别为 1、5、6 和 8 例[①]。中期数据显示，10 例 HPV- 头颈部鳞状细胞癌（HPV-Head and Neck Squamous Cell Carcinoma，HPV-HNSCC）患者和 17 例微卫星稳定结直肠癌（Microsatellite Stability-Colorectal Cancer，MSS-CRC）患者中，肿瘤体积缩小只出现在 HPV-HNSCC 患者中，未在 MSS-CRC 患者中发生。在 HPV-HNSCC 组中，总缓解率（Overall Response Rate，ORR）为 50%（5/10），2 例患者实现完全缓解（Complete Response，CR），3 例患者为部分缓解（Partial Response，PR），中位无进展生存期（Median Progression Free Survival，mPFS）为 9.8 个月，疾病控制率（Disease Control Rate，DCR）为 90%（9/10）。在未接受过免疫检查点抑制剂治疗的 HPV-HNSCC 和 MSS-CRC 患者中，完全缓解、部分缓解、疾病稳定和疾病进展的患者数量分别为 2 和 0、3 和 0、4 和 1、1 和 16 例。

2）mRNA-5671

KRAS（V-Ki-ras2 Kirsten Ratsarcoma Viral Oncogene Homolog）突变是人类癌症中最常见的基因突变，但靶向治疗难度较大。Moderna 与默沙东合作开发的 mRNA-5671 疫苗，包含了 4 种 KRAS 突变蛋白（G12C、G12D、G12V 和 G13C），能够在体内产生抗原，省去了抗原摄取的步骤，有利于免疫系统的激活，启动 T 细胞靶向清除表达 4 种关键 KRAS 突变体的细胞。mRNA-5671 可用于治疗含有 KRAS 突变

① BAUMAN J E, HOWARD A. Burris III H A, et al. A phase 1, open-label, multicenter study to assess the safety, tolerability, and immunogenicity of mRNA-4157 alone in subjects with resected solid tumors and in combination with pembrolizumab in subjects with unresectable solid tumors(Keynote-603)[EB/OL].(2020-11-11)[2021-08-30]. https://modernatx.gcs-web.com/static-files/a79f9ce0-02f6-4ca8-8a8b-2d9f4ddcc531.

的大部分非小细胞肺癌（Non-Small-Cell Lung Cancer，NSCLC）、结直肠癌和胰腺癌。Ⅰ期多中心临床试验（NCT 登记号：NCT0394876）正在验证 mRNA-5671 单药治疗和 mRNA-5671+pembrolizumab 联合治疗的安全性与耐受性疗效。

3）RG-6180

RG-6180 是由 Genetech 和 BioNTech 使用 IVACMUTANOME 平台联合研发的个性化肿瘤 mRNA 疫苗。疫苗通过静脉给药治疗黑色素瘤、非小细胞肺癌（NSCLC）、胰腺癌和结直肠癌等实体瘤。2017 年 10 月开展的 RG-6180 单药或与阿特珠单抗 (Tecentriq) 联合治疗局部晚期或转移性实体瘤的 Ia/Ib 期临床试验，评估了 RG-6180 的安全性和药代动力学。结果显示，大多数不良事件为 1～2 级，最常见的是输注相关反应、细胞因子释放综合征、疲劳、恶心和腹泻，发生在 15% 的患者中。肿瘤疫苗的总缓解率为 8%，1 例患者实现完全缓解，49% 的患者疾病稳定。2019 年 1 月，RG-6180 联合帕博利珠单抗治疗晚期黑色素瘤一线治疗的 Ⅱ 期临床试验，2020 年又先后开展了治疗 Ⅱ / Ⅲ 期 NSCLC 及针对大肠癌患者的 Ⅱ 期临床试验。

Genetech 和 BioNTech 在 2020 年美国癌症研究协会网络会议上公布了其个性化肿瘤 mRNA 疫苗的 Ib 期临床试验结果，评估局部晚期或转移性实体瘤患者（包括 NSCLC、三阴性乳腺癌、黑色素瘤和结直肠癌等）接受 RG-6180 联合抗 PD-L1 抗体 Tecentriq 的临床疗效，患者接受剂量范围为 15～50 μg 的 RG-6180 联合抗 PD-L1 抗体治疗。结果显示，在 108 例患者中，客观缓解率为 8%，1 例患者完全缓解，ORR 为 8%，53 例病情稳定。虽然 RG-6180 的临床应答率偏低，但对 49 例患者的外周血分析发现，37 例（77%）患者的血液样本中出现 RG-6180 诱导的肿瘤新生抗原特异性 T 细胞应答。患者体内 6% 的 CD8+T 细胞被诱导具有记忆表型，意味着大多数可评估的患者均出现了肿瘤特异性免疫反应。该研究显示 RG-6180 与抗 PD-L1 抗体药联合使用安全性可控。不良反应发生率超过 15%，但多为 1～2 级，如输液相关反应、细胞因子释放综合征、乏力、恶心、腹泻等。未出现剂量限制毒性 (Dose Limiting Toxicity，DLT)[①]。

---

① AACR. Personalized cancer vaccine plus atezolizumab shows clinical activity in patients with advanced solid tumors[EB/OL]. (2020-06-23)[2021-08-30]. https://www.aacr.org/about-the-aacr/newsroom/news-releases/personalized-cancer-vaccine-plus-atezolizumab-shows-clinical-activity-in-patients-with-advanced-solid-tumors/.

4) BI-1361849

勃林格殷格翰、CureVac 和 Unilfarma 联合开发的 BI-1361849 是一款基于 RNActive 技术平台开发的皮内注射 mRNA 疫苗，包含编码 6 种肿瘤相关抗原（NY-ESO-1、MAGE-C2、MAGE-C1、survivin、5T4 和 MUC1），用于治疗非小细胞肺癌（NSCLC）。Ib 期临床试验评估了 BI-1361849 联合局部放疗对Ⅳ期 NSCLC 患者的有效性和安全性。报告的主要不良事件为轻中度注射部位反应和流感样症状，无严重不良事件。26 名受试的患者中，完全缓解、部分缓解、疾病稳定和疾病进展的患者数量分别为 0、2、12 和 12 名。中位无进展生存期和中位总生存期分别为 2.9 和 14 个月[①]。总体而言，BI-1361849 联合低剂量放疗和标准维持疗法在 NSCLC 中显示出良好的耐受性和免疫原性。一项Ⅰ/Ⅱ期试验正在评估 BI-1361849 与 durvalumab 和 tremelimumab 联用疗法的安全性与疗效。

（2）国内机构及其产品研发

1）斯微生物开发的编码新生抗原的个性化肿瘤 mRNA 疫苗

斯微生物建立的体外转录 mRNA（IVT-mRNA）平台，经过模板、编码区密码子和核苷修饰等方面的优化，可以稳定地合成各种长度和功能的 mRNA。斯微公司还建立了 LPP（lipopolyplex）纳米递送系统，使用的双层纳米颗粒比传统 LNP 具有更好地包载、保护 mRNA 的效果，能够随聚合物的降解逐步释放 mRNA 分子。LPP 平台优异的树突状细胞靶向性，可以更高效地通过抗原递呈激活 T 细胞的免疫反应，从而达到理想的免疫疗效。

斯微生物的首个肿瘤产品 SM-Neo-Vac-1，是一款针对晚期消化系统肿瘤的肿瘤新生抗原个体化 mRNA 疫苗。研究人员从患者中获取肿瘤和血液样本，对肿瘤和匹配的正常细胞进行 NGS 测序，以鉴定肿瘤表达的非同义体细胞突变，获取全外显子组的 DNA 和 RNA 数据，根据患者肿瘤突变特点选择新生抗原；使用多种方法验证 T 细胞对肿瘤新生抗原的反应性；从已经建立的数据库中，确定包括 5'-UTR、编码区、3'-UTR 的整个 mRNA 序列，利用生物信息学算法对新生抗原进一步优化。通过上述技术，斯微生物能够准确地预测和筛选反应性较高的新生抗原。

---

① PAPACHRISTOFILOU A, HIPP M M, KLINKHARDT U, et al. Phase Ib evaluation of a self-adjuvanted protamine formulated mRNA-based active cancer immunotherapy, BI1361849(CV9202), combined with local radiation treatment in patients with stage IV non-small cell lung cancer[J]. Journal for immunotherapy of cancer, 2019, 7(1): 38.

2）北京启辰生生物科技有限公司开发的肿瘤 mRNA 疫苗

北京启辰生生物科技有限公司构建了以细胞平台、纳米平台为两翼的技术平台，细胞平台用于构建 mRNA 疫苗，纳米平台用于生产脂质纳米颗粒载体。另外，其分公司启辰生生物科技（珠海）有限公司已于 2021 年年初在金湾区珠海国际健康港建造纳米 mRNA 疫苗 GMP 车间并投入使用[①]。

北京启辰生生物科技有限公司与暨南大学附属广东三九脑科医院等机构联合开展的基于 mRNA-TAA 个体化树突状细胞的临床试验，评估治疗脑胶质母细胞瘤和肺癌脑转移患者的有效性。结果显示，入组的 10 例脑部肿瘤患者（5 例晚期胶质母细胞瘤 GBM 患者和 5 例肺癌脑转移瘤患者）的中位生存期显著延长，且都未产生明显的毒副反应[②]。

研究人员对每位入组患者的肿瘤组织进行分子表达谱分析，并筛选出 3 ～ 13 个高表达的肿瘤相关抗原（Tumor-Associated Antigen，TAA），采取 mRNA 负载 DC 细胞的方式制成个体化细胞疫苗，用于患者的免疫治疗。同时，mRNA 疫苗联用 poly I: C、咪喹莫特作为免疫佐剂，部分肺癌患者联用抗 PD-1 单抗。另外，还对 21 份肺癌穿刺样本及 8 份肺癌脑转移瘤样本进行了 TAA 及肿瘤微环境（Tumor Micro-Environment，TME）的抑制因子分析。结果表明，在肿瘤进展的不同阶段，TAA 及 TME 的表达均呈现动态变化。治疗组患者的中位生存期分别为 19 个月（GBM）及 17 个月（肺癌脑转移瘤），而对照组患者的中位生存期则分别为 11 个月（GBM）及 7 个月（肺癌脑转移瘤）。治疗组患者均未产生明显的毒副反应。

（三）mRNA 疫苗递送系统

mRNA 的有效递送是影响 mRNA 疫苗效率的关键。优于 mRNA 的分子量较大，并且 mRNA 分子上密集的负电荷使其难以突破细胞膜屏障。在没有递送系统的情况下，机体对 mRNA 的吸收率极低，裸露 mRNA 的细胞摄取率低于 1/10 000。此外，mRNA 极不稳定，其半衰期约为 7 小时，极易被 5' 核酸外切酶、3' 核酸外切酶和核酸内切酶降解。高效的递送系统对于 mRNA 疫苗的精准靶向输送至关重要。

① 国内首个用于 mRNA 疫苗生产的 GMP 车间在珠海启用 [EB/OL]. (2021−01−02)[2021−09−18]. http://www.zhuhai.gov.cn/sjb/xw/yw/content/post_2703219.html.

② WANG Q T, NIE Y, SUN S N, et al. Tumor-associated antigen-based personalized dendritic cell vaccine in solid tumor patients[J]. Cancer immunology immunotherapy, 2020, 69(7): 1375−1387.

目前，mRNA 的递送系统包括病毒载体和非病毒载体，非病毒载体可进一步分为脂质递送系统、聚合物递送系统和脂质－聚合物递送系统、肽和肽聚合物递送系统等（表 4-9）。

表 4-9　用于 mRNA 疫苗的主要递送系统

递送系统	组成	核糖核酸	疾病
聚合物递送系统	聚乙酰胺	促红细胞生成素（EPO）mRNA	贫血和骨髓发育不良
	聚乙烯亚胺	HIV-1gag mRNA	艾滋病
	聚 β－ 氨基酯	eGFP mRNA	不适用
	DEAE－ 葡聚糖	荧光素酶编码 mRNA	不适用
脂质递送系统	DOTAP/DOPE	HxB-2 HIV-1gag 抗原 mRNA	艾滋病
	含 DSPE-PEG 和 DSPE-PEG-AA 的 DOTAP/ 胆固醇 [1：1] 脂质体	HSVI 胸苷激酶 mRNA	肿瘤
	A18	卵清蛋白 mRNA	黑色素瘤
	cKK-E12 型	HER2 抗体 mRNA	肿瘤
	DOTAP/DOPE[1：1]	HIV-1 抗原 gag mRNA	艾滋病
脂质－聚合物递送系统	TT3：DOPE：胆固醇：DMG-PEG2000，PLGA 核	萤火虫荧光素酶（FLuc）mRNA 和 eGFP mRNA	不适用
	PBAE: C14-PEG2000	FLuc mRNA	不适用
	PBAE: EDOPC/DOPE/DSPE-PEG	卵清蛋白 mRNA	不适用
肽和肽聚合物递送系统	PepFect14	表皮生长因子 mRNA	卵巢癌
	RALA	eGFP-mRNA OVA-mRNA	不适用
	RALA-PLA	eGFPmRNA FLuc mRNA	不适用

1.非病毒递送系统

（1）脂质递送系统

基于脂质或类脂化合物（Lipidoids）的载体是最有应用前景且广泛应用的核酸递送系统。各类合成的和天然衍生的脂质被用于制备脂质体或脂质纳米颗粒(LNP)。2015 年，宾夕法尼亚大学的研究人员首次使用 LNP 作为 mRNA 递送系统。LNP 通常由 4 种成分组成：阳离子或可离子化脂质体、胆固醇、辅助磷脂和聚乙二醇脂质。阳离子脂质通过静电相互吸引和自身疏水作用与 RNA 结合，自发地包裹带负电荷的 mRNA，可单独或联合用于 mRNA 疫苗的递送。目前，LNP 介导 mRNA 递送的机制尚未明确，但通常认为 LNP 通过内吞作用进入细胞。

脂质体是一种封闭的膜结构，当磷脂分散在水体系中时，通过自组装形成至少一个磷脂双层的脂质体[①]。据报道，1 : 1 摩尔比的（2,3- 二油酰基 - 丙基）- 三甲胺（DOTAP）和二油酰磷脂酰乙醇胺（DOPE）能有效递送编码 HIV-1 抗原 Gag 的 mRNA，并在小鼠体内诱导抗原特异性免疫应答[②]。此外，脂质体自组装的特性导致聚合物在核周围形成均匀的层状结构，内体逃逸能力也使得阳离子脂质得以广泛应用[③]。然而，阳离子脂质体仍存在蛋白质结合、胶体不稳定性、药物泄漏等应用问题，例如，仅由一个头基型季铵盐组成的阳离子脂质在体外和体内会产生毒性和免疫原性等安全问题[④]。可离子化脂质和类脂材料的递送系统，克服了传统阳离子脂质的问题，同时保留其有利的递送特性。可离子化脂质在酸性条件下带有正电子，可包载 mRNA，在生理 pH 下保持中性或带有少量表面正电荷，从而减少非特异性的脂质 - 蛋白质相互作用，减小毒性的同时促进 RNA 在细胞质中的释放[⑤]。

研发人员已经开发出若干种氨基脂质载体用于 siRNA 递送，首个由 LNP 递送的治疗性 siRNA 于 2018 年获得美国 FDA 的批准[⑥]。利用从 siRNA 递送中获得的经验，许多实验室开始使用 LNP 传递靶向各种病原体（如狂犬病毒、寨卡病毒和流感病毒）的自扩增 mRNA 和常规 mRNA，并在小鼠、雪貂和非人类灵长类动物中表现出快速而强大的免疫反应[⑦]。

①　AKBARZADEH A, REZAEI-SADABADY R, DAVARAN S, et al. Liposome: classification, preparation, and applications[J]. Nanoscale research letters, 2013, 8: 102.

②　POLLARD C, REJMAN J, DE HAES W, et al. Type I IFN counteracts the induction of antigen-specific immune responses by lipid-based delivery of mRNA vaccines[J]. Molecular therapy, 2013, 21: 251–259.

③　PÄRNASTE L, ARUKUUSK P, LANGEL K, et al. The formation of nanoparticles between small interfering RNA and amphipathic cell-penetrating peptides[J]. Molecular therapy: nucleic acids, 2017, 7: 1–10.

④　HECKER, J G. Non-viral, lipid-mediated DNA and mRNA Gene therapy of the central nervous system(CNS): chemical-based transfection[M]. New York, NY, USA: Humana Press, 2016: 307–324.

⑤　MCKINLAY C J, BENNER N L, HAABETH O A, et al. Enhanced mRNA delivery into lymphocytes enabled by lipid-varied libraries of charge-altering releasable transporters[J]. Proceedings of the National Academy of Sciences of the United States of America, 2018, 115: E5859–E5866.

⑥　GARBER K. Alnylam launches era of RNAi drugs[J]. Nature biotechnology, 2018, 36(9): 777–778.

⑦　PARDI N, HOGAN M J, PORTER F W, et al. mRNA vaccines: a new era in vaccinology[J]. Nature review drug discovery, 2018, 17(4): 261–279.

（2）聚合物递送系统

聚合物递送系统具有巨大的发展潜力。二乙氨基乙基右旋糖酐（DEAE- 葡聚糖）是第一个被用作体外转录 mRNA 递送系统的聚合物[1]，DEAE- 葡聚糖介导的 RNA 转染的效率是脂质的 1/1000 到 1/100[2]。阳离子聚合物线性化聚乙烯亚胺（Polyethylenimine Linear，PEI）及其衍生物是常用体外 RNA 递送载体之一[3]。高分子量的 PEI 毒性较高，而低分子量的 PEI 递送效率较差，经过修饰后，PEI 及其衍生物能够更有效、更安全地递送 mRNA。

由可生物降解的聚合物组成的聚合物纳米粒子，如聚乳酸－羟基乙酸共聚物（poly(lactic-co-glycolic acid)，PLGA），能够与疏水和带正电荷的分子结合，具有良好的胶体稳定性、低毒性和缓释性。然而，由于 PLGA 在生理 pH 下的阴离子性质，其包封 mRNA 的效率非常低。Chahal 等开发出基于聚合物的纳米颗粒系统，与 mRNA 通过静电相互作用形成单分散球[4]。单次免疫后树状大分子封装的自扩增 mRNA 疫苗诱导 CD8[+] T 细胞激活和中和抗体应答，可在小鼠中抵御寨卡病毒、埃博拉病毒、H1N1 流感和弓形虫等多种传染病攻击。目前，聚合物递送系统仍处于早期阶段，输送较高分子量的 RNA 量仍需进一步研究和优化。

（3）肽和肽聚合物递送系统

多肽纳米颗粒是由人工设计和合成的组氨酸与赖氨酸构成的多肽共聚物。在水溶液中，共聚物的赖氨酸氨基与核酸分子的磷酸基团通过离子键相互作用而结合，自组装形成纳米颗粒。药物纳米颗粒通过细胞内吞作用进入细胞。在一项治疗卵巢癌的研究中，研究人员利用细胞穿透肽（Cell Penetrating Peptide，CPP）PepFect14 通过静电吸引的相互作用与增强绿色荧光蛋白（enhanced Green Fluorescent Protein，

---

[1]　KOCH G. Interaction of poliovirus-specific RNAs with HeLa cells and E. coli[J]. Current topics in microbiology and immunology, 1973, 62: 89-138.

[2]　MALONE R W, FELGNER P L, VERMA I M. Cationic liposome-mediated RNA transfection[J]. Proceedings of the National Academy of Sciences of the United States of America, 1989, 86(16): 6077-6081.

[3]　ROSENKRANZ A A , SOBOLEV A S. Polyethylenimine-based polyplex nanoparticles and features of their behavior in cells and tissues[J]. Russian chemical bulletin, 2016, 64(12): 2749-2755.

[4]　CHAHAL J S, KHAN O F, COOPER C L, et al. Dendrimer-RNA nanoparticles generate protective immunity against lethal Ebola, H1N1 influenza, and Toxoplasma gondii challenges with a single dose[J]. Proceedings of the National Academy of Sciences of the United States of America. 2016,113(29): E4133-E4142.

eGFP）mRNA 相结合①。这种纳米颗粒制剂将 eGFP mRNA 递送到靶细胞，效率比商品化的脂质体更高。CPP-RALA 也被用于有效传递 eGFP 和卵清蛋白（Ovalbumin，OVA）mRNA，且递送效果优于摩尔比的 (2,3-二油酰基-丙基)-三甲胺（DOTAP）和二油酰磷脂酰乙醇胺（DOPE）②。

2. 病毒递送系统

病毒递送系统的优势在于能够在细胞质中复制和表达。目前腺相关病毒递送mRNA 的方法已有一定的研究基础③。正单链 RNA 病毒的优势在于其基因组序列可以被宿主直接翻译成蛋白质，α病毒载体可在宿主中表达高水平的外源蛋白，已用于 mRNA 递送④。研究人员常用异源基因直接替换结构基因⑤。然而，病毒载体常会引起严重的细胞病变效应，也存在与基因组整合、宿主排斥（免疫原性和细胞毒性）等缺点。

3. 其他递送系统

近年来，研究人员也在开发基于内源性外泌体和 DNA 纳米结构的递送系统。外泌体是由脂质双层囊泡组成的，是细胞间传递信息的内源性递送系统，不会激活固有和适应性免疫应答，具有安全性高、可穿过生物膜、可通过抑制单核吞噬细胞系统（Mononuclear Phagocyte System，MPS）清除、细胞摄取率高、体循环中半衰期长等优势。外泌体递送系统的主要问题在于有效装载量。DNA 纳米结构可用于递送寡核苷酸，其结构通常是模块化的，结构设计中就包含核酸药物。

---

① VAN DEN BRAND D, GORRIS M A J, VAN ASBECK A H, et al. Peptide-mediated delivery of therapeutic mRNA in ovarian cancer[J]. European journal of pharmaceutics and biopharmaceutics, 2019, 141: 180-190.

② UDHAYAKUMAR V K, DE BEUCKELAER A, MCCAFFREY J, et al. Arginine-rich peptide-based mRNA nanocomplexes efficiently instigate cytotoxic T cell immunity dependent on the amphipathic organization of the peptide[J]. Advanced healthcare materials, 2017, 6(13): 10.1002/adhm.201601412.

③ CHOU J Y, MANSFIELD B C. Recombinant AAV-directed gene therapy for type I glycogen storage diseases[J]. Expert opinion on biological therapy, 2011, 11(8): 1011-1024.

④ STRAUSS J H, STRAUSS E G. The alphaviruses: gene expression, replication, and evolution[J]. Microbiological reviews, 1994, 58(3): 491-562.

⑤ LUNDSTROM K. RNA viruses as tools in gene therapy and vaccine development[J]. Genes cancer, 2019, 10(3): 189.

四、我国发展 mRNA 疫苗的机遇、挑战及建议

在新冠肺炎疫情的推动下，mRNA 疫苗快速发展并积累了一定的产业基础。本节梳理我国 mRNA 疫苗领域进一步发展面临的机遇和挑战，并提出相关发展建议，以促进 mRNA 疫苗乃至 RNA 疗法的快速、健康发展。

（一）机遇

近年来，mRNA 疫苗是生物制药领域快速发展的后起之秀，由于其研发周期短、生产工艺简单、响应速度快、产能可迅速放大等优势，获得政策、资本、学术界的多方关注。在新冠肺炎疫情大流行背景下，mRNA 疫苗的优势更加凸显，有望实现更大的科技突破、带来更多的健康和产业效益。

1. 政策支持

2016 年以来，我国陆续出台《国家创新驱动发展战略纲要》等规划支持新型疫苗研发。新冠肺炎疫情发生后，科技部启动抗击新冠肺炎疫情科研攻关应急项目，将 mRNA 疫苗列为 5 条疫苗技术路线之一，集中精力进行 mRNA 疫苗的研发。

为指导应急状态下 mRNA 疫苗的研制，提供可参考的技术标准，2020 年 8 月 15 日，药监局药审中心组织制定并发布了《新型冠状病毒预防用 mRNA 疫苗药学研究技术指导原则（试行）》，为 mRNA 疫苗的研发指明了方向。

国家重点研发计划"病原学与防疫技术体系研究"重点专项在 2021 年设立了"新型 mRNA 疫苗平台体系研究"项目，旨在构建安全高效的 mRNA 疫苗设计、包装、递送、测试技术平台，揭示 mRNA 疫苗的免疫活化机制等[1]。

2. 资本关注

风险资本的注入为 mRNA 疫苗领域提供了更大的发展空间。2020 年，全球 mRNA 疫苗和药物领域的风险投资交易数量达 32 次，总交易金额达 30 亿美元，较 2019 年（6.5 亿美元）实现了近 4 倍的增长[2]。我国 mRNA 疫苗和药物研发企业的

---

[1]　国家科技管理信息系统公共服务平台. 国家重点研发计划"病原学与防疫技术体系研究"重点专项 2021 年度项目预评审专家名单公示 [EB/OL]. (2021-08-09)[2021-09-18]. http://www.51zhengce.com/index.php?m=content&c=index&a=show&catid=3&id=315601.

[2]　检索自智慧芽数据库分析平台，检索时间为 2021 年 7 月 21 日。

融资表现也十分活跃，斯微生物 2021 年 6 月完成 2 亿美元新一轮融资，刷新国内 mRNA 企业单笔融资记录，该笔融资主要用于加快新型冠状病毒 mRNA 疫苗临床研究、GMP 生产车间的建设及扩充研发管线；艾博生物 2021 年 8 月完成总金额超过 7 亿美元的 C 轮融资 ①。而北京启辰生生物科技有限公司在 2020 年 12 月完成 Pre-A 轮融资 ②；深圳近邻生物科技有限公司也于 2021 年 7 月完成种子 + 轮融资，融资所得主要用于产品管线的推进及公司运营支持 ③。

同时，国内生物技术企业也开展了若干兼并和收购活动，拓展自身在 mRNA 疫苗及药物领域的创新能力。例如，艾美疫苗股份有限公司 2021 年 5 月收购珠海丽凡达生物技术有限公司，对后者控股 50.15%④，加快了艾美疫苗在 mRNA 新冠疫苗上的研发和生产布局，加速了丽凡达生物 mRNA 技术的产业化；智飞生物于 2020 年 12 月以 3500 万元认购深信生物 10.189% 股权，开始涉足 mRNA 疫苗领域 ⑤。

3. 人才支撑

在国家科技计划的长期支持下，我国在 RNA 研究领域已形成以清华大学、北京大学、军事科学院军事医学研究院、中国科学院生物物理研究所、中国科学院遗传发育研究所、中国科学院分子细胞科学卓越创新中心等机构为代表的研究团队，以及以院士专家引领、一大批杰出青年研究人员组成的人才队伍。2016—2020 年，国家杰出青年科学基金就资助了近 10 位 RNA 领域的研究人员。此外，大量科技创新企业通过建立 mRNA 技术平台，吸引和培养了大批产业人才，为我国 mRNA 疫苗的基础研究和产业转化打下了良好基础。

---

① 苏州工业园区科技创新委员会.艾博生物完成超过 7 亿美元的 C 轮融资 [EB/OL].（2021-08-21）[2021-09-18]. http://www.sipac.gov.cn/kjzszx/jqhd/202108/5613ab1a055d4854b43a57c8fb9a9694.shtml.

② 启辰生物制药公司.启辰生生物完成数千万元 Pre-A 轮融资，阳光融汇资本独家领投 [EB/OL].（2020-12-09）[2021-09-18]. http://www.tricisionbio.com/newsinfo/953843.html.

③ 中国网医疗频道.聚焦 mRNA 药物研发，近邻生物完成种子 + 轮融资，加速推进多个 mRNA 项目研究 [EB/OL].（2021-07-12）[2021-09-18]. http://med.china.com.cn/content/pid/274370/tid/1026.

④ 艾美疫苗公司.艾美疫苗收购丽凡达生物，加速布局 mRNA 新冠疫苗 [EB/OL].（2021-06-01）[2021-09-18]. http://www.aimbio.com/173.html.

⑤ 智飞生物认购深信生物 10% 股权布局 mRNA 疫苗研发平台 [EB/OL].（2020-12-07）[2021-09-18]. https://www.bjnews.com.cn/detail/160733970815609.html.

（二）挑战

mRNA 疫苗具有通用度高、效力高、制备快、易扩大生产等优点，能够迅速应对突发的传染病大流行，解决有效疫苗供应与生产的矛盾。目前，国内暂无 mRNA 疫苗获批上市，其中仍有一些科学和技术问题亟待解决。另外，在快速推进 mRNA 疫苗研发的同时，还需要慎重测试和研究疫苗的安全性和有效性。目前，我国在 mRNA 领域还面临核心技术有限、产业链成熟度较低、关键原材料和设备依赖进口等挑战。

1. 科技挑战

（1）稳定性

mRNA 分子设计：尽管经过了加帽、加尾、UTR 引入和核苷酸修饰，体外转录 mRNA 的储存和运输仍然面临稳定性的挑战。疫苗储存需要专业冷藏设备，mRNA-1273 疫苗能够在室温下保持稳定 12 小时，在冷藏条件下保持稳定 30 天，在冷冻条件下保持稳定 6 个月，这意味着实际运输过程中仍需要使用干冰密封并快速转运。

递送系统：mRNA 疫苗的保存温度、生产周期、冻融循环、冻干后重悬等操作同样会影响载体的理化性质（如粒径等）。在确定保存条件时，除考虑 mRNA 分子外，还需进一步考虑保存条件对载体理化性质的影响，充分保障疫苗的免疫应答效力。

（2）安全性

mRNA 分子设计：mRNA 通常具备自佐剂效应的特征。一方面 I 型干扰素（IFN I）的产生可有效诱导病毒特异性的细胞毒性 T 淋巴细胞（Cytotoxic T Lymphocyte，CTL），另一方面，IFN I 的产生可促进激活自我反应 B 细胞和 T 细胞，具有诱导自身免疫病的潜在风险。尽管可以通过对 mRNA 核苷酸修饰在诱导 CTL 反应（不进行核苷酸修饰）和抗体反应（核苷酸修饰）之间做出平衡，但 mRNA 编码序列的差异、各个 mRNA 非转录单元的差异和使用载体成分的差别，都有可能影响 mRNA 自身诱导 IFN I 的差异和最终疫苗免疫效果。mRNA 疫苗的临床试验中也可能出现自身免疫性疾病的潜在风险。mRNA 疫苗研发还需要积累更多真实世界的安全性数据，进一步总结归纳优化 mRNA 安全性的设计规律。

递送系统：脂质纳米颗粒（LNP）是目前使用最广泛的 mRNA 疫苗递送系统。常用 LNP 具有倾向于肝脏富集的特征，这导致 mRNA 递送的组织选择性面临较大的挑战。若要将 mRNA 精准传递到其他器官，还需开发新的递送系统、制剂和给药途径。

（3）大规模生产

mRNA 疫苗的生产步骤大致分为：DNA 模板制备、mRNA 转录、递送系统装载和罐装检验。脂质纳米颗粒组分是 mRNA 疫苗独特且重要的上游原料，mRNA 与脂质的混合也是 mRNA 疫苗生产工艺的难点，原料供应和生产工艺优化是目前限制 mRNA 疫苗产量的主要原因之一。

2. 环境政策挑战

对于我国研发机构和科技企业而言，mRNA 疫苗的创新和生产面临核心技术缺乏、产业链尚不成熟、关键原材料依赖进口等挑战。此外，我国企业在 mRNA 疫苗大规模商业化制造的过程中还面临专利限制、成本控制等方面的挑战，全链条产业化仍需创新技术和稳定工艺的支持。

（1）核心技术与国际先进水平差距较大

mRNA 序列设计和递送系统是确保 mRNA 疫苗核心竞争力的关键。mRNA 序列的筛选、设计和优化需要长期积累大量的基础研究和临床试验数据。递送系统涉及生物材料等新兴学科领域。目前，相关核心技术被国外企业垄断，我国的技术研发与成果转化还难以满足大规模生产工艺的需求。

（2）我国创新企业处于起步阶段，关键原料和设备依赖进口

欧美国家在 mRNA 疫苗领域建立了较高的技术壁垒，对我国产业的发展形成了较大阻力[1]。除 Moderna、BioNTech、CureVac 等企业外，TranslateBio、eTheRNA Immunotherapies 等公司在核酸合成、分子递送方面表现卓越，产业链较为完善。我国的 mRNA 疫苗产业还处于起步阶段，一些重点科技创新企业成立时间较短。另外，我国大部分原料和设备依赖进口[2]，虽然少量企业能生产相关原料和设备，但还难以满足我国大规模生产的需求。

① 中银证券 . 2021 年 mRNA 疫苗技术分析深度报告之一：mRNA 疫苗开启疫苗行业新时代 [EB/OL]. （2021－07－05）[2021－08－26]. https://wk.askci.com/details/4f25393ef63b4540b38db1895ee70a6d/.

② 翌圣生物 . mRNA 疫苗制备，原料质量是关键 [EB/OL]. （2021－07－14）[2021－08－27]. http://www.yeasen.com/news/detail/466.

（三）建议

为进一步促进 mRNA 疫苗领域的科技创新和产业发展，加快我国 mRNA 疫苗的研究机构和企业提升创新和竞争力，下面从顶层设计、科研投入、平台建设、知识产权保护等方面提出以下意见和建议。

1. 加大基础研究经费投入

mRNA 领域的蓬勃发展离不开基础研究和关键技术开发。2021 年全球投入 mRNA 领域的科研基金近 4.8 亿美元，较 2020 年（1.1 亿美元）增长了 3 倍多[①]。与国际的高投入相比，我国在 mRNA 领域的基础研究投入相对较低，国家自然科学基金 2020 年的资助金额为 2051 万元，低于 2019 年（2913 万元）。

总体来看，我国还需要加强 mRNA 疫苗的基础机制研究，如增加对翻译调控机制、时空分布与作用机制、mRNA 分子结构、抗原设计、递送机制和免疫学机制的支持，带动其他基础研究，激发创新活力。

2. 构建技术平台，突破核心技术

针对 mRNA 平台型技术，迫切需要科研管理部门、研究机构、创新企业等重视核心技术的研发，支持相关平台建设。例如，突破 mRNA 疫苗和药物设计难题；针对核酸化学修饰，积极研发新型化学修饰，进而降低 mRNA 免疫原性和提升蛋白表达量；针对 LNP 等 mRNA 递送技术面临的专利壁垒，积极布局并支持递送系统的开发等。

3. 支持国产替代，实现中国本土制造

作为国家战略应急产品，疫苗产品合成原料和设备的进口受到不同程度的限制。相关政策规划应支持关键原料的国产替代，避免关键材料受到国际供应链的影响，进而实现 mRNA 疫苗的本土化生产。

4. 贯通全产业链，构建产业生态圈

mRNA 疫苗和药物产业涉及上游的原材料与设备供应商、合同研究组织 / 合同制造组织，中游的研发、制造等生物制药公司，以及下游的患者和用户等。研发

---

① 数据来源：智慧芽数据库，检索时间为 2021 年 7 月 20 日。

和生产过程涉及抗原筛选、原料供应、原液和脂质分子合成、疫苗生产、分析和纯化、灌装成品、体外体内实验、临床服务等操作。要推动我国 mRNA 疫苗及药物领域的发展，需要针对全产业链进行系统布局，完善技术平台和生产设施，实现上下游贯通衔接。同时，科研管理机构还应关注并支持 mRNA 重点技术的创新和产品研发，避免同质化发展。

5. 加强知识权产保护，推动创新技术和产品研发

mRNA 疫苗的核苷酸修饰和递送系统是核心关键技术。Cellscript 公司和 Arbutus 公司分别凭借其在核苷酸修饰和脂质纳米技术方面的核心专利，在 mRNA 领域占据重要地位，对 mRNA 疫苗产品研发产生重大影响。我国相关管理部门应加强对 mRNA 核心技术专利的研判和分析，帮助企业避免知识产权纠纷，防范产业发展风险，推动 mRNA 疫苗乃至药物产品的研发。

图表索引

附　录

附录 A　2020 年度中国临床医学相关政策文件

序号	文件名称	发文字号	发布单位	成文时间
1	国家药监局关于发布《真实世界证据支持药物研发与审评的指导原则（试行）》的通告	2020 年第 1 号	国家药监局	2020 年 1 月 3 日
2	国家药监局　国家卫生健康委关于发布《医疗器械拓展性临床试验管理规定（试行）》的公告	2020 年第 41 号	国家药监局　国家卫生健康委	2020 年 3 月 14 日
3	国家药监局　国家卫生健康委关于发布《药物临床试验质量管理规范》的公告	2020 年第 57 号	国家药监局　国家卫生健康委	2020 年 4 月 23 日
4	国家药监局关于发布《药物临床试验必备文件保存指导原则》的通告	2020 年第 37 号	国家药监局	2020 年 6 月 3 日
5	国家药监局药审中心关于发布《药物临床试验期间安全信息评估与管理规范（试行）》的通告	2020 年第 5 号	国家药监局药品审评中心	2020 年 7 月 1 日
6	国家药监局药审中心关于发布《研发期间安全性更新报告管理规范（试行）》的通告	2020 年第 7 号	国家药监局药品审评中心	2020 年 7 月 1 日
7	国家药监局药审中心关于公开征求《免疫细胞治疗产品临床试验技术指导原则（征求意见稿）》意见的通知		国家药监局药品审评中心	2020 年 7 月 6 日

续表

序号	文件名称	发文字号	发布单位	成文时间
8	国家药监局药审中心关于发布《新冠肺炎疫情期间药物临床试验管理指导原则（试行）》的通告	2020 年第 13 号	国家药监局药品审评中心	2020 年 7 月 14 日
9	国家药监局药审中心关于公开征求《抗肿瘤药物临床试验统计学设计指导原则》意见的通知		国家药监局药品审评中心	2020 年 7 月 17 日
10	国家卫生健康委办公厅关于持续做好抗菌药物临床应用管理工作的通知	国卫办医发〔2020〕8 号	国家卫生健康委办公厅	2020 年 7 月 20 日
11	关于印发《新型冠状病毒肺炎诊疗方案（试行第八版）》的通知	国卫办医函〔2020〕680 号	国家卫生健康委办公厅 国家中医药管理局办公室	2020 年 8 月 18 日
12	国家卫生健康委办公厅关于印发《人体器官移植技术临床应用管理规范（2020 年版）》的通知	国卫办医函〔2020〕705 号	国家卫生健康委办公厅	2020 年 8 月 24 日
13	国家药监局药审中心关于公开征求《人源性干细胞及其衍生细胞治疗产品临床试验技术指导原则（征求意见稿）》意见的通知		国家药监局药品审评中心	2020 年 8 月 24 日
14	国家药监局药审中心关于发布《年龄相关性黄斑变性治疗药物临床研究技术指导原则》的通告	2020 年第 25 号	国家药监局药品审评中心	2020 年 9 月 9 日
15	国家药监局药审中心关于发布《新型冠状病毒中和抗体类药物申报临床药学研究与技术资料要求指导原则（试行）》的通告		国家药监局药品审评中心	2020 年 9 月 9 日
16	国家药监局关于发布《需进行临床试验审批的第三类医疗器械目录（2020 年修订版）》的通告	2020 年第 61 号	国家药监局	2020 年 9 月 14 日
17	国家药监局药审中心关于发布《药物临床试验数据监查委员会指导原则（试行）》的通告	2020 年第 27 号	国家药监局药品审评中心	2020 年 9 月 21 日

序号	文件名称	发文字号	发布单位	成文时间
18	国家药监局药审中心关于发布《境外已上市境内未上市药品临床技术要求》的通告	2020 年第 29 号	国家药监局药品审评中心	2020 年 10 月 9 日
19	国家药监局药审中心关于发布《放射性体内诊断药物临床评价技术指导原则》的通告	2020 年第 30 号	国家药监局药品审评中心	2020 年 10 月 13 日
20	中华人民共和国生物安全法			2020 年 10 月 17 日
21	国家药监局药审中心关于发布《中药新药研究各阶段药学研究技术指导原则（试行）》的通告	2020 年第 37 号	国家药监局药品审评中心	2020 年 11 月 2 日
22	国家中医药管理局　国家卫生健康委员会关于印发《中医病证分类与代码》和《中医临床诊疗术语》的通知	国中医药医政发〔2020〕3 号	国家中医药管理局　国家卫生健康委员会	2020 年 11 月 16 日
23	国家药监局药审中心关于发布《药品附条件批准上市技术指导原则（试行）》的通告	2020 年第 41 号	国家药监局药品审评中心	2020 年 11 月 19 日
24	国家药监局关于发布《真实世界数据用于医疗器械临床评价技术指导原则（试行）》的通告	2020 年第 77 号	国家药监局	2020 年 11 月 24 日
25	国家药监局药审中心关于公开征求《多联疫苗临床研究技术指导原则（征求意见稿）》意见的通知		国家药监局药品审评中心	2020 年 11 月 27 日
26	国家药监局综合司公开征求《药物警戒质量管理规范（征求意见稿）》意见		国家药监局综合司	2020 年 12 月 1 日
27	关于印发《中医药康复服务能力提升工程实施方案（2021—2025 年）》的通知	国中医药医政发〔2020〕4 号	国家中医药管理局　国家卫生健康委员会　国家体育总局　国家医疗保障局　中国残疾人联合会　中央军委后勤保障部卫生局	2020 年 12 月 15 日

续表

序号	文件名称	发文字号	发布单位	成文时间
28	国家药监局药审中心关于发布《中药生物效应检测研究技术指导原则（试行）》的通告	2020 年第 50 号	国家药监局药品审评中心	2020 年 12 月 17 日
29	国家卫生健康委关于印发《抗肿瘤药物临床应用管理办法（试行）》的通知	国卫医函〔2020〕487 号	国家卫生健康委	2020 年 12 月 22 日
30	国家药监局药审中心关于发布《抗肿瘤药联合治疗临床试验技术指导原则》的通告	2020 年第 55 号	国家药监局药品审评中心	2020 年 12 月 30 日
31	国家药监局药审中心关于发布《药物临床试验富集策略与设计指导原则（试行）》的通告	2020 年第 60 号	国家药监局药品审评中心	2020 年 12 月 31 日
32	国家药监局药审中心关于发布《药物临床试验亚组分析指导原则（试行）》的通告	2020 年第 64 号	国家药监局药品审评中心	2020 年 12 月 31 日
33	国家药监局药审中心关于发布《药物临床试验协变量校正指导原则》的通告	2020 年第 65 号	国家药监局药品审评中心	2020 年 12 月 31 日
34	国家药监局药审中心关于发布《药物临床试验多重性问题指导原则（试行）》的通告	2020 年第 66 号	国家药监局药品审评中心	2020 年 12 月 31 日
35	国家药监局药审中心关于发布《儿童用药（化学药品）药学开发指导原则（试行）》的通告	2020 年第 67 号	国家药监局药品审评中心	2020 年 12 月 31 日
36	国家药监局药审中心关于发布《治疗脂代谢紊乱药物临床试验技术指导原则》的通告	2020 年第 68 号	国家药监局药品审评中心	2020 年 12 月 31 日
37	国家药监局药审中心关于发布《儿科用药临床药理学研究技术指导原则》的通告	2020 年第 70 号	国家药监局药品审评中心	2020 年 12 月 31 日

附录 B　国家临床医学研究中心名录

序号	国家临床医学研究中心	依托单位	中心主任
1	国家心血管疾病临床医学研究中心	中国医学科学院阜外医院	胡盛寿
2	国家心血管疾病临床医学研究中心	首都医科大学附属北京安贞医院	马长生
3	国家神经系统疾病临床医学研究中心	首都医科大学附属北京天坛医院	赵继宗
4	国家慢性肾病临床医学研究中心	中国人民解放军东部战区总医院	刘志红
5	国家慢性肾病临床医学研究中心	中国人民解放军总医院	陈香美
6	国家慢性肾病临床医学研究中心	南方医科大学南方医院	侯凡凡
7	国家恶性肿瘤临床医学研究中心	中国医学科学院肿瘤医院	赫　捷
8	国家恶性肿瘤临床医学研究中心	天津医科大学肿瘤医院	郝希山
9	国家呼吸系统疾病临床医学研究中心	广州医科大学附属第一医院	钟南山
10	国家呼吸系统疾病临床医学研究中心	中日友好医院	王　辰
11	国家呼吸系统疾病临床医学研究中心	首都医科大学附属北京儿童医院	申昆玲
12	国家代谢性疾病临床医学研究中心	中南大学湘雅二医院	周智广
13	国家代谢性疾病临床医学研究中心	上海交通大学医学院附属瑞金医院	宁　光
14	国家精神心理疾病临床医学研究中心	北京大学第六医院	陆　林
15	国家精神心理疾病临床医学研究中心	中南大学湘雅二医院	王小平
16	国家精神心理疾病临床医学研究中心	首都医科大学附属北京安定医院	王　刚
17	国家妇产疾病临床医学研究中心	中国医学科学院北京协和医院	郎景和
18	国家妇产疾病临床医学研究中心	华中科技大学同济医学院附属同济医院	马　丁
19	国家妇产疾病临床医学研究中心	北京大学第三医院	乔　杰
20	国家消化系统疾病临床医学研究中心	中国人民解放军空军军医大学第一附属医院	樊代明
21	国家消化系统疾病临床医学研究中心	首都医科大学附属北京友谊医院	张澍田
22	国家消化系统疾病临床医学研究中心	中国人民解放军海军军医大学第一附属医院	李兆申
23	国家口腔疾病临床医学研究中心	上海交通大学医学院附属第九人民医院	张志愿
24	国家口腔疾病临床医学研究中心	四川大学华西口腔医院	叶　玲
25	国家口腔疾病临床医学研究中心	北京大学口腔医院	郭传瑸
26	国家口腔疾病临床医学研究中心	中国人民解放军空军军医大学第三附属医院	陈吉华
27	国家老年疾病临床医学研究中心	中国人民解放军总医院	范　利
28	国家老年疾病临床医学研究中心	中南大学湘雅医院	雷光华

续表

序号	国家临床医学研究中心	依托单位	中心主任
29	国家老年疾病临床医学研究中心	四川大学华西医院	董碧蓉
30	国家老年疾病临床医学研究中心	北京医院	王建业
31	国家老年疾病临床医学研究中心	复旦大学附属华山医院	顾玉东
32	国家老年疾病临床医学研究中心	首都医科大学宣武医院	陈 彪
33	国家感染性疾病临床医学研究中心	浙江大学医学院附属第一医院	李兰娟
34	国家感染性疾病临床医学研究中心	中国人民解放军总医院	王福生
35	国家感染性疾病临床医学研究中心	深圳市第三人民医院	刘 磊
36	国家儿童健康与疾病临床医学研究中心	浙江大学医学院附属儿童医院	舒 强
37	国家儿童健康与疾病临床医学研究中心	重庆医科大学附属儿童医院	李 秋
38	国家骨科与运动康复临床医学研究中心	中国人民解放军总医院	唐佩福
39	国家眼耳鼻喉疾病临床医学研究中心	温州医科大学附属眼视光医院	瞿 佳
40	国家眼耳鼻喉疾病临床医学研究中心	上海市第一人民医院	许 迅
41	国家眼耳鼻喉疾病临床医学研究中心	中国人民解放军总医院	杨仕明
42	国家皮肤与免疫疾病临床医学研究中心	北京大学第一医院	李若瑜
43	国家皮肤与免疫疾病临床医学研究中心	中国医学科学院北京协和医院	曾小峰
44	国家血液系统疾病临床医学研究中心	苏州大学附属第一医院	阮长耿
45	国家血液系统疾病临床医学研究中心	北京大学人民医院	黄晓军
46	国家血液系统疾病临床医学研究中心	中国医学科学院血液病医院	王建祥
47	国家中医心血管病临床医学研究中心	中国中医科学院西苑医院	陈可冀
48	国家中医针灸临床医学研究中心	天津中医药大学第一附属医院	石学敏
49	国家医学检验临床医学研究中心	中国医科大学附属第一医院	尚 红
50	国家放射与治疗临床医学研究中心	复旦大学附属中山医院	葛均波

附录C　中国合格评定国家认可委员会（CNAS）认定的医学实验室

序号	机构名称	机构所在地
1	中国医学科学院阜外医院实验诊断中心	北京
2	北京和合医学诊断技术股份有限公司中心实验室	北京
3	北京凯普医学检验实验室有限公司	北京
4	北京清华长庚医院检验医学科	北京
5	慈铭健康体检管理集团有限公司北京奥亚医院检验科	北京
6	中国人民解放军总医院输血科	北京
7	中国人民解放军总医院医学检验中心	北京
8	北京市体检中心医学检验科	北京
9	首都医科大学附属北京同仁医院检验科	北京
10	北京医院检验科	北京
11	中国医学科学院肿瘤医院检验科	北京
12	首都医科大学附属北京朝阳医院检验科	北京
13	首都医科大学附属北京儿童医院检验中心	北京
14	北京艾迪康医学检验实验室有限公司	北京
15	中国中医科学院西苑医院检验科	北京
16	中国中医科学院望京医院检验科	北京
17	北京中医药大学东直门医院检验科	北京
18	北京市海淀医院检验科	北京
19	解放军总医院第六医学中心检验科	北京
20	首都医科大学附属北京世纪坛医院临床检验中心	北京
21	北京中医药大学东直门医院核医学科	北京
22	北京大学第三医院检验科	北京
23	中日友好医院检验科	北京
24	首都医科大学宣武医院检验科	北京
25	北京大学第一医院检验科	北京
26	中国人民解放军总医院第五医学中心临床检验中心	北京
27	中国中医科学院广安门医院检验科	北京
28	首都医科大学附属北京天坛医院实验诊断中心	北京

序号	机构名称	机构所在地
29	中国医学科学院北京协和医院检验科	北京
30	北京大学口腔医学院检验科	北京
31	首都儿科研究所附属儿童医院检验科	北京
32	北京大学人民医院检验科	北京
33	首都医科大学附属北京中医医院检验科	北京
34	北京中同蓝博临床检验所	北京
35	北京积水潭医院检验科	北京
36	中国医学科学院肿瘤医院病理科	北京
37	北京迪安医学检验实验室有限公司	北京
38	北京中医药大学东方医院检验科	北京
39	北京洛奇医学检验实验室股份有限公司	北京
40	首都医科大学附属北京佑安医院临床检验中心	北京
41	北京海思特医学检验实验室有限公司	北京
42	首都医科大学附属北京安贞医院检验科	北京
43	天津中医药大学第二附属医院检验科	天津
44	泰达国际心血管病医院检验科	天津
45	天津市蓟州区人民医院检验科	天津
46	天津市第三中心医院检验科	天津
47	天津市第一中心医院检验科	天津
48	天津迪安执信医学检验所有限公司	天津
49	天津市宝坻区人民医院医学检验科	天津
50	天津艾迪康医学检验所有限公司	天津
51	天津市宁河区医院检验科	天津
52	天津市胸科医院检验科	天津
53	天津市北辰医院检验科	天津
54	天津金域医学检验实验室有限公司	天津
55	天津市中医药研究院附属医院检验科	天津
56	天津医科大学肿瘤医院检验科	天津
57	天津市第五中心医院检验科	天津
58	天津港（集团）有限公司天津港口医院检验科	天津

序号	机构名称	机构所在地
59	中国医学科学院血液病医院临床检测中心	天津
60	天津市天津医院检验科	天津
61	邯郸市中心医院检验科	河北
62	河北医科大学第四医院东院检验科	河北
63	秦皇岛市第一医院检验科	河北
64	保定市儿童医院检验科	河北
65	石家庄金域医学检验实验室有限公司	河北
66	河北省沧州中西医结合医院实验诊断科	河北
67	石家庄市第五医院检验科	河北
68	石家庄平安医院有限公司实验诊断学部	河北
69	河北医科大学第二医院检验科	河北
70	石家庄市第一医院检验科	河北
71	河北医科大学第四医院检验科	河北
72	山西省中医药研究院（山西省中医院）检验科	山西
73	临汾市中心医院检验科	山西
74	山西迪安医学检验中心有限公司	山西
75	山西尚宁高科技医学检验中心（有限公司）	山西
76	山西省人民医院检验科	山西
77	太原金域临床检验有限公司	山西
78	长治医学院附属和平医院检验科	山西
79	山西医科大学第一医院实验诊断中心	山西
80	赤峰学院附属医院检验科	内蒙古
81	呼和浩特迪安医学检验所有限公司	内蒙古
82	巴彦淖尔市医院检验科	内蒙古
83	内蒙古医科大学附属医院检验科	内蒙古
84	内蒙古林业总医院检验科	内蒙古
85	呼伦贝尔市人民医院检验科	内蒙古
86	兴安盟人民医院检验科	内蒙古
87	沈阳中心血站（辽宁省血液中心）	辽宁
88	中国医科大学附属盛京医院检验科	辽宁

续表

序号	机构名称	机构所在地
89	辽宁中医药大学附属医院临床检验中心	辽宁
90	抚顺市中心医院检验科	辽宁
91	辽宁省人民医院检验医学科	辽宁
92	中国人民解放军第二〇二医院检验科	辽宁
93	沈阳艾迪康医学检验所有限公司	辽宁
94	沈阳金域医学检验所有限公司	辽宁
95	大连医科大学附属第二医院检验科	辽宁
96	大连市血液中心	辽宁
97	中国人民解放军北部战区总医院检验医学中心	辽宁
98	中国医科大学附属第一医院检验科	辽宁
99	沈阳迪安医学检验所有限公司	辽宁
100	盘锦市中心医院医学检验科	辽宁
101	吉林大学中日联谊医院核医学科	吉林
102	吉林大学第一医院二部检验科	吉林
103	吉林金域医学检验所有限公司	吉林
104	长春中医药大学附属医院检验科	吉林
105	吉林大学中日联谊医院检验科	吉林
106	吉林大学第一医院检验科	吉林
107	吉林艾迪康医学检验实验室有限公司	吉林
108	佳木斯市妇幼保健院检验科	黑龙江
109	齐齐哈尔市第一医院检验科	黑龙江
110	黑龙江金域医学检验实验室有限公司	黑龙江
111	绥芬河市人民医院检验科	黑龙江
112	黑龙江迪安医学检验所有限公司	黑龙江
113	大庆油田总医院检验科	黑龙江
114	黑龙江中医药大学附属第一医院检验科	黑龙江
115	牡丹江市第一人民医院检验科	黑龙江
116	哈尔滨市血液中心	黑龙江
117	哈尔滨医科大学附属第一医院检验科	黑龙江
118	上海市同仁医院检验科	上海
119	上海中科润达医学检验实验室有限公司	上海

序号	机构名称	机构所在地
120	上海市血液中心	上海
121	上海嘉会国际医院有限公司检验科	上海
122	上海新培晶医学检验所有限公司	上海
123	上海中检医学检验所有限公司	上海
124	上海市胸科医院检验科	上海
125	复旦大学附属儿科医院临床检验医学中心	上海
126	上海市浦东医院（复旦大学附属浦东医院）检验科	上海
127	上海交通大学医学院附属瑞金医院临床实验诊断中心	上海
128	上海长海医院实验诊断科	上海
129	上海市同济医院检验科	上海
130	上海中医药大学附属龙华医院检验科	上海
131	华东医院医学检验科	上海
132	复旦大学附属中山医院检验科	上海
133	上海市精神卫生中心检验科	上海
134	上海市杨浦区中心医院检验科	上海
135	上海达安医学检验所有限公司	上海
136	上海千麦博米乐医学检验所有限公司	上海
137	上海市东方医院检验科	上海
138	中国福利会国际和平妇幼保健院检验科	上海
139	上海市东方医院南院医学检验科	上海
140	上海兰卫医学检验所股份有限公司	上海
141	上海市肺科医院检验科	上海
142	复旦大学附属华山医院检验科	上海
143	中国人民解放军第二军医大学东方肝胆外科医院检验科	上海
144	上海市宝山区吴淞中心医院检验科	上海
145	上海市松江区中心医院检验科	上海
146	上海市第十人民医院检验科	上海
147	上海市普陀区中心医院检验科	上海
148	上海长征医院实验诊断科	上海
149	上海枫林医药医学检验有限公司	上海
150	上海锦测医学检验所有限公司	上海

续表

序号	机构名称	机构所在地
151	上海裕隆医学检验所股份有限公司	上海
152	上海市浦东新区公利医院检验科	上海
153	上海市公共卫生临床中心检验医学科	上海
154	上海交通大学医学院附属仁济医院检验科	上海
155	上海市中西医结合医院检验科	上海
156	上海金域医学检验所有限公司	上海
157	复旦大学附属肿瘤医院病理科	上海
158	复旦大学附属妇产科医院检验科	上海
159	上海交通大学医学院附属上海儿童医学中心检验科	上海
160	上海市儿童医院检验科	上海
161	上海迪安医学检验所有限公司	上海
162	上海中医药大学附属曙光医院检验科	上海
163	复旦大学附属肿瘤医院检验科	上海
164	上海市宝山区中西医结合医院检验科	上海
165	南京同仁医院有限公司医学检验科	江苏
166	盐城市第三人民医院检验科	江苏
167	泰州市中医院检验科	江苏
168	南京市儿童医院检验科	江苏
169	南京华银医学检验所有限公司	江苏
170	张家港市第一人民医院检验科	江苏
171	苏州市第五人民医院检验中心	江苏
172	无锡市红十字中心血站	江苏
173	核工业总医院核医学科	江苏
174	苏州科技城医院检验科	江苏
175	泰州市人民医院检验科	江苏
176	江苏省苏北人民医院医学检验科	江苏
177	苏州大学附属第一医院临床检测中心	江苏
178	南京医科大学第二附属医院检验医学中心	江苏
179	沭阳县人民医院检验科	江苏
180	南京临床核医学中心实验诊断部	江苏
181	南京医科大学附属逸夫医院检验科	江苏

序号	机构名称	机构所在地
182	核工业总医院检验科	江苏
183	江苏省人民医院病理学部	江苏
184	江苏省中医院检验科	江苏
185	南京红十字血液中心实验室	江苏
186	南京鼓楼医院病理科	江苏
187	南通大学附属医院医学检验科	江苏
188	江苏省中西医结合医院检验科	江苏
189	中国人民解放军东部战区总医院全军临床检验医学研究所	江苏
190	连云港市第二人民医院医学检验科	江苏
191	昆山迪安医学检验实验室有限公司	江苏
192	南京艾迪康医学检验所有限公司	江苏
193	南京迪安医学检验所有限公司	江苏
194	南京鼓楼医院检验科	江苏
195	南京鼓楼医院输血科	江苏
196	南京鼓楼医院核医学科	江苏
197	常熟市医学检验所	江苏
198	江苏大学附属医院医学检验科	江苏
199	南京金域医学检验所有限公司	江苏
200	南京市第一医院医学检验科	江苏
201	淮安市第一人民医院检验科	江苏
202	江苏省人民医院检验学部	江苏
203	苏州市立医院医学检验科	江苏
204	杭州华硕医学检验实验室有限公司	浙江
205	舟山医院检验中心	浙江
206	浙江大学医学院附属邵逸夫医院检验科	浙江
207	温岭市第一人民医院检验科	浙江
208	中国科学院大学宁波华美医院临床医学检验中心	浙江
209	丽水市中心医院医学检验中心	浙江
210	杭州市妇产科医院检验科	浙江
211	嘉兴市第二医院检验科	浙江
212	浙江大学医学院附属第二医院检验科	浙江

续表

序号	机构名称	机构所在地
213	台州恩泽医疗中心（集团）浙江省台州医院检验科	浙江
214	温州医科大学附属第一医院医学检验中心	浙江
215	丽水市人民医院医学检验中心	浙江
216	树兰（杭州）医院有限公司实验诊断部	浙江
217	金华市中心医院检验科	浙江
218	东阳市人民医院检验科	浙江
219	绍兴市人民医院临床检验中心	浙江
220	浙江大学医学院附属第一医院检验科	浙江
221	浙江大学医学院附属第四医院检验医学中心	浙江
222	杭州迪安医学检验中心有限公司	浙江
223	宁波市第一医院检验科	浙江
224	杭州千麦医学检验所有限公司	浙江
225	浙江大学医学院附属儿童医院实验检验中心	浙江
226	浙江省人民医院检验中心	浙江
227	浙江省中医院检验科	浙江
228	宁波美康盛德医学检验所有限公司	浙江
229	浙江医院医学检验科	浙江
230	杭州艾迪康医学检验中心有限公司	浙江
231	杭州市第一人民医院检验科	浙江
232	杭州金域医学检验所有限公司	浙江
233	杭州师范大学附属医院医学检验科	浙江
234	合肥迪安医学检验实验室有限公司	安徽
235	合肥千麦医学检验实验室有限公司	安徽
236	安徽医科大学第二附属医院检验科	安徽
237	安徽中医药大学第一附属医院检验中心	安徽
238	安徽省立医院检验科	安徽
239	合肥金域医学检验实验室有限公司	安徽
240	安徽医科大学第一附属医院检验科	安徽
241	合肥艾迪康医学检验实验室有限公司	安徽
242	马鞍山市临床检验中心	安徽
243	泉州市第一医院检验科	福建

序号	机构名称	机构所在地
244	中国人民解放军联勤保障部队第九〇〇医院检验科	福建
245	厦门大学附属中山医院检验科	福建
246	福建医科大学附属第一医院检验科	福建
247	福州艾迪康医学检验所有限公司	福建
248	福建省肿瘤医院检验科	福建
249	中国人民解放军联勤保障部队第九一〇医院检验科	福建
250	厦门湖里国宇门诊部有限公司检验科	福建
251	福州金域医学检验所有限公司	福建
252	厦门市妇幼保健院医学检验科	福建
253	厦门大学附属第一医院检验科	福建
254	福建省立医院检验科	福建
255	中国人民解放军联勤保障部队第九〇九医院检验科	福建
256	江西迪安华星医学检验实验室有限公司	江西
257	上海市东方医院吉安医院医学检验科	江西
258	南昌千麦医学检验实验室有限公司	江西
259	南昌艾迪康医学检验实验室有限公司	江西
260	南昌大学第一附属医院检验科	江西
261	南昌大学第二附属医院检验科	江西
262	济宁市兖州区中医医院医学检验科	山东
263	山东大学第二医院检验医学中心	山东
264	山东大学齐鲁医院检验科	山东
265	聊城市人民医院检验科	山东
266	山东山大附属生殖医院有限公司医学检验科	山东
267	山东中医药大学附属医院检验科	山东
268	山东省胸科医院检验科	山东
269	淄博市第一医院检验科	山东
270	临沂市人民医院临床检验科	山东
271	青岛市城阳区人民医院检验科	山东
272	烟台毓璜顶医院检验科	山东
273	聊城市东昌府区妇幼保健院检验科	山东
274	济南齐鲁医学检验有限公司	山东

续表

序号	机构名称	机构所在地
275	山东省千佛山医院检验科	山东
276	济南艾迪康医学检验中心有限公司	山东
277	济南迪安医学检验中心有限公司	山东
278	济南金域医学检验中心有限公司	山东
279	青岛市中心血站	山东
280	郑州艾迪康医学检验所（普通合伙）	河南
281	郑州迪安图医学检验所有限公司	河南
282	河南中医药大学第一附属医院医学检验科	河南
283	河南省人民医院病理科	河南
284	郑州金域临床检验中心	河南
285	河南省洛阳正骨医院医学检验中心	河南
286	郑州颐和医院检验医学中心	河南
287	湖北省妇幼保健院检验科	湖北
288	华中科技大学同济医学院附属协和医院病理科	湖北
289	襄阳市中心医院医学检验部	湖北
290	武汉市中心医院检验科	湖北
291	襄阳市中心血站	湖北
292	鄂东医疗集团市中心医院（市普爱医院、湖北理工学院附属医院）医学检验科	湖北
293	黄石市中医医院（市传染病医院）医学检验科	湖北
294	武汉迪安医学检验实验室有限公司	湖北
295	武汉艾迪康医学检验所有限公司	湖北
296	武汉亚洲心脏病医院检验医学中心	湖北
297	武汉千麦医学检验实验室有限公司	湖北
298	宜昌市红十字中心血站	湖北
299	武汉康圣达医学检验所有限公司	湖北
300	十堰市中心血站	湖北
301	武汉大学人民医院（湖北省人民医院）医学检验科	湖北
302	武汉大学中南医院医学检验科	湖北
303	华中科技大学同济医学院附属同济医院检验科	湖北
304	湖北省中医院检验科	湖北

序号	机构名称	机构所在地
305	浏阳市中医医院检验科	湖南
306	常德力源医学检验中心	湖南
307	郴州市第三人民医院检验医学中心	湖南
308	长沙市中心医院检验科	湖南
309	中南大学湘雅医院检验科	湖南
310	湖南省肿瘤医院检验科	湖南
311	中南大学湘雅二医院检验科	湖南
312	长沙迪安医学检验所有限公司	湖南
313	长沙兰卫医学检验实验室有限公司	湖南
314	中南大学湘雅三医院检验科	湖南
315	湖南圣维尔医学检验所有限公司	湖南
316	郴州市第一人民医院检验医学中心	湖南
317	长沙金域医学检验实验室有限公司	湖南
318	长沙艾迪康医学检验实验室有限公司	湖南
319	广州凯普医学检验所有限公司	广东
320	佛山市第一人民医院检验科	广东
321	广州艾迪康医学检验所有限公司	广东
322	深圳市中医院检验科	广东
323	广州市第一人民医院检验科	广东
324	深圳市罗湖医院集团医学检验实验室	广东
325	广州市番禺区中心医院检验科	广东
326	阳江市人民医院检验科	广东
327	广东省中医院珠海医院检验科	广东
328	中山大学肿瘤防治中心病理科	广东
329	深圳市宝安区妇幼保健院检验科	广东
330	中山市人民医院检验医学中心	广东
331	深圳华大临床检验中心	广东
332	佛山迪安医学检验实验室有限公司	广东
333	中山大学肿瘤防治中心检验科	广东
334	广州华银医学检验中心有限公司	广东
335	广州金域医学检验中心有限公司实验诊断部	广东

续表

序号	机构名称	机构所在地
336	佛山市禅城区中心医院有限公司检验科	广东
337	北京大学深圳医院检验科	广东
338	珠海市人民医院检验科	广东
339	佛山市中医院检验医学中心	广东
340	东莞康华医院有限公司检验科	广东
341	南方医科大学南方医院检验科	广东
342	台山市人民医院检验科	广东
343	广州康都临床检验所	广东
344	深圳市南山区人民医院检验科	广东
345	广东省中医院二沙岛医院检验科	广东
346	广东省中医院检验科	广东
347	广东省中医院大学城医院检验科	广东
348	广东省中医院芳村医院检验科	广东
349	广州达安临床检验中心有限公司	广东
350	深圳市血液中心	广东
351	广州市妇女儿童医疗中心检验部	广东
352	深圳市妇幼保健院检验科	广东
353	广州中医药大学第一附属医院检验科	广东
354	柳州市妇幼保健院柳东分院医学检验科	广西
355	南宁中心血站	广西
356	南宁市第二人民医院核医学科	广西
357	柳州市柳铁中心医院检验科	广西
358	南宁市第一人民医院医学检验科	广西
359	柳州市工人医院检验科	广西
360	南宁市妇幼保健院检验科	广西
361	柳州市工人医院输血科	广西
362	广西金域医学检验实验室有限公司	广西
363	海南金域医学检验中心有限公司	海南
364	中国人民解放军总医院海南分院检验中心	海南
365	重庆市垫江县人民医院医学检验科	重庆
366	重庆医科大学附属大学城医院检验科	重庆

序号	机构名称	机构所在地
367	重庆医科大学附属永川医院检验科	重庆
368	重庆医科大学附属儿童医院临床检验中心	重庆
369	中国人民解放军陆军特色医学中心检验科	重庆
370	重庆医科大学附属第一医院检验科	重庆
371	重庆市垫江县中医院检验科	重庆
372	重庆医科大学附属第二医院检验科	重庆
373	重庆金域医学检验所有限公司	重庆
374	重庆迪安医学检验中心有限公司	重庆
375	陆军军医大学第一附属医院检验科	重庆
376	重庆市人民医院（三院院区）检验科	重庆
377	陆军军医大学第二附属医院检验科	重庆
378	攀钢集团总医院检验科	四川
379	宣汉县人民医院检验科	四川
380	雅安市人民医院核医学科	四川
381	成都市血液中心	四川
382	广元市中心医院检验科	四川
383	成都博奥独立医学实验室有限公司	四川
384	四川赛尔医学检验有限公司	四川
385	成都高新达安医学检验有限公司	四川
386	成都千麦医学检验所有限公司	四川
387	四川省医学科学院（四川省人民医院）临床医学检验中心	四川
388	成都市第三人民医院临床医学检验部	四川
389	四川金域医学检验中心有限公司	四川
390	四川省自贡市第一人民医院检验科	四川
391	成都艾迪康医学检测实验室有限公司	四川
392	西南医科大学附属医院医学检验部	四川
393	绵阳市中心医院检验科	四川
394	四川大学华西第二医院临床检验科	四川
395	四川大家医学检测有限公司	四川
396	成都中医药大学附属医院（四川省中医医院）检验科	四川
397	贵州安康医学检验中心有限公司	贵州

序号	机构名称	机构所在地
398	兴义市人民医院医学检验科	贵州
399	贵州省人民医院检验科	贵州
400	遵义医学院附属医院医学检验科	贵州
401	遵义市第一人民医院检验科	贵州
402	贵州金域医学检验中心有限公司	贵州
403	曲靖市第一人民医院检验中心	云南
404	云南艾迪康医学检验所有限公司	云南
405	云南省第一人民医院医学检验科	云南
406	昆明金域医学检验所有限公司	云南
407	云南迪安医学检验所有限公司	云南
408	云南昆钢医院检验科	云南
409	昆明医科大学第一附属医院医学检验科	云南
410	保山市人民医院检验科	云南
411	昆明医科大学第二附属医院医学检验科	云南
412	西藏自治区人民医院检验科	西藏
413	西安交通大学医学院第二附属医院检验科	陕西
414	三二〇一医院医学检验科	陕西
415	汉中市中心血站	陕西
416	西安迪安医学检验实验室有限公司	陕西
417	西安市儿童医院检验科	陕西
418	西安市中心医院检验科	陕西
419	渭南市妇幼保健院检验科	陕西
420	西安市第一医院医学检验科	陕西
421	陕西中医药大学附属医院医学检验科	陕西
422	咸阳市中心血站	陕西
423	西京医院病理科	陕西
424	陕西省核工业二一五医院医学检验科	陕西
425	西京医院检验科	陕西
426	西安交通大学医学院第一附属医院检验科	陕西
427	三二〇一医院微生物免疫检验科	陕西
428	陕西友谊医学检验实验室	陕西

续表

序号	机构名称	机构所在地
429	西安金域医学检验所有限公司	陕西
430	天水市第一人民医院检验科	甘肃
431	甘肃省人民医院检验中心	甘肃
432	中国人民解放军联勤保障部队第九四〇医院检验科	甘肃
433	青海大学附属医院医学检验中心	青海
434	青海红十字医院检验科	青海
435	青海省人民医院检验科	青海
436	青海省中医院检验科	青海
437	宁夏医科大学总医院医学实验中心	宁夏
438	新疆维吾尔自治区人民医院临床检验中心	新疆
439	新疆维吾尔自治区中医医院临床检验中心	新疆
440	新疆维吾尔自治区喀什地区第二人民医院检验科	新疆
441	新疆生产建设兵团医院医学检验科	新疆
442	新疆医科大学第一附属医院医学检验中心	新疆
443	澳门特别行政区政府卫生局公共卫生化验所	澳门

附录 D 美国病理学家协会（CAP）认证的临床检验实验室

序号	机构名称	实验室认证类型	英文名称		机构所在地
			机构名称	实验室认证类型	
1	安诺优达基因科技（北京）有限公司	新一代测序技术临床实验室	Beijing Annoroad Medical Laboratory Co., Ltd.	NGS Clinical Lab	北京
2	首都医科大学附属北京朝阳医院 *	检验科	Beijing Chao-yang Hospital	Laboratory Department	北京
3	北京洛奇医学检验实验室股份有限公司 *	中心实验室	Beijing Lawke Health Lab	Central Laboratory	北京
4	北京妇产医院	检验科	Beijing Obstetrics and Gynecology Hospital	Department of Laboratory Medicine	北京
5	首都医科大学附属北京世纪坛医院 *	临床检验中心	Beijing Shijitan Hosp, Capital Med Univ	Dept of Clinical Lab Medicine	北京
6	北京和睦家医院	病理临床检验实验室	Beijing United Family Hospital Co., Ltd.	Department of Pathology & Laboratory	北京
7	和瑞基因科技有限公司	分子诊断实验室	Berry Oncology Co., Ltd.	Molecular Diagnostic Lab	北京
8	求臻医学科技（北京）有限公司	实验室	ChosenMed Technology (Beijing) Co., Ltd.	Laboratory	北京
9	北京吉因加医学检验实验室有限公司	临床实验室	GenePlus	Clinical Laboratory	北京
10	臻和生物科技有限公司	临床实验室	Genecast Biotechnology Co., Ltd.	Clinical Laboratory	北京
11	北京泛生子医学检验实验室有限公司	临床实验室	Genetron Health (Beijing) Co., Ltd.	Clinical Laboratory	北京
12	莲和医学检验所有限公司	实验室	Hangzhou Life Hlthcr Clin Lab Co.	Laboratory	北京
13	北京嘉宝医学检验实验室有限公司	实验室	Jab Diagnostics	Laboratory	北京
14	北京明谛生物医药科技有限公司	临床实验室	MD Biotech Corp	MDx Clinical Laboratory	北京

序号	机构名称	实验室认证类型	英文名称		机构所在地
			机构名称	实验室认证类型	
15	北京 MEDPACE 医药科技有限公司		MedPace Reference Labs China		北京
16	中国食品药品检定研究院食品药品安全评价研究所	临床实验室	National Center for Safety Evaluation of Drugs	Clinical Laboratory	北京
17	中国医学科学院北京协和医院*	检验科	Peking Union Medical College Hosp	Dept of Laboratory Medicine	北京
18	北京大学肝病研究所	肝病研究实验室	Peking University	Hepatology Institute Laboratory	北京
19	北京大学人民医院*	检验科	Peking University People's Hospital	Laboratory Medicine	北京
20	昆皓睿诚医药研发（北京）有限公司	实验室	Q Squared Solutions (Beijing) Co., Ltd.	Laboratory	北京
21	信纳克（北京）生化标志物检测医学研究有限责任公司		Synarc Research Laboratory（Beijing）Ltd.		北京
22	中国医学科学院血液病医院*	血液病理诊断中心	Institute of Hematology & Blood Diseases Hosp CAMS & PUMC	Dept of Hematopathology Lab	天津
23	天津华大基因科技有限公司	医学实验室	Tianjin Medical Laboratory BGI	Medical Laboratory	天津
24	天津诺禾医学检验所有限公司	新一代测序技术临床实验室	Tianjin Novogene Med LAB	NGS Clinical Lab	天津
25	天津市第三中心医院*	临床实验室	Tianjin Third Central Hospital	Clinical Laboratory	天津
26	中国医科大学附属第一医院*	检验科	The First Hospital of CMU	Department of Laboratory Medicine	辽宁
27	上海思路迪医学检验所有限公司	临床实验室	3DMed Clinical Laboratory Inc.	Clinical Laboratory	上海

续表

序号	机构名称	实验室认证类型	英文名称		机构所在地
			机构名称	实验室认证类型	
28	上海安可济生物科技有限公司	临床实验室	AccuraGen	Clinical Laboratory	上海
29	科文斯医药研发（上海）有限公司	中心实验室	Covance Pharmaceutical Research and Development	Central Laboratory Service	上海
30	欧陆检测技术服务（上海）有限公司		Eurofins Central Laboratory China Ltd.		上海
31	慧渡（上海）医疗科技有限公司	中医临床检验所	Huidu Shanghai Medical Sciences Ltd.	Predicine Clinical Laboratory	上海
32	上海益诺思生物技术股份有限公司（国家上海新药安全评价研究中心）		INNOSTAR	Shanghai Innostar Bio-Tech Co., Ltd.	上海
33	上海金域医学检验所有限公司*	实验室	Kingmed Diagnostics (Shanghai)	Laboratory	上海
34	上海医药临床研究中心（上海枫林医药医学检验有限公司）*	中心实验室	SCRC Fenglin - PPD China Clin & Cen	Clinical & Central Laboratories	上海
35	上海 Sequanta 科技公司	实验室	Sequanta Technologies	Laboratory	上海
36	上海千麦博米乐医学检验所有限公司*		Shanghai CBML Med Labs Inc.		上海
37	上海达安医学检验所有限公司*		Shanghai Daan Med Laboratory		上海
38	上海市内分泌代谢病研究所	内分泌临床实验室	Shanghai Inst of Endocrine and Meta	Clinical Laboratory for Endocrinology	上海
39	上海 JINCE 临床实验室		Shanghai JINCE Clinical Laboratories		上海
40	上海立闻医学检验所有限公司	实验室	Shanghai Liwen Diagnostics	Laboratory	上海
41	至本医疗科技（上海）有限公司	临床实验室	Shanghai OrigiMed Co., Ltd.	Clinical Laboratory	上海
42	上海厦维医学检验实验室有限公司	实验室	Shanghai Xiawei Medical Laboratory	Laboratory	上海

序号	机构名称	实验室认证类型	英文名称		机构所在地
			机构名称	实验室认证类型	
43	上海观合医药科技有限公司		Teddy Clinical Research Laboratory		上海
44	药明康德新药开发股份有限公司	中心实验室	WuXi AppTec	Central Laboratory	上海
45	启东领星医学检验所有限公司		GenomiCare Clinical Laboratory, Qidong		江苏
46	迈杰转化医学研究（苏州）有限公司	中心实验室	MEDx Suzhou Translational Medicine Co., Ltd.	Central Laboratory	江苏
47	南京世和基因生物技术股份有限公司	实验室	Nanjing Shihe Jiyin Biotech Inc.	Laboratory	江苏
48	南京先声诊断技术有限公司	实验室	Nanjing Simcere Medical Laboratory Science Co., Ltd.	Laboratory	江苏
49	苏州珀金埃尔默医学检验所有限公司	中心实验室	Suzhou PerkinElmer Medical Lab Co., Ltd.	Center Lab	江苏
50	杭州凯莱谱医学检验实验室有限公司	实验室	Hangzhou Calibra Diagnostics Co.	Laboratory	浙江
51	杭州迪安生物技术有限公司	医学实验室	Hangzhou Dian Medical Laboratory Center Co., Ltd.	Medical Laboratory	浙江
52	杭州 MED 生物技术公司	生物技术实验室	Hangzhou Med Biotech Ltd.	Biotechnology Lab	浙江
53	杭州瑞普基因科技有限公司	实验室	Hangzhou Repu Medical Lab Co., Ltd.	Laboratory	浙江
54	杭州奕真医学检验所有限公司	遗传医学研究所	Hangzhou Veritas	Genetics Medical Institute	浙江
55	浙江湖州数问观止医学检验中心有限公司		Shuwen Guanz Diagnostic Lab Co., Ltd.		浙江
56	厦门艾德生物技术研究中心有限公司	医学研究所	AmoyDx Biotechnology Research Ctr	Medical Institute Lab	福建
57	HistoGeneX（山东）医学科技有限公司	实验室	HistoGeneX Medical Science and Technology (Shandong) Ltd.	Laboratory	山东

中国临床医学研究发展报告

续表

序号	机构名称	实验室认证类型	英文名称 机构名称	英文名称 实验室认证类型	机构所在地
58	华中科技大学同济医学院附属同济医院	检验科	Tongji Hospital, Tongji Med College, HUST	Department of Laboratory Medicine	湖北
59	燃石医学－CTONG 联合实验室	实验室	Burning Rock & CTONG Laboratory		广东
60	广州达安临床检验中心有限公司*	临床检验中心	Guangzhou DAAN	Clinical Laboratory Ctr	广东
61	广州华银医学检验中心有限公司*	病理诊断中心实验室	Guangzhou Huayin Med Lab Ctr Co., Ltd.	Pathological Diagnosis Center Lab	广东
62	广州金域医学检验中心有限公司*	临床实验室	Kingmed Ctr for Clin Lab Co., Ltd.	Clinical Laboratory	广东
63	深圳海普洛斯医学检验实验室	新一代测序技术临床实验室	Shenzhen HaploX Med Lab	NGS Clinical Laboratory	广东
64	香港大学深圳医院	医院病理学服务	The University of Hong Kong Shenzhen Hospital	Hospital Pathology Services	广东
65	深圳智康技术有限公司	实验室	WiHealth Medical Laboratory	Laboratory	广东
66	成都高新达安医学检验有限公司*		Chengdu Gaoxin-Daan Medical Laboratory Co., Ltd.		四川
67	四川大学华西医院实验	检验科	West China Hosp of Sichuan Univ	Department of Lab Medicine	四川
68	四川大学华西第二医院*	检验科	West China Second Univ Hosp, Sichuan	Department of Laboratory Medicine	四川
69	成都华西海圻医药科技有限公司	临床病理学实验室	West China-Frontier Pharma Tech Co., Ltd.	Clinical Pathology Department Lab	四川
70	四川大学华西医院	病理学实验室	West-China Hospital	Department of Pathology Laboratory	四川

注：*为同时获得 CNAS 和 CAP 认证的机构。

附录 E　2020 年度中国企业发起的国际多中心临床试验

序号	登记号	药物名称	适应证	试验题目	申办单位
1	CTR20191049	重组人源化抗VEGF 单克隆抗体注射液	晚期非鳞非小细胞肺癌	TRS003 与中国许可的贝伐珠单抗 & reg；分别联合紫杉醇－卡铂治疗晚期非小细胞肺癌Ⅲ期研究	浙江特瑞思药业股份有限公司
2	CTR20191300	马昔腾坦片	马昔腾坦治疗Fontan 姑息治疗受试者	Fontan 姑息治疗受试者中评估药物安全性、耐受性和有效性	杭州泰格医药科技股份有限公司
3	CTR20191711	注射用ETX2514SUL	用于治疗鲍曼不动杆菌－醋酸钙不动杆菌复合体（ABC）引起的严重感染	ETX2514SUL 治疗鲍曼不动杆菌复合体感染患者的Ⅲ期研究	再鼎医药（上海）有限公司
4	CTR20192188	SHR0302 碱软膏	特应性皮炎	SHR0302 碱软膏在健康受试者中的多剂量爬坡影响研究	瑞石生物医药有限公司
5	CTR20192369	TVB2640	用于治疗非酒精性脂肪性肝炎	一项评估 TVB 2640 治疗非酒精性脂肪性肝炎患者的Ⅱ期临床试验	歌礼生物科技（杭州）有限公司
6	CTR20192726	AZD4205 胶囊	外周 T 细胞淋巴瘤	AZD4205 治疗外周T 细胞淋巴瘤患者的Ⅰ/Ⅱ期临床研究	迪哲（江苏）医药有限公司
7	CTR20200049	HTD1801 片	原发性硬化性胆管炎（PSC）	HTD1801 对成年 PSC患者的有效性与安全性的 POC 和剂量探索性研究	深圳君圣泰生物技术有限公司
8	CTR20200195	Ropeginterferon alfa－2b（P1101）注射液	原发性血小板增多症	比较 P1101 与阿那格雷治疗血小板增多症的有效性、安全性	诺思格（北京）医药科技股份有限公司、药华医药股份有限公司
9	CTR20200203	UAP006	治疗患有结节性硬化症综合征的儿科患者皮肤血管纤维瘤	西罗莫司软膏治疗皮肤血管纤维瘤的研究	上海奥科达生物医药科技有限公司

续表

序号	登记号	药物名称	适应证	试验题目	申办单位
10	CTR20200206	CBP-201	中度至重度特应性皮炎	评价 CBP-201 治疗中重度特应性皮炎（Atopic Dermatitis, AD）的 II 期研究	苏州康乃德生物医药有限公司
11	CTR20200251	BB-1701	局部晚期 / 转移性 HER2 阳性实体瘤	BB-1701 对局部晚期 / 转移性 HER2 阳性实体瘤的首次人体 I 期研究	百力司康生物医药（杭州）有限公司
12	CTR20200301	Nefecon	原发性 IgA 肾病	评估 Nefecon 对原发性 IgA 肾病患者的疗效和安全	云屹药业（上海）有限公司
13	CTR20200310	INCMGA00012 注射液	复发性 / 难治性、不可手术切除、局部晚期或转移性实体瘤	在晚期实体瘤患者中 INCMGA00012 的安全性，耐受性和药代动力学	再鼎医药（上海）有限公司
14	CTR20200343	SHR0302 片	斑秃	SHR0302 片在成人斑秃受试者中的有效性和安全性	瑞石生物医药有限公司
15	CTR20200542	琥珀酸美托洛尔缓释片	高血压、心绞痛、伴有左心室收缩功能异常的症状稳定的慢性心力衰竭	琥珀酸美托洛尔缓释片的生物等效性研究	浙江巨泰药业有限公司
16	CTR20200544	琥珀酸美托洛尔缓释片	高血压、心绞痛、伴有左心室收缩功能异常的症状稳定的慢性心力衰竭	200 mg 琥珀酸美托洛尔缓释片的生物等效性研究	浙江巨泰药业有限公司
17	CTR20200546	琥珀酸美托洛尔缓释片	高血压、心绞痛、伴有左心室收缩功能异常的症状稳定的慢性心力衰竭	200 mg 琥珀酸美托洛尔缓释片的餐后生物等效性研究	浙江巨泰药业有限公司
18	CTR20200603	BRII-179（VBI-2601）	慢性乙型肝炎	评价 BRII-179（VBI-2601）的安全性和抗病毒活性	腾盛博药医药技术（北京）有限公司

序号	登记号	药物名称	适应证	试验题目	申办单位
19	CTR20200660	Margetuximab	胃癌（GC）或胃食管结合部（GEJ）癌	一项在 HER2 阳性胃癌 / GEJ 癌患者中开展的随机、开放、Ⅱ / Ⅲ期临床研究	再鼎医药（上海）有限公司
20	CTR20200790	HH2710 胶囊	晚期肿瘤	HH2710 治疗晚期肿瘤的 Ⅰ / Ⅱ 期临床研究	上海海和药物研究开发有限公司、中国科学院上海药物研究所
21	CTR20200854	GMA301 注射液	肺动脉高压	肺动脉高压患者中GMA301 的安全性、疗效和药动学的研究	鸿运华宁（杭州）生物医药有限公司
22	CTR20200911	注射用 APG－1387	慢性乙型肝炎	APG－1387 联合恩替卡韦片在慢性乙型肝炎患者中的 Ⅱ 期临床研究	广州顺健生物医药科技有限公司、江苏亚盛医药开发有限公司
23	CTR20200913	IN10018 片	高级别浆液性卵巢癌（包含输卵管癌和原发性腹膜癌）	IN10018 联合标准化疗方案治疗高级别浆液性卵巢癌	应世生物科技（上海）有限公司
24	CTR20200941	INCMGA00012 注射液	一线转移性非小细胞肺癌	INCMGA00012 联合化疗一线治疗非小细胞肺癌的Ⅲ期研究（POD1UM－304）	再鼎医药（上海）有限公司
25	CTR20201006	KN046（重组人源化 PD－L1/CTLA4 双特异性单域抗体 Fc 融合蛋白注射液）	胸腺癌	在胸腺癌受试者中评估KN046 的疗效和安全性	江苏康宁杰瑞生物制药有限公司
26	CTR20201039	IBI188	初诊中高危骨髓增生异常综合征	IBI188 联合阿扎胞苷治疗初诊中高危 MDS 的Ⅰb / Ⅲ期研究	信达生物制药（苏州）有限公司
27	CTR20201069	SKB264	实体瘤	SKB264 在局部晚期或转移性实体瘤患者中的Ⅰ～Ⅱ期试验	四川科伦博泰生物医药股份有限公司
28	CTR20201246	卡妥索单抗注射液	伴腹膜转移的晚期胃癌	卡妥索单抗对伴随腹膜转移晚期胃癌有效性安全性研究	广州凌腾生物医药有限公司

中国临床医学研究发展报告

续表

序号	登记号	药物名称	适应证	试验题目	申办单位
29	CTR20201351	马来酸吡咯替尼片	非小细胞肺癌	马来酸吡咯替尼片对比多西他赛治疗非小细胞肺癌	江苏恒瑞医药股份有限公司、上海恒瑞医药有限公司
30	CTR20201445	达比加群酯胶囊	适用于减少非瓣膜性房颤患者的卒中和全身性栓塞风险，治疗深静脉血栓形成和肺栓塞，降低深静脉血栓形成和肺栓塞复发风险，预防髋关节置换术后深静脉血栓形成和肺栓塞	达比加群酯胶囊餐后状态下人体生物等效性试验	浙江华海药业股份有限公司
31	CTR20201446	达比加群酯胶囊	适用于减少非瓣膜性房颤患者的卒中和全身性栓塞风险，治疗深静脉血栓形成和肺栓塞，降低深静脉血栓形成和肺栓塞复发风险，预防髋关节置换术后深静脉血栓形成和肺栓塞	达比加群酯胶囊空腹状态下人体生物等效性试验	浙江华海药业股份有限公司
32	CTR20201498	1702软膏	宫颈高级别鳞状上皮内病变	评估Cevira对宫颈高级别鳞状上皮内病变的疗效及安全性的一项随机、双盲、前瞻性、安慰剂对照、多中心的Ⅲ期临床研究	上海亚虹医药科技有限公司

序号	登记号	药物名称	适应证	试验题目	申办单位
33	CTR20201544	BGB-3111 胶囊	套细胞淋巴瘤	一项比较泽布替尼（BGB-3111）联合利妥昔单抗与苯达莫司汀联合利妥昔单抗治疗不适合干细胞移植的既往未经治疗的套细胞淋巴瘤患者的Ⅲ期、随机、开放性、多中心研究	百济神州（北京）生物科技有限公司
34	CTR20201548	HH2853 片	复发性/难治性非霍奇金淋巴瘤、晚期实体瘤	评估新药对非霍奇金淋巴瘤或晚期实体瘤患者的安全性	上海海和药物研究开发有限公司
35	CTR20201560	CS1001	晚期或难治性实体瘤	一项 CS1001 联合瑞戈非尼治疗晚期或难治性实体瘤患者的多中心、开放 Ⅰb/ Ⅱ期研究	拓石药业（上海）有限公司、基石药业（苏州）有限公司
36	CTR20201638	注射用 SHR-A1811	HER2 表达或突变的经标准治疗失败的或无有效标准治疗方案的晚期或转移性实体瘤患者	SHR-A1811 在 HER2 表达或突变的晚期实体瘤患者中的Ⅰ期临床研究	苏州盛迪亚生物医药有限公司、江苏恒瑞医药股份有限公司、上海恒瑞医药有限公司
37	CTR20201757	Pemigatinib 片	胆管癌	Pemigatinib 一线治疗胆管癌Ⅲ期临床研究	信达生物制药（苏州）有限公司
38	CTR20201926	REGN1979 注射液	既往全身治疗后复发或难治性 B 细胞非霍奇金淋巴瘤（B-NHL）患者	一项在复发或难治性 B 细胞非霍奇金淋巴瘤患者中评估 REGN1979（一种抗 CD_{20} × 抗 CD_3 双特异性抗体）的抗肿瘤活性和安全性的开放性研究	再鼎医药（上海）有限公司

续表

序号	登记号	药物名称	适应证	试验题目	申办单位
39	CTR20201937	VK-2019 胶囊	VK-2019 胶囊拟作为人类疱疹病毒（EB 病毒）相关疾病（包括 EB 病毒相关癌症）的治疗药物，作为单药或与其他治疗药物联合使用	一种新型小分子 EBNA1 抑制剂 VK-2019 用于 Epstein-Barr 病毒呈阳性鼻咽癌患者的第 1/2a 期开放标签、多中心临床研究，以及药物代谢动力学及药效学相关性研究	爱恩康临床医学研究（北京）有限公司
40	CTR20201984	琥珀酸美托洛尔缓释片	用于治疗高血压、心绞痛、心脏衰竭	琥珀酸美托洛尔缓释片人体空腹生物等效性试验	浙江华海药业股份有限公司
41	CTR20201985	琥珀酸美托洛尔缓释片	用于治疗高血压、心绞痛、心脏衰竭	琥珀酸美托洛尔缓释片人体餐后生物等效性试验	浙江华海药业股份有限公司
42	CTR20202047	VIB4920	干燥综合征	本项临床研究将评估研究药物 VIB4920 对干燥综合征患者的安全性和疗效	杭州泰格医药科技股份有限公司
43	CTR20202070	TJ107 注射液	胶质母细胞瘤	新诊断的胶质母细胞瘤经放化疗后淋巴细胞减少的患者中评价 TJ107 注射液的疗效和安全性	天境生物科技（上海）有限公司、天境生物科技香港有限公司
44	CTR20202330	FCN-159 片	需全身治疗的 1 型神经纤维瘤	FCN-159 片在 1 型神经纤维瘤病患者中的 I/II 期临床试验	上海复星医药产业发展有限公司、重庆复创医药研究有限公司
45	CTR20202339	CYH33 片	晚期实体瘤	CYH33 联合奥拉帕利治疗晚期实体瘤	上海海和药物研究开发有限公司
46	CTR20202402	Pradigastat 片	功能性便秘	Pradigastat 片在功能性便秘患者中的 II 期研究	安济药业（上海）有限公司
47	CTR20202411	APG-2575 片	华氏巨球蛋白血症（WM）	APG-2575 单药或联合治疗华氏巨球蛋白血症的临床研究	苏州亚盛药业有限公司

序号	登记号	药物名称	适应证	试验题目	申办单位
48	CTR20202412	TPX-0005	携带 ROS1、NTRK1、NTRK2 和 NTRK3 重排的非小细胞肺癌实体瘤	评价 TPX-0005 在携带 ALK、ROS1 或 NTRK1～3 重排的非小细胞肺癌中的安全性、耐受性、药代动力学和抗肿瘤活性的研究	再鼎医药（上海）有限公司
49	CTR20202424	DZD1516 片	HER2 阳性晚期乳腺癌患者	DZD1516 片在 HER2 阳性晚期乳腺癌患者中的 I 期研究	迪哲（江苏）医药有限公司
50	CTR20202563	IVIEW-1201	急性腺病毒性结膜炎	IVIEW-1201 治疗急性腺病毒性结膜炎的 II 期临床试验	艾威药业（珠海）有限公司
51	CTR20202593	艾司奥美拉唑镁肠溶胶囊	本品适用于治疗胃食管反流性疾病、降低 NSAID 相关性胃溃疡风险、根除幽门螺杆菌以降低十二指肠溃疡复发的风险、病理性高分泌症，包括 Zollinger-Ellison 综合征	艾司奥美拉唑镁肠溶胶囊健康受试者生物等效性正式试验(撒拌条件)	浙江永太药业有限公司
52	CTR20202594	艾司奥美拉唑镁肠溶胶囊	本品适用于治疗胃食管反流性疾病、降低 NSAID 相关性胃溃疡风险、根除幽门螺杆菌以降低十二指肠溃疡复发的风险、病理性高分泌症，包括 Zollinger-Ellison 综合征	艾司奥美拉唑镁肠溶胶囊健康受试者生物等效性正式试验（空腹）	浙江永太药业有限公司

续表

序号	登记号	药物名称	适应证	试验题目	申办单位
53	CTR20202595	艾司奥美拉唑镁肠溶胶囊	本品适用于治疗胃食管反流性疾病、降低NSAID相关性胃溃疡风险、根除幽门螺杆菌以降低十二指肠溃疡复发的风险、病理性高分泌症，包括Zollinger-Ellison综合征	艾司奥美拉唑镁肠溶胶囊健康受试者生物等效性正式试验（餐后）	浙江永太药业有限公司
54	CTR20202608	BGB-A1217注射液	晚期实体瘤	评估BGB-A1217注射液与替雷利珠单抗（BGB-A317）联合用药的安全性和抗肿瘤活性	百济神州（广州）生物科技有限公司

附录 F 2020 年度国家药监局批准的创新药列表

批准文号	产品名	生产企业	批准日期	产品类型	适应证	剂量
国药准字 H20200001	盐酸可洛派韦胶囊	北京凯因科技股份有限公司	2020-02-11	化学药品	本品与索磷布韦联用，治疗初治或干扰素经治的基因 1 型、2 型、3 型、6 型成人慢性丙型肝炎病毒（HCV）感染，可合并或不合并代偿性肝硬化	60 mg
国药准字 H20200003	苯环喹溴铵鼻喷雾剂	银谷制药有限责任公司	2020-03-17	化学药品	用于改善变应性鼻炎引起的流涕、鼻鼻、鼻痒和喷嚏症状	① 5 ml：5 mg，每瓶 50 喷，每喷含苯环喹溴铵 90 μg；② 10 ml：10 mg，每瓶 100 喷，每喷含苯环喹溴铵 90 μg
国药准字 H20200004	甲磺酸阿美替尼片	江苏豪森药业集团有限公司	2020-03-17	化学药品	用于既往在经表皮生长因子受体（EGFR）酪氨酸激酶抑制剂（TKI）治疗时或治疗后出现疾病进展，并且经检测确认存在 EGFR T790M 突变阳性的局部晚期或转移性非小细胞肺癌成人患者	55 mg（按 $C_{30}H_{35}N_5O_2$ 计）
国药准字 Z20200001	桑枝总生物碱	广西五和博澳药业有限公司	2020-03-17	中药	—	其他
国药准字 Z20200002	桑枝总生物碱片	北京五和博澳药业有限公司	2020-03-17	中药	2 型糖尿病	每片含桑枝总生物碱以 1-脱氧野尻霉素计，50 mg
国药准字 H20200017	索凡替尼胶囊	和记黄埔医药（上海）有限公司	2020-04-08	化学药品	无法手术切除的局部晚期或转移性、进展期非功能性、分化良好（G1、G2）的非胰腺来源的神经内分泌瘤	50 mg

续表

批准文号	产品名	生产企业	批准日期	产品类型	适应证	剂量
国药准字Z20200003	筋骨止痛凝胶	江苏康缘药业股份有限公司	2020-04-09	中药	活血理气、祛风除湿、通络止痛。用于膝骨关节炎、肾虚、筋脉瘀滞证的症状改善	每支装 15 g（每 1 g 相当于饮片 1 g，含薄荷脑 3.6 mg）
国药准字S20200004						每瓶 0.3 mL。每 1 次人用剂量为 0.1 mL，含 5 U 重组结核杆菌融合蛋白（EC）
国药准字S20200005	重组结核杆菌融合蛋白（EC）	安徽智飞龙科马生物制药有限公司	2020-04-23	生物制品	结核杆菌感染诊断、辅助结核病的临床诊断	每瓶 0.5 mL。每 1 次人用剂量为 0.1 mL，含 5 U 重组结核杆菌融合蛋白（EC）
国药准字S20200006						每瓶 1.0 mL。每 1 次人用剂量为 0.1 mL，含 5 U 重组结核杆菌融合蛋白（EC）
国药准字H20200010	西尼莫德片	诺华制药	2020-05-07	化学药品	复发型多发性硬化	0.25 mg（按 $C_{58}H_{70}F_6N_4O_6$ 计）
国药准字H20200011						2 mg（按 $C_{58}H_{70}F_6N_4O_6$ 计）
国药准字Z20200004	连花清咳片	石家庄以岭药业股份有限公司	2020-05-12	中药	宣肺泄热、化痰止咳。用于急性气管－支气管炎痰热壅肺证引起的咳嗽、咳痰等	每片重 0.46 g（相当于饮片 1.84 g）
国药准字H20200005	泽布替尼胶囊	百济神州（苏州）生物科技有限公司	2020-06-02	化学药品	用于既往至少接受过一种治疗的成人套细胞淋巴瘤（MCL）患者和既往至少接受过一种治疗的成人慢性淋巴细胞白血病（CLL）/小淋巴细胞淋巴瘤（SLL）患者	80 mg

续表

批准文号	产品名	生产企业	批准日期	产品类型	适应证	剂量
国药准字 H20200006	注射用苯磺酸瑞马唑仑	宜昌人福药业有限责任公司	2020-07-16	化学药品	消化道检查镇定药	25 mg（按 $C_{21}H_{19}BrN_4O_2$ 计）
国药准字 H20200007	依达拉奉右莰醇注射用浓溶液	先声药业有限公司	2020-07-29	化学药品	脑卒中	5 mL：依达拉奉 10 mg 与右莰醇 2.5 mg
国药准字 H20200008	盐酸拉维达韦片	歌礼药业（浙江）有限公司	2020-07-29	化学药品	联合利托那韦强化的达诺瑞韦钠片和利巴韦林，用于治疗初治的基因 1b 型慢性丙型肝炎病毒感染的非肝硬化成人患者，不得作为单药治疗	0.2 g（以 $C_{42}H_{50}N_8O_6$ 计）
国药准字 H20200009	盐酸恩沙替尼胶囊	贝达药业股份有限公司	2020-11-17	化学药品	用于此前接受过克唑替尼治疗后进展的或者对克唑替尼不耐受的间变性淋巴瘤激酶（ALK）阳性的局部晚期或转移性非小细胞肺癌（NSCLC）患者的治疗	25 mg
国药准字 H20200010						100 mg
国药准字 H20200013	环泊酚注射液	辽宁海思科制药有限公司	2020-12-11	化学药品	用于消化道内镜检查中的镇静	20 mL：50 mg
国药准字 H20200014	氟唑帕利胶囊	江苏恒瑞医药股份有限公司	2020-12-11	化学药品	用于既往经过二线及以上化疗的伴有胚系 BRCA 突变（gBRCAm）的铂敏感复发性卵巢癌、输卵管癌或原发性腹膜癌患者的治疗	50 mg
国药准字 H20200015	磷酸依米他韦胶囊	宜昌东阳光长江药业股份有限公司	2020-12-21	化学药品	磷酸依米他韦胶囊需与索磷布韦片联合，用于治疗成人基因 1 型非肝硬化慢性丙型肝炎	0.1 g（以 $C_{49}H_{58}N_8O_6$ 计）

续表

批准文号	产品名	生产企业	批准日期	产品类型	适应证	剂量
国药准字 H20200016	奥布替尼片	北京诺诚健华医药科技有限公司	2020-12-25	化学药品	复发或难治性慢性淋巴细胞白血病／小淋巴细胞淋巴瘤，复发或难治性套细胞淋巴瘤	50 mg
国药准字 S20200029	新型冠状病毒灭活疫苗（Vero细胞）	北京生物制品研究所有限责任公司	2020-12-30	国产创新药	新型冠状病毒	0.5 mL/支。每1次人用剂量0.5 mL，含灭活新型冠状病毒抗原 6.5 U
国药准字 S20200030						0.5 mL/瓶。每1次人用剂量0.5 mL，含灭活新型冠状病毒抗原 6.5 U

附录 G　2020 年度创新医疗器械产品列表

序号	产品名称	注册证编号	注册企业 / 单位名称
1	穿刺手术导航设备	国械注准 20203010034	医达极星医疗科技（苏州）有限公司
2	冠脉血流储备分数计算软件	国械注准 20203210035	北京昆仑医云科技有限公司
3	人 EGFR/KRAS/BRAF/HER2/ ALK/ROS1 基因突变检测试剂盒（半导体测序法）	国械注准 20203400094	厦门飞朔生物技术有限公司
4	胚胎植入前染色体非整倍体检测试剂盒（半导体测序法）	国械注准 20203400181	苏州贝康医疗器械有限公司
5	生物可吸收冠脉雷帕霉素洗脱支架系统	国械注准 20203130197	山东华安生物科技有限公司
6	药物球囊扩张导管	国械注准 20203130445	上海微创心脉医疗科技股份有限公司
7	心血管光学相干断层成像设备及附件	国械注准 20203060446	深圳市中科微光医疗器械技术有限公司
8	RNF180/Septin9 基因甲基化检测试剂盒（PCR 荧光探针法）	国械注准 20203400447	博尔诚（北京）科技有限公司
9	等离子手术设备	国械注准 20203010458	杭州索德医疗设备有限公司
10	肿瘤电场治疗仪	国械注进 20203090269	诺沃库勒有限公司 NovoCure Ltd.
11	经导管主动脉瓣膜系统	国械注准 20193130494	上海微创心通医疗科技有限公司
12	经导管二尖瓣夹及可操控导引导管 MitraClip System	国械注进 20203130325	雅培心血管 Abbott Vascular
13	糖尿病视网膜病变眼底图像辅助诊断软件	国械注准 20203210686	上海鹰瞳医疗科技有限公司
14		国械注准 20203210687	深圳硅基智能科技有限公司
15	髋关节镀膜球头	国械注准 20203130707	中奥汇成科技股份有限公司
16	取栓支架	国械注准 20203030728	珠海通桥医疗科技有限公司

续表

序号	产品名称	注册证编号	注册企业/单位名称
17	血流储备分数测量设备	国械注准 20203070774	深圳北芯生命科技有限公司
18	压力微导管	国械注准 20203070775	深圳北芯生命科技有限公司
19	氢氧气雾化机	国械注准 20203080066	上海潓美医疗科技有限公司
20	记忆合金钉脚固定器	国械注准 20203130823	兰州西脉记忆合金股份有限公司
21	冠脉 CT 造影图像血管狭窄辅助分诊软件	国械注准 20203210844	语坤（北京）网络科技有限公司
22	KRAS 基因突变及 BMP3/NDRG4 基因甲基化和便隐血联合检测试剂盒（PCR 荧光探针法－胶体金法）	国械注准 20203400845	杭州诺辉健康科技有限公司
23	药物洗脱 PTA 球囊扩张导管	国械注准 20203030857	浙江归创医疗器械有限公司
24	周围神经修复移植物	国械注准 20203130898	江苏益通生物科技有限公司
25	肺结节 CT 影像辅助检测软件	国械注准 20203210920	杭州深睿博联科技有限公司
26	椎动脉雷帕霉素靶向洗脱支架系统	国械注准 20203130971	微创神通医疗科技（上海）有限公司

附录 H 2020 年度 "重大慢性非传染性疾病防控研究" 重点专项立项项目清单

项目编号	项目名称	项目牵头承担单位	项目负责人
2020YFC1316900	高发区鼻咽癌筛查新技术研发及方案优化的研究	中山大学	孙颖

附录I 2020年度"主动健康和老龄化科技应对"重点专项立项项目清单

序号	项目编号	项目名称	项目牵头承担单位	项目负责人
1	2020YFC2005700	日常生活及运动康复辅具的智能适配及示范应用	暨南大学	陈卓铭
2	2020YFC2006200	全民健身信息服务平台关键技术的研究	首都体育学院	何 明
3	2020YFC2006300	膳食营养评估和干预技术研究	中国疾病预防控制中心营养与健康所	丁钢强
4	2020YFC2006400	健康管理综合服务应用示范	南方医科大学南方医院	朱 宏
5	2020YFC2006500	健康管理综合服务应用示范	华中科技大学	冯占春
6	2020YFC2006600	数字健康家庭服务模式研究及规模化应用示范	徐州医科大学	夏有兵
7	2020YFC2006700	社区科学健身综合应用示范	北京体育大学	史东林
8	2020YFC2006800	吉林省智慧健身区域服务综合示范研究	吉林体育学院	张瑞林
9	2020YFC2006900	西部地区智慧健身服务综合示范研究	西安体育学院	朱元利
10	2020YFC2007000	智慧健身区域服务综合示范	上海体育学院	卢文云
11	2020YFC2007100	多应用场景主动健康产品质量评价平台及体系研究	中国食品药品检定研究院	李 澍
12	2020YFC2007200	运动行为监测与干预关键技术研究	中国科学院深圳先进技术研究院	周树民
13	2020YFC2007300	多模跨域生物反馈功能刺激与健康状态调控技术及应用研究	北京理工大学	唐晓英
14	2020YFC2007400	多模态智能移动助行器研发	中国科学院苏州生物医学工程技术研究所	杨洪波
15	2020YFC2007500	多模态智能移动助行器研发	上海交通大学	陈卫东
16	2020YFC2007600	面向临床和养老需求的智能多功能护理床研制及应用示范	沈阳新松机器人自动化股份有限公司	赵 军
17	2020YFC2007700	面向老人进食、洗浴和情感陪护的智能辅具技术与系统研发	北京航空航天大学	陈殿生

序号	项目编号	项目名称	项目牵头承担单位	项目负责人
18	2020YFC2007800	智能灵巧上肢假肢及适配技术研究	国家康复辅具研究中心	张秀峰
19	2020YFC2007900	智能灵巧上肢假肢及适配技术研究	中国科学院深圳先进技术研究院	李光林
20	2020YFC2008000	老年血管形态功能变化的评估与干预措施研究	华中科技大学同济医学院附属同济医院	张存泰
21	2020YFC2008100	老年瓣膜性心脏病标准评估体系及优化治疗路径研究	中国医学科学院阜外医院	吴永健
22	2020YFC2008200	老年视觉系统功能减退的评估和干预技术研究	温州医科大学附属眼视光医院	吕　帆
23	2020YFC2008300	基于肝药酶基因与药物代谢模型的老年人个体化用药智能决策系统的建立	北京医院	季福绥
24	2020YFC2008400	老年疼痛控制的技术研究	复旦大学附属中山医院	缪长虹
25	2020YFC2008500	中国老年失能预防与干预管理网络及技术研究	中南大学湘雅医院	沈　璐
26	2020YFC2008600	老年综合征智慧防控技术综合示范研究	中南大学湘雅医院	陈　琼
27	2020YFC2008700	基于区块链的老年主动健康智能照护平台研究与应用示范	上海交通大学	吴　韬
28	2020YFC2008800	互联网+老年照护技术研究与应用示范	北京大学	尚少梅
29	2020YFC2008900	老年常见临床问题防控技术综合示范研究	中国人民解放军总医院	朱　平
30	2020YFC2009000	老年常见临床问题防控技术有效集成及综合示范研究	北京医院	奚　桓

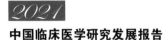

附录 J 2020 年度"数字诊疗装备研发"重点专项立项项目清单

序号	项目编号	项目名称	项目牵头承担单位	项目负责人
1	2020YFC0122000	国产 SiPM 等 PET 核心部件研发与产业化	赛诺联合医疗科技（北京）有限公司	韩德俊
2	2020YFC0122100	超声成像专用集成电路与 CMUT 换能器研发	汕头市超声仪器研究所股份有限公司	任俊彦
3	2020YFC0122200	数字诊疗装备生物学效应评估技术研究与平台研发	北京航空航天大学	牛海军
4	2020YFC0122300	高低温多模态肿瘤微创治疗系统研发	海杰亚（北京）医疗器械有限公司	孟志强

附录 K　2020 年度"中医药现代化"重点专项立项项目清单

项目编号	项目名称	项目牵头承担单位	项目负责人
2020YFC1712700	基于土壤特征的道地药材品质形成机制及产地溯源研究	中国中医科学院中药研究所	杨　健

附录 L 2020 年度"干细胞及转化研究"重点专项立项项目清单

序号	项目编号	项目名称	项目牵头承担单位	项目负责人
1	2020YFA0112200	神经系统多能干细胞谱系分化与命运决定机制研究	中国科学技术大学	薛 天
2	2020YFA0112300	上皮间质相互转换在乳腺（癌）干细胞中的功能、分子机制和应用研究	中国科学院昆明动物研究所	陈策实
3	2020YFA0112400	中胚层特异干细胞的建立与调控	中国科学院广州生物医药与健康研究院	王金勇
4	2020YFA0112500	干细胞模拟胚胎发育和器官发生的机制研究及其转化应用	同济大学	尹晓磊
5	2020YFA0112600	干细胞治疗产品的规范化与规模化生产及质量评价研究	上海赛傲生物技术有限公司	何志颖
6	2020YFA0112700	基于疾病进程的重大神经性致盲眼病干细胞治疗临床前研究	复旦大学	孙兴怀
7	2020YFA0112800	人 GLP-1 和 FGF21 双因子高表达自体脂肪间充质干细胞输入治疗 2 型糖尿病临床研究	上海交通大学医学院附属瑞金医院	曹亚南
8	2020YFA0112900	间充质干细胞治疗银屑病及银屑病型关节炎的临床研究	上海交通大学	王宏林
9	2020YFA0113000	临床级干细胞产品研制及移植治疗自身免疫性疾病等临床研究	上海大学	赵春华
10	2020YFA0113100	人脐带间充质干细胞治疗视神经脊髓炎谱系疾病的临床研究	上海交通大学	管阳太
11	2020YFA0113200	小鼠早期胚胎细胞分化与谱系确立的表观调控机制	同济大学	高亚威
12	2020YFA0113300	精原干细胞命运重塑的调控机制研究	南方医科大学	汪 妹
13	2020YFA0113400	人心血管类器官研究体系建立及功能机制研究	中国科学院动物研究所	宋默识
14	2020YFA0113500	干细胞源性 OTS 型自然杀伤细胞高效获取体系建立及其异体移植的肿瘤免疫治疗策略研究	中国人民解放军第三军医大学	邓有才
15	2020YFA0113600	通过三维导电生物材料和电刺激调控神经干细胞构建体外类脑与内耳器官的研究	上海交通大学	袁逖飞

附录 M　2020 年度"颠覆性技术"试点项目（生物技术领域）重点专项立项项目清单

序号	项目编号	项目名称	项目牵头承担单位	项目负责人
1	2020YFC1316400	酶法 DNA 合成技术研究	中国科学院天津工业生物技术研究所	郭晓贤
2	2020YFC1316500	DNA 片段智能制造关键技术研究	天津大学	谢泽雄
3	2020YFC1316600	异种器官再造技术研究	中国科学院动物研究所	赵建国
4	2020YFC1316700	泛血管稳态与重构多模态影像智能分析与评估研究	复旦大学附属中山医院	张英梅
5	2020YFC1316800	生物大分子胞内递送系统的研究	厦门大学	陈毅歆

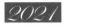
附录 N 英语缩略词

英文缩写	英文全称	中文名称
4C	China Cardiometabolic Disease and Cancer Cohort Study	中国心脏代谢疾病和癌症队列
AD	Alzheimer's Disease	阿尔茨海默病
aGVHD	acute Graft-Versus-Host Disease	急性移植物抗宿主病
AI	Artificial Intelligence	人工智能
AMD	Age-Related Macular Degeneration	年龄相关性黄斑变性
AML	Acute Myeloid Leukaemia	急性髓系白血病
ANCCA	Asian National Cancer Centers Alliance	亚太国家癌症中心联盟
APAP	Acetaminophen	乙酰氨基酚
APC	Antigen-presenting cells	抗原呈递细胞
ASCVD	Atherosclerotic Cardiovascular Disease	动脉粥样硬化性心血管病
ATG	Antithymocyte Globulin	抗胸腺细胞球蛋白
AUC	Area Under the Curve	曲线下面积
AUPRC	Area Under the Precision-Recall Curve	精确度召回率曲线下面积
BARDA	Biomedical Advanced Research and Development Authority	美国生物医学高级研究与发展局
BD	Bipolar Disorder	双相情感障碍
BLA	Biologics License Application	生物制品许可申请
BMJ	British Medical Journal	《英国医学杂志》
BPA	Balloon Pulmonary Angioplasty	球囊肺动脉成形术
BTK	Bruton's Tyrosine Kinase	布鲁顿酪氨酸蛋白激酶
bTMB	blood based-Tumor Mutation Burden	血液肿瘤突变负荷
CADe	Computer-Assisted Detection	计算机辅助检测
CAGR	Compound Annual Growth Rate	复合年均增长率
CAP	College of American Pathologists	美国病理学家协会
CDER	Center for Drug Evaluation and Research	药物评估和研究中心
CHB	Chronic Hepatitis B	慢性乙型病毒性肝炎
ChinaMAP	China Metabolic Analytics Project	中国代谢解析计划
CHMP	Committee for Medicinal Products for Human Use	人用药品委员会
CIK	Cytokine-Induced Killer	细胞因子诱导杀伤细胞

英文缩写	英文全称	中文名称
CIR	Cumulative Incidence of Relapse	累积复发率
CKDMC	Chronic Kidney Disease Management Center	慢性肾脏病全程管理中心
CLL	Chronic Lymphocytic Leukemia	慢性淋巴细胞白血病
Cmax	Maximum plasma concentration	最大血浆浓度
CMC	Chemistry, Manufacturing, and Control	化学、制造和控制
CMV	Cytomegalovirus	巨细胞病毒
CNAS	China National Accreditation Service for Conformity Assessment	中国合格评定国家认可委员会
COF	Covalent-Organic Frameworks	共价有机框架
COPD	Chronic Obstructive Pulmoriary Disease	慢性阻塞性肺病
COVID-19	Corona Virus Disease 2019	新型冠状病毒肺炎
CR	Complete Response	完全缓解
CRC	Colorectal Cancer	结直肠癌
CRO	Contract Research Organization	合同外包服务机构
cRR	constant Resistance Ratio	压力指数
CT	Computed Tomography	计算机断层扫描
ctDNA	circulating tumor DNA	循环肿瘤 DNA
CTEPH	Chronic Thromboembolic Pulmonary Hypertension	慢性血栓栓塞性肺高血压
CVD	Cardiovascular Disease	心血管疾病
DARPA	Defense Advanced Research Projects Agency	美国国防部高级研究计划局
DART	Developmental and Reproductive Toxicology	发育和生殖毒性
DC	Dendritic Cell	树突状细胞
DCR	Disease Control Rate	疾病控制率
DLT	Dose Limiting Toxicity	剂量限制毒性
DMC	Data Monitoring Committee	数据监查委员会
DPCC	Diabetes Prevention and Control Center	糖尿病标准化防控中心
DR	Diabetic Retinopathy	糖尿病视网膜病变
DSUR	Development Safety Update Report	研发期间安全性更新报告
early TIPS	early Transjugular Intrahepatic Portosystemic Shunt	早期行经颈静脉肝内门体分流术
EBMT	European Society for Blood and Marrow Transplantation	欧洲血液和骨髓移植学会

英文缩写	英文全称	中文名称
EGFR	Epidermal Growth Factor Receptor	表皮生长因子受体
EMA	European Medicine Agency	欧洲药品管理局
EPR	Enhanced Permeability and Retention	增强渗透和滞留效应
ESC	European Society of Cardiology	欧洲心脏病学会
EV	Extracellular Vesicles	细胞外囊泡
FDA	United States Food and Drug Administration	美国食品药品监督管理局
FDARA	FDA Reauthorization Act	《FDA 再授权法案》
FFR	Fractional Flow Reserve	血流储备分数
FLT3-ITD	FLT3 Internal Tandem Duplication	FLT3 内部串联突变
FPLC	Fast Protein Liquid Chromatography	快速蛋白质液相色谱
FWER	Family-Wise Error Rate	总 I 类错误率
GBM	Glioblastoma Multiforme	胶质母细胞瘤
GCP	Good Clinical Practice	药物临床试验质量管理规范
GMP	Good Manufacture Practice of Medical Products	药品生产质量管理规范
GO	Graphene Oxide	氧化石墨烯
GT	Gene Therapy	基因治疗
GWAS	Genome-Wide Association Study	全基因组关联
HAI	Hemagglution Inhibition	血凝抑制
HBV-ACLF	HBV-related Acute-on-Chronic Liver Failure	乙型肝炎基础上的慢加急性肝衰竭
HCC	Hepatocellular Carcinoma	肝细胞癌
HCM	Hypertrophic Cardiomyopathy	肥厚型心肌病
HCV	Hepatitis C Virus	丙肝病毒
HDL-C	High-Density Lipoprotein Cholesterol	高密度脂蛋白
HIDT	Haploidentical Donor Transplantation	单倍型相合移植
HIV	Human Immunodeficiency Virus	艾滋病毒
HNSCC	Head and Neck Squamous Cell Carcinoma	头颈部鳞状细胞癌
HPLC	High Performance Liquid Chromatography	高效液相色谱
HPV	Human Papillomavirus Infection	人乳头瘤病毒
HSC	Hematopoietic Stem Cell	造血干细胞
HTA	Health Technology Assessment	医药产品技术审评

英文缩写	英文全称	中文名称
ICD	Implantable Cardioverter Defibrillator	植入型心律转复除颤器
ICH	The International Council for Harmonisation of Technical Requirements for Pharmaceuticals for Human Use	人用药品注册技术要求国际协调会
IDE	Investigational Device Exemption	器械临床研究豁免
IEC	Independent Ethics Committee	独立伦理委员会
IFAP Syndrome	Ichthyosis Follicularis with Atrichia and Photophobia Syndrome	家族性腺瘤性息肉病（IFAP 综合征）
IgAN	IgA Nephropathy	IgA 肾病
IMDRF	International Medical Device Regulators Forum	国际医疗器械监管机构论坛
IMI	Innovative Medicine Initiative	欧洲创新药物计划
IND	Investigational New Drug Application	新药研究申请
iNeST	individualized Neoantigen Specific Immunotherapy	个性化的新生抗原特异性免疫疗法
INR	International Normalized Ratio	国际标准化比值
IRB	Institutional Review Board	机构伦理委员会
iTAA	isolated TAA	非综合征型 TAA
ITP	Immunologic Thrombocytopenic Purpura	免疫性血小板减少症
IVD	In Vitro Diagnostic Products	体外诊断设备
JAMA	Journal of the American Medical Association	《美国医学会杂志》
LDL-C	Low-Density Lipoprotein Cholesterol	低密度脂蛋白
LN	lymph Node	淋巴结
LNP	lipid nanoparticle	脂质纳米颗粒
LTFU	Long Term Follow-Up	产品长期随访
MAA	Marketing Authorization Application	上市许可申请
MB	Medulloblastoma	髓母细胞瘤
MBG	Mesoporous Bioactive Glass	介孔生物活性玻璃
MCI	Mild Cognitive Impairment	轻度认知障碍
MDD	Major Depressive Disorder	重性抑郁障碍
MHC	Major Histocompatibility Complex	主要组织相容性复合体
MMC	Metabolic Management Center	标准化代谢性疾病管理中心
MN	Microneutralization	微量中和

续表

英文缩写	英文全称	中文名称
MOF	Metal-organic Framework	金属－有机框架
mPFS	Median Progression Free Survival	中位无进展生存期
MPS	Mononuclear Phagocyte System	单核吞噬细胞系统
MRD	Measurable Residual Disease	微小残留阳性
MRHD	Maximum Recommended Human Dose	人最大推荐剂量
MRI	Magnetic Resonance Imaging	磁共振成像
MSDT	Matched Sibling Donor Transplantation	同胞相合移植
MSN	Mesoporous Silica Nanospheres	纳米载体
MTO	Mitoxantrone	米托蒽醌
MW	Microwave	微波
NEJM	New England Journal of Medicine	《新英格兰医学杂志》
NGS	Next Generation Sequencing	下一代测序
NMPA	National Medical Products Administration	国家药品监督管理局
non-HDL-C	non-High Density Lipoprotein Cholesterol	非高密度脂蛋白胆固醇
NPV	Net Present Value	净现值
NRM	Nonrelapse Mortality	非复发死亡
NSCLC	Non-Small-Cell Lung Carcinoma	非小细胞肺癌
ORF	Open Reading Frame	开放阅读框区
ORR	Overall Response Rate	总缓解率
OS	Overall Survival	总生存期
OSA	Obstructive Sleep Apnea	阻塞性睡眠呼吸暂停
OTU	Operational Taxonomic Units	操作分类单元
PABP	Polyadenylate-binding protein	多聚腺苷酸结合蛋白
PACCARB	Presidential Advisory Council on Combating Antibiotic-Resistant Bacteria	总统防治抗生素耐药细菌咨询委员会
PAH	Pulmonary Arterial Hypertension	肺动脉高压
PAI	Photoacoustic Imaging	光声成像
PBMC	Peripheral Blood Mononuclear Cell	外周血单个核细胞
PCI	Percutaneous Coronary Intervention	经皮冠脉介入治疗
PD－1	Programmed cell Death protein－1	程序性细胞死亡蛋白－1

英文缩写	英文全称	中文名称
PEGS	Polyethylene Glycols	聚乙二醇化聚甘油癸二酸酯双分子
PET	Positron Emission Computed Tomography	正电子发射断层扫描
PFS	Progression-Free Survival	无进展生存期
PIPAC	Pressurized Intraperitoneal Aerosol Chemotherapy	加压腹膜内气溶胶化疗
PKR	Protein Kinase R	蛋白激酶 R
PMA	Premarket Approval Process	上市前批准
PMPC	Poly (2-cmethacryloyloxy) ethyl phosphorycholine	聚 2- 甲基丙烯酰氧基乙基磷酰胆碱
PR	Partial Response	部分缓解
PREA	Pediatric Research Equity Act	日本《儿科研究平等法案》
PS	Phosphatidylserine	磷脂酰丝氨酸
PSUR	Periodic Safety Update Reports for Marketed Drug	药品定期安全性更新报告
PTRS	Probability of Technical and Regulatory Success	技术和监管成功率
PYE	Patient-Years of Exposure	暴露患者年
RABV-G	Rabies Virus Glycoprotein	狂犬病病毒糖蛋白
RDRP	RNA-Dependent RNA Polymerase	RNA 聚合酶
RIG	Retinoic acidinduced gene	视黄酸诱导基因
RNP	Ribonucleoprotein	核糖核蛋白
RSV	Respiratory Syncytial Virus	呼吸道合胞病毒
RWD	Real-World Data	真实世界数据
RWE	Real-World Evidence	真实世界证据
SLE	Systematic Lupus Erythematosus	系统性红斑狼疮
SLL	Small lymphocytic lymphoma	小淋巴细胞淋巴瘤
SPECT	Single-Photon Emission Computed Tomography	单光子发射计算机断层扫描
SUSAR	Suspected Unexpected Serious Adverse Reaction	可疑且非预期严重不良反应
TAA	Thoracic Aortic Aneurysm	胸主动脉瘤
TAA	Tumor-Associated Antigen	肿瘤相关抗原
TEC	Technology Excellence Center	技术卓越中心
TGH	Toronto General Hospital	多伦多综合医院
TIA	Transient Ischemic Attack	短暂性脑缺血发作

续表

英文缩写	英文全称	中文名称
TIL	Tumor Infiltrating Lymphocyte	肿瘤浸润淋巴细胞
TKI	Tyrosine Kinase Inhibitor	酪氨酸激酶抑制剂
TLF	Target Lesion Failure	晚期靶病变失败
TLR	Toll-like receptor	Toll 样受体
TME	Tumor Micro Environment	肿瘤微环境
TNBC	Triple-Negative Breast Cancer	三阴性乳腺癌
USDA	United States Department of Agriculture	美国农业部
US DoD	United States Department of Defense	美国国防部
US HHS	United States Department of Health and Human Services	美国卫生与公众服务部
UTR	Untranslated Region	非翻译区
VLN	Virus-Like Nanoparticle	病毒样纳米颗粒
VTE	Venous Thromboembolism	静脉血栓栓塞症
WGS	Whole Genome Sequencing	全基因组测序

致　谢

2021 年年初，中国生物技术发展中心组织国内临床医学专家和中国科学院上海营养与健康研究所生命科学信息中心（生命健康科技智库）团队成立了《2021 中国临床医学研究发展报告》（以下简称《报告》）编写组，开始进行全书的框架设计、信息收集、写作资料筹备等工作。《报告》延续了之前报告的框架结构，包括临床医学研究现状与趋势、2020 年国内外临床医学研究政策和法规、2020 年中国临床医学研究重要成果、2020 年临床医学研究热点等内容。在《报告》编制过程中，编写组在北京、上海两地召开专家咨询会，组织一线临床研究、政策法规、科研管理等领域的权威专家，对报告框架、内容、成果筛选等进行研讨，并邀请军事科学院军事医学研究院王升启教授团队就"mRNA 疫苗研究进展"这一热点话题进行浅析。

《报告》的编写工作历时近一年，凝结了编写团队与各位专家的心血和智慧，特别感谢参与《报告》撰写指导和意见咨询的各位专家；感谢《报告》中重要成果和进展的研发团队给予的细致审校。

最后，感谢编写组的辛勤付出，以及中国科学院上海营养与健康研究所的大力支持。

中国生物技术发展中心

2021 年 9 月